Gert Groot Landeweer
Einführung in die CranioSacrale Therapie

Gert Groot Landeweer

Einführung in die
CranioSacrale
Therapie

Körperliche Blockaden
selbst lösen

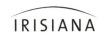

Die Inhalte des Buches wurden vom Verfasser nach bestem Wissen erstellt und mit größtmöglicher Sorgfalt geprüft. Sie bieten jedoch keinen Ersatz für eine kompetente medizinische Beratung. Weder Autor noch Verlag können für eventuelle Nachteile oder Schäden, die aus den im Buch gegebenen Hinweisen resultieren, eine Haftung übernehmen.

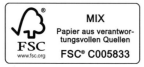

Das für dieses Buch verwendete FSC®-zertifizierte Papier *Profimatt* wird von Sappi im Werk Ehingen, Deutschland produziert.

Textredaktion: Dr. Gabriele Schweickhardt
Umschlaggestaltung: Geviert – Büro für Kommunikationsdesign, München unter Verwendung eines Fotos von Jump, Hamburg/K. Vey
Produktion: Inga Tomalla
Satz: EDV-Fotosatz Huber/Verlagsservice G. Pfeifer, Germering
Druck und Bindung: Těšínská tiskárna a.s., Cěský Těšín
Printed in the Czech Republic

ISBN 978-3-424-15186-2

817 2635 4453 6271

Inhalt

Vorwort von Dr. John E. Upledger

Die CranioSacrale Therapie stellt eine effektive Möglichkeit dar, die allgemeine Gesundheit durch behutsame Unterstützung der Bewegungen der Hirn- und Rückenmarksflüssigkeit zu fördern, um so Gehirn, Rückenmark und Nervensystem zu stärken.

Mein Freund Gert Groot Landeweer fördert durch seine Praxisarbeit sowie seine Lehrtätigkeit und als Geschäftsführer des Upledger Instituts Deutschland seit vielen Jahren die CranioSacrale Therapie. In diesem Buch fügt er zwei weitere wertvolle Aspekte für das deutschsprachige Publikum hinzu:

Erstens erklärt er das CranioSacrale System und seine Schlüsselrolle in der Förderung der körperlichen Gesundheit und des Wohlbefindens.
Zweitens, und genauso wichtig, beschreibt er eine Reihe praktischer Übungen und Anwendungen, die zur Verbesserung der Gesundheit in jedem Lebensalter angewandt werden können, vom Neugeborenen über den Erwachsenen bis zum älteren Menschen.

Ich hoffe, dass diese Arbeit die Vorteile der CranioSacralen Therapie einem neuen und breiteren Publikum nahebringen wird.

John E. Upledger; D.O.; O.M.M, im Sommer 2007

Einleitung

Ich freue mich sehr, dass Sie sich für dieses Buch entschieden haben. Hier finden Sie ausführliche Informationen über die Möglichkeiten der Behandlungsmethode, wenn Sie sich von einem ausgebildeten Upledger-CranioSacral-Therapeuten behandeln lassen, wenn Sie aus eigenem Interesse heraus Übungen für sich oder für Ihre Nächsten durchführen wollen oder wenn Sie sich einfach für die CranioSacrale Therapie nach Upledger interessieren. Wenn Sie Kollege sind, hoffe ich, auch Ihnen etwas bieten zu können.

Die Idee, dieses Buch zu schreiben, existiert schon recht lange. Nachfragen von Patienten in meiner Praxis und von den Teilnehmern an Kursen in *Upledger*-CranioSacraler-Therapie nach unterstützenden Übungen für zu Hause konnte ich zwar bejahen, entsprechende Anleitungen waren jedoch im Grunde nicht vorhanden, denn Dr. Upledger hat sowohl in seinen Büchern für Therapeuten als auch in denen für Patienten nur wenige Hinweise auf die »Hausaufgaben« gegeben, die ein Patient durchführen kann. Außerdem wurde immer wieder das Bedürfnis nach einem Ratgeber geäußert, der den aktuellen Stand der Methode zeigt. In vielen Gesprächen mit meiner Frau und mit meinem Freund und Kompagnon René Assink wurde ich förmlich gedrängt, das nun vorliegende Buch zu schreiben. Ich hoffe, dass einige der genannten Wünsche und Bedürfnisse mit dieser Lektüre befriedigt werden können.

Sie haben schon bemerkt, dass ich durchgängig die männliche Schreibweise für Personen verwende. Hiermit ist keinerlei Wertung verbunden, sondern es dient ausschließlich der Lesbarkeit. Somit hoffe ich, dass auch Sie, meine Leserinnen, sich von dem Inhalt begeistern lassen werden.

Für wen ist dieses Buch geschrieben worden?

Sie können sich vorstellen, dass dieses Buch nicht dazu dienen kann, ärztliche oder therapeutische Hilfe zu ersetzen, vielmehr soll es sie unterstützen. Die Erfahrung, die Dr. Upledger an der staatlichen Universität von Michigan, USA, Ende der 70er-Jahre im Unterrichten von Patienten und deren Familienmitgliedern oder von Patientenbetreuern machte, bestärkte ihn in seiner persönlichen Überzeugung, dass die häusliche Unterstützung der Therapie ein wichtiger Baustein für deren Erfolg ist. Außerdem stellte er fest, dass auch Menschen, die nicht vom Therapeuten behandelt wurden, von eigenen Übungen sehr profitieren konnten, um ihre Gesundheit zu erhalten oder bei Alltagsbeschwerden schneller zu gesunden.

Wenn Sie Beschwerden haben oder jemanden mit Beschwerden betreuen …

Bei vielen verschiedenen Beschwerden hat es sich bewährt, den Zustand des CranioSacralen Systems von einem Arzt, Heilpraktiker oder Therapeuten überprüfen und auffälligere Einschränkungen mittels der CranioSacralen Therapie behandeln zu lassen oder selbst zu behandeln. Zu diesen Beschwerden gehören unter anderem:
- Migräne und Kopfschmerzen
- chronische Nacken- und Rückenschmerzen
- stress- und spannungsbedingte Störungen
- koordinative Störungen, insbesondere im Säuglingsalter
- Zustand nach einem Trauma von Gehirn und Rückenmark
- Dysfunktionen des zentralen Nervensystems oder des Hormonsystems
- vermehrte Stimmungsschwankungen
- posttraumatischer Überbelastungszustand
- Konzentrations-, Lern-, Sprach-, Lese- und Rechtschreibschwierigkeiten
- orthopädische Probleme des Rückens
- Dysfunktionen im Kausystem
- chronische Übermüdung oder Erschöpfungszustände
- vegetative Dysfunktionen

… und in CranioSacraler Behandlung sind oder waren …

Sie kennen die CranioSacrale Therapie bereits, weil Sie zurzeit in Behandlung sind oder es schon mal waren. Die theoretischen Informationen in diesem Buch werden für Sie eher eine Auffrischung sein, möglicherweise hat Ihr Therapeut auch schon einige Übungen für zu Hause mit Ihnen besprochen. Sie können jedoch für alle Körperbereiche, die Ihr Therapeut behandelt, mithilfe dieses Buches zu Hause entsprechende Übungen durchführen. Hier sind sowohl die Selbst-Übungen als auch die Partner-Übungen gemeint. Ist Ihr Kind der Patient, so ist ebenfalls Unterstützung zu Hause möglich. Scheuen Sie sich nicht, meinen Kollegen um Hilfe zu bitten, falls Ihnen etwas unklar ist. Er ist der Spezialist, der vor Ort für Sie da ist.

... oder die CranioSacrale Behandlung noch nicht kennen

Falls Sie bisher noch kaum oder gar nicht mit der CranioSacralen Therapie nach Upledger in Berührung gekommen sind, dann hoffe ich, dass dieses Buch Sie motiviert und Sie von den Übungen überzeugen kann. Es empfiehlt sich, das erste Kapitel mit den Hintergrundinformationen gründlich zu lesen und sich dann an das zweite Kapitel mit den vorbereitenden Übungen heranzuwagen. Gehen Sie bitte Schritt für Schritt vor, ich hoffe, dass Sie sich Zeit für die Verarbeitung der Informationen und für die Durchführung der einzelnen Übungen geben, denn sie sind die Grundlage für die weiteren Übungen in den darauffolgenden Kapiteln. Es hat sich gezeigt, dass die Selbsterfahrung, die Sie mit den Techniken und ihren Wirkungen bei der Behandlung durch einen CranioSacral-Therapeuten machen, oft bei der Durchführung der Übungen zu Hause sehr hilfreich ist. Wenn Sie keinen Upledger-CranioSacral-Therapeuten kennen, finden Sie auf Seite 280 die hilfreichen Informationen, um in Ihrer Nähe einen Kollegen zu finden – suchen Sie im Internet (www.upledger.de) oder melden Sie sich beim Upledger Institut Deutschland in Lübeck.

Wenn Sie gesund sind und einen Beitrag zur Erhaltung Ihrer Gesundheit leisten möchten

Dieses Buch gibt Ihnen verschiedene Möglichkeiten an die Hand, mit deren Hilfe Sie Ihre Gesundheit erhalten oder weiter unterstützen können. Alle Übungen dienen dazu, Ihren Körper weich, entspannt und geschmeidig zu erhalten, damit Ihr CranioSacrales System optimal funktionieren und so Ihr CranioSacraler Rhythmus sämtliche Zellen des Nervensystems und alle weiteren Körperzellen frei erreichen kann.

Wenn Sie Kollege sind

Lieber Kollege, ich hoffe, dass dieses Buch für Sie eine Unterstützung in der Behandlung Ihrer Patienten sein kann. Meine persönliche Erfahrung hat gezeigt, dass es für viele unserer Patienten hilfreich ist, ein Buch zu haben, in dem die notwendige Information gebündelt nachlesbar ist. Da dies für die *Upledger*-CranioSacrale-Therapie bislang nicht vorhanden war, beziehe ich mich deshalb speziell darauf. Sie finden hier somit viele Hintergrundinformationen zur Behandlungsmethode, zu den jeweiligen Übungsbereichen und den einzelnen Übungen. Außerdem könnte es Ihnen bei der Aufklärung Ihrer Patienten als Grundlage für die Beantwortung von Fragen dienlich sein.

Wie ist dieser Ratgeber aufgebaut?

Das erste Kapitel bietet grundlegende Informationen über die Behandlungsmethode an sich und die Möglichkeiten der Anwendung durch einen ausgebildeten CranioSacral-Therapeuten. Es gibt Antworten auf Fragen wie: »Was bedeutet CranioSacral?«, »Wer ist Dr. Upledger?«, »Wann kann die *Upledger*-CranioSacrale-Therapie sinnvoll sein?«, »Gibt es Gegenanzeigen für die Behandlungsmethode?« und viele mehr.

Das zweite Kapitel bereitet Sie auf die Übungen vor. Hier werde ich Sie mit einigen wichtigen Grundlagen für die Übungen, die in den nächsten Kapiteln folgen werden, vertraut machen. Da die Therapie mit den Händen durchgeführt wird, wird neben Berührungsdruck auch »Energie« eingesetzt. Sie erfahren Details über den Übungsraum oder die Übungsumgebung, über die Kleidung, den für die Übungen richtigen Zeitpunkt und ihre Dauer, über die Art und Weise, wie Sie ertasten oder berühren, darüber, wie Sie Energie lenken können und wie sich die Beweglichkeit von Muskeln, Gelenken und Bindegewebe verbessern lässt.

Im dritten Kapitel finden Sie alle Selbst-Übungen für Erwachsene und Jugendliche. In manchen Fällen können auch Kinder motiviert werden oder sind von sich aus motiviert, wenn sie Ihnen bei den Übungen zuschauen beziehungsweise sie genießen es, bei den Partner-Übungen berührt zu werden.

Das vierte Kapitel befasst sich mit den Partner-Übungen für Kinder, Jugendliche und Erwachsene, im fünften Kapitel finden Sie alle Übungen für die Kleinen unserer Gesellschaft, die Neugeborenen, Säuglinge und Kleinkinder. Behandlungsvorschläge schließen jeden praktischen Teil ab.

Am Ende des Buches habe ich für Sie die Ansprechpartner für die Methode aufgeführt. Dort bekommen Sie Hilfe bei speziellen Fragen oder können einen Therapeuten in Ihrer Nähe finden.

Wie Sie sich im Buch zurechtfinden können

Gliederung mithilfe von Überschriftgrößen und Farben

Mir ist es ein Anliegen, dass Sie sich in diesem Buch zurechtfinden. Zuerst haben wir eine Zuordnungshilfe über verschiedenen Überschriftgrößen, die die einzelnen Kapitel kennzeichnen, die wiederum in Abschnitte unterteilt sind, ihrerseits aufgeteilt in Unterabschnitte und dann noch gelegentlich in Einzelbereiche. In Absprache mit dem Verlag habe ich auf eine Nummerierung verzichtet. Das wäre zwar eine Hilfe, für mich ist jedoch eine direkte visuelle Zuordnung sinnvoller. Deshalb wurde eine Farbgliederung gewählt. Die farbigen Balken am Kopfende jeder Seite enthalten die

Information, in welchem Kapitel und welchem Abschnitt Sie sich gerade befinden. Anatomische Informationen und Zusammenfassungen sind in beigefarbenen Kästen untergebracht.

Zu den Wiederholungen im Text
Sie werden in diesem Buch häufig Wiederholungen finden. Sie sind alle von mir bewusst gewählt. Mein Anliegen ist es, dass Sie nicht lange suchen und blättern müssen, um eine Technik durchführen zu können. Sie brauchen zwar eine gewisse Grundinformation, die Sie im ersten Kapitel finden, doch ansonsten ist jede Übung für sich, auf der Basis des Textes, durchführbar. Der Vorgang ist bei vielen Techniken stets derselbe. Deshalb war es nötig, einzelne Passagen immer wieder zu wiederholen, damit Sie die Techniken sicher anwenden können. Durch diese Wiederholungen bekommt der Vorgang einen hohen Wiedererkennungswert, ja sogar fast etwas Meditatives. Es wäre sehr künstlich, stets eine neue Formulierung zu verwenden. Im zweiten Kapitel finden Sie zwar noch einige leichte Veränderungen bei Übungen mit demselben Vorgang, ab Kapitel drei habe ich darauf weitestgehend verzichtet. Am Ende eines jeden Übungsabschnitts finden Sie eine Zusammenfassung, in der Sie das Grundprinzip der Übungen – und damit der Wiederholungen – dargestellt finden.

Wichtige Hinweise

Das Ziel der Übungen ist es, den Zustand des CranioSacralen Systems zu optimieren und damit seine Funktionsfähigkeit zu stimulieren, was Ihrer Gesundheit zugutekommt. Dafür ist es wichtig, die Übungen so weit wie möglich ohne Leistungsanspruch durchzuführen. Das ist jedoch nicht immer so einfach. Irgendwie sind wir doch stets wieder geneigt, Übungen als Aufgaben zu sehen, bei denen ein Leistungssoll erreicht werden muss. Ich möchte Sie dazu motivieren, in diesem Punkt milde mit sich zu sein. Wenn Sie bemerken, dass dieser Leistungsdruck entsteht, nehmen Sie ihn wahr und schauen, was sich gerade in dem Moment damit machen lässt. Manchmal kann man ihn unberücksichtigt lassen, manchmal ist er so stark, dass es vielleicht hilfreicher ist, leichte Entspannungsübungen oder einige Vorübungen durchzuführen, wie sie im Kapitel »Vorbereitende Informationen und Übungen« (siehe Seite 63ff.) beschrieben sind. Und manchmal ist es am einfachsten, das Üben zu verschieben und erst einmal den Alltag aufzunehmen. Während der Übungen dürfen Sie es sich gut gehen lassen, genießen und ein Wohlgefühl entwickeln, auch wenn es manchmal andere innere Stimmen gibt. Eine Stimme kann Sie nämlich auch an die Kandare nehmen wollen, damit Sie immer konsequent üben.

Wie bei der Anwendung aller Selbstübungsprogramme ist auch hier Ihr gesunder Menschenverstand gefragt. Die CranioSacrale Therapie hat zwar die Möglichkeit, auf viele verschiedene Arten Hilfe oder Unterstützung bei der Bekämpfung von Symptomen oder Beschwerden zu sein – und teilweise sind die Erfolge sogar phänomenal –, trotzdem ist es wichtig, dass Sie mit den Heimübungen selbstkritisch umgehen. Prinzipiell gilt, dass die Übungen gut für Sie sein, dass Sie sich mit ihnen wohlfühlen und Spaß an der Sache haben sollen. Wann immer dies der Fall ist, gibt es keinen Anlass, die Übungen nicht durchzuführen oder sie abzubrechen. Anders ist es, wenn Schmerzen und Unwohlseinsgefühle oder unbekannte Beschwerden beziehungsweise Symptome entstehen, wenn Ihre vorhandenen Beschwerden sich verstärken oder verschlimmern und natürlich auch dann, wenn Sie sich bei den Übungen nicht sicher fühlen. Bei den Partner-Übungen gilt dies natürlich für Sie beide. In diesem Fall kontaktieren Sie Ihren Arzt, Heilpraktiker oder Therapeuten und klären Sie mit ihm, wie Sie weiter verfahren sollen oder können.

Ich wünsche Ihnen viel Spaß und schöne Stunden mit diesem Buch!

Gert Groot Landeweer, Freiburg im Breisgau, im Sommer 2007

Grundlagen

Warum »*Upledger*-CranioSacrale-Therapie«?

Die CranioSacrale Therapie ist untrennbar mit dem Namen Upledger verbunden. In den 1970er-Jahren entwickelte Dr. John Edwin Upledger, osteopathischer Arzt und Chirurg, diese Therapieform und beschrieb sie 1983 in seinem Standardwerk *CranioSacral Therapy*, das auch in deutscher Sprache unter dem Titel *Lehrbuch der CranioSacralen Therapie* (herausgegeben vom Haug Verlag) erhältlich ist. Ziel von Dr. Upledger war es, mit einem Behandlungskonzept der behutsamen Händearbeit den Patienten in seinem eigenen Gesundungsprozess zu unterstützen. Das wird durch eine spezielle Form des Berührens möglich, die behindernde Einschränkungen und Verhärtungen im Körper aufzuspüren und zu behandeln vermag. Sein erfolgreiches Konzept der CranioSacralen Therapie wurde vielfach von Mitbewerbern kopiert und verändert,

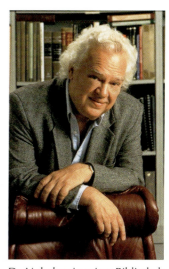

Dr. Upledger in seiner Bibliothek

ohne dass jedoch die erfolgreiche Bezeichnung »CranioSacrale Therapie« verändert wurde. Deshalb war es notwendig, den Namen des Begründers hinzuzufügen, um Verwechslungen zu vermeiden. Somit entstand der eigenständige Begriff »*Upledger*-CranioSacrale-Therapie«, der mittlerweile markenrechtlich geschützt ist. Heute behandeln bereits viele Therapeuten (u.a. Ärzte, Heilpraktiker, Physiotherapeuten) mit Erfolg ihre Patienten, die an den verschiedensten Krankheitszuständen leiden, auf Grundlage der *Upledger*-CranioSacralen-Therapie.

Nun zur Definition des Begriffs: Die CranioSacrale Therapie kann kurz beschrieben werden als eine behutsame manuelle Methode zur Untersuchung und Verbesserung der Funktion eines physiologischen Körpersystems, das als CranioSacrales System bezeichnet wird. Dieses CranioSacrale System besteht aus der Hirn- und Rückenmarksflüssigkeit sowie aus allen Membranen, die Gehirn und Rückenmark umhüllen und schützen und die sich im Schädelinneren (Cranium) und im Wirbelkanal bis zum Steiß- und Kreuzbein (Sacrum) befinden. Durch sanfte Berührung, bei der im Allgemeinen ein Druck von nicht mehr als 5 Gramm ausgeübt wird, werden Einschränkungen im CranioSacralen System behoben. Die Behandlungsmethode erkennt die natürlichen Selbstkorrektur- und Selbstheilungsmechanismen (die Innere Weisheit) des Körpers an. Sie ermöglichen es, die Funktion des Nerven- und Hormonsystems zu optimieren, die negativen körperlichen und emotionalen Auswirkungen von Stress schwinden zu lassen, den Widerstand gegen Krankheiten zu stärken und Gesundheit zu unterstützen.

Grundsätze von Dr. Upledger

Dr. Upledger ist der festen Überzeugung, dass alle lebenden Organismen von der Natur mit raffinierten Überlebensmechanismen ausgestattet wurden, dank derer sie in einer Umwelt bestehen können, die sie durch sich stetig verändernde innere und äußere Bedingungen vor immer neue Herausforderungen stellt. Die effektivsten dieser Mechanismen zur Anpassung an unterschiedliche Lebensbedingungen sind jedem Organismus angeboren. Wenn diese Anpassungsfähigkeit Defizite aufweist, muss eine Möglichkeit gefunden werden, die angeborenen und natürlichen Anpassungsprozesse zu unterstützen, damit sie wieder besser funktionieren. Diese so verbesserte Funktionsfähigkeit des kranken Organismus bringt den menschlichen Körper seiner vollständigen Genesung ein großes Stück näher. Dieser Ansatz kann also als unterstützend bezeichnet werden. Dr. Upledger steht somit für eine Unterstützung der dem menschlichen Körper angeborenen Selbstheilungsmechanismen ein. Das soll jedoch nicht heißen, dass seine Methode die Anwendung der konventionellen westlichen und operativen Medizin ausschließt. Die Selbstheilungsmechanismen des menschlichen Körpers sollten vielmehr in alle Aspekte der westlichen Schulmedizin einbezogen werden. Dies würde dazu führen, dass Patienten seltener krank werden, ihre Lebenserwartung steigt, sie sich schneller von Krankheiten beziehungsweise Traumata erholen und würdevoll altern.

Die Lösung für jedes gesundheitliche Problem ist im Menschen selbst zu finden. Anstatt ihn zu untersuchen oder einen Eingriff vorzunehmen, was seine Gegenwehr gegen die Untersuchung oder den Eingriff heraufbeschwören könnte, fordert Dr. Upledger ihn durch sanfte Berührungen, verbale oder nonverbale Kommunikation beziehungsweise allein durch seine Absicht dazu auf, den Grund des Problems mitzuteilen. So erforscht er, wie er helfen kann, diesen Grund so sanft wie möglich zu beseitigen. Dabei bietet er sich als Unterstützer des Selbstheilungsprozesses an und lässt sich anleiten. Diese Methode steht im Einklang mit der konventionellen Medizin der westlichen Welt und führt bei richtiger Anwendung dazu, dass der Körper positiver auf die Maßnahmen der Schulmedizin reagiert und operative Eingriffe sowie die Verabreichung von Medikamenten häufiger vermieden werden können. Jeder Patient oder Klient besitzt einen »Inneren Arzt« oder eine »Innere Weisheit«, der oder die alle gesundheitlichen Probleme nachvollziehen kann und am besten weiß, wie sie zu lösen sind. Die Verantwortung des CranioSacral-Therapeuten liegt darin, in »Dialog« mit diesem »Inneren Arzt« oder mit der »Inneren Weisheit« zu treten und seinen beziehungsweise ihren Rat zu befolgen.

Geschichte und Entwicklung der Behandlungsmethode

Die Geschichte der CranioSacralen Therapie begann 1971, als Dr. Upledger einem befreundeten Neurochirurgen bei einer Operation assistierte. Der fast vierzigjährige Upledger, offen für neue und unbekannte Entwicklungen in der Medizin, sah mit eigenen Augen eine pulsierende Aktivität in den Membranen, die sich um das Rückenmark befanden. Niemand im Operationsraum hatte dies jemals gesehen und keiner hatte eine Erklärung für das Phänomen. Dieses Bild der Aktivität verfolgte Dr. Upledger, bis er Monate später in einer Annonce für eine Fortbildung eine Erklärung bekam: Die Schädelknochen würden sich rhythmisch bewegen. Er sprach mit dem befreundeten Neurochirurgen darüber und sie entschieden sich dafür, dass Dr. Upledger an der Fortbildung teilnehmen würde. Dort erfuhr er, wie die Schädelknochen sich bewegen und wie sie in ihrer Beweglichkeit verbessert werden können. Er lernte außerdem, sich auf das, was er über die Hände wahrnahm, zu verlassen, auch wenn es möglicherweise nicht den konventionellen Auffassungen der Medizin entsprach. Er fühlte, wie sich der Schädel bewegte, und stellte sich vor, dass es sich im Schädel um ein Flüssigkeitssystem handeln müsste. Zurück von der Fortbildung, beschlossen der Neurochirurg und Dr. Upledger, die erlernten Techniken bei Patienten mit verschiedenen Symptomen einzusetzen. Die Resultate waren erstaunlich gut. Das war die »Zeugungsstunde« der CranioSacralen Therapie.

1975 übernahm Dr. Upledger den Posten als klinischer Wissenschaftler an der Abteilung für Biomechanik der staatlichen Universität von Michigan. Die Universität hatte ein Projekt ins Leben gerufen, um die Schädelbeweglichkeit und deren Bedeutung in der Behandlung von Patienten zu untersuchen. Als junger osteopathischer Arzt und Professor für Biomechanik ist Dr. Upledger ein leitendes Mitglied in diesem Team. Er erbringt mit seiner Forschungsgruppe in verschiedenen Studien den wissenschaftlichen Nachweis, dass die Schädelnähte, im Gegensatz zur allgemeinen Meinung, beweglich sind. Über Nerven, die sich in diesen Nähten befinden, werden vermutlich Informationen über die einwirkenden Kräfte an das Gehirn weitergeleitet und so wird möglicherweise die Produktion der Hirnflüssigkeit kontrolliert und reguliert.

Auf Basis dieser Erkenntnis entwickelte Dr. Upledger ein neues Modell zur Erklärung der bereits 1971 von ihm bei der Operation beobachteten rhythmischen Aktivität in den Rückenmarkshäuten. Er kommt zu einem sogenannten Druckausgleichsmodell. Das

CranioSacrale System wird als ein halb geschlossenes Flüssigkeitssystem betrachtet, in dem die Geschwindigkeit, mit der Hirnflüssigkeit produziert wird, über die Nerven in den Schädelnähten kontrolliert und reguliert wird, während der Abfluss ständig und ununterbrochen stattfindet. Dabei nimmt Dr. Upledger an, dass die Flüssigkeit wesentlich schneller erzeugt wird, als der Abfluss vor sich geht. Damit entsteht in der Hirn- und Rückenmarksflüssigkeit eine rhythmische Druckerhöhung und -senkung, die ihrerseits die rhythmischen Veränderungen der Hirn- und Rückenmarkshäute verursacht. Die rhythmische Stimulation der Hirnhäute verursacht eine rhythmische Stimulierung der muskelsteuernden Teile der Hirnrinde. Dadurch finden kleine rhythmische Bewegungen im gesamten Körper statt, was als CranioSacraler Rhythmus im Körper bezeichnet wird.

Weitere Studien Dr. Upledgers bestätigten den Zusammenhang zwischen den Befunden im CranioSacralen System und den Symptomen der Patienten, sowohl bei Kindern als auch bei Erwachsenen. In vielen Jahren der Forschung an der staatlichen Universität von Michigan untersucht Dr. Upledger in Zusammenarbeit mit seinem Kollegen Dr. Zvi Karni (Professor für Biophysik des Technion Instituts von Haifa, Israel) ebenfalls die Bedeutung eingedrungener körperfremder Energien zum Beispiel bei Unfällen (bei denen eine physische Kraft auf den Körper einwirkt und in ihn eindringt) sowie bei Krankheitsprozessen, was zur Entwicklung weiterer Behandlungstechniken führte. Sie zielen allesamt darauf ab, diese eingedrungenen Energien aus dem Körper entschwinden zu lassen, wobei Dr. Upledger entdeckte, dass dieses Entschwindenlassen mithilfe von Körperpositionen (Lösung von sogenannten »EnergieZysten« – siehe Seiten 20ff.), durch das Lösen festgehaltener Emotionen (auch »SomatoEmotionale Entspannung« genannt) oder durch die verbale Bearbeitung innerer Bilder (»Therapeutische Bilder und Therapeutisches Gespräch«) möglich war.

In der universitären Zeit entwickelte er die Grundlagen seiner CranioSacralen Behandlungstechniken und schrieb das Standardwerk: *CranioSacral Therapy* (*Lehrbuch der CranioSacralen Therapie*). Die klinische Forschung bestätigte bemerkenswerterweise die ursprünglichen Beobachtungen von Dr. Upledger: Die CranioSacrale Therapie kann bei vielen Erkrankungen angewandt werden und die einfachste Art der Erklärung für die Erfolge ist, dass die Therapie das funktionelle Vermögen des Nerven- und Hormonsystems verbessern konnte.

Dr. Upledger verließ die Universität 1983, um seine Ideen in einem Gesundheitszentrum für ganzheitliche Medizin umzusetzen. Obwohl er viele verschiedene Behandlungstechniken anwandte, erkannte er, dass seine selbst entwickelte Methode in den Mittelpunkt seines Handelns gerückt war. 1985 gründete er dann das Upledger Institut mit dem Zentrum für Hirn- und Rückenmarksgeschädigte in Palm Beach, Florida und 1987 die Upledger Stiftung. Letztere dient der profitlosen Unterstützung Kranker mithilfe der CranioSacralen Therapie.

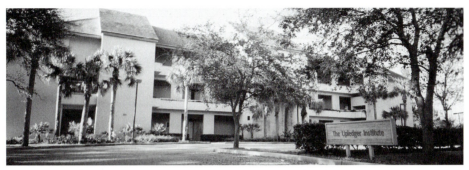

Das Gebäude des Upledger Institutes in Palm Beach Gardens, Florida

Von Dr. Upledger ausgebildete Lehrerinnen und Lehrer unterrichteten in immer größer werdenden Kreisen. Mittlerweile gibt es (2010) weltweit mehr als 90.000 Therapeutinnen und Therapeuten, die in der grundlegenden Philosophie und den Basistechniken der *Upledger*-CranioSacralen-Therapie ausgebildet wurden. Mehr als die Hälfte von ihnen hat zudem vertiefende Behandlungstechniken erlernt.

Grundlagen der Behandlungsmethode – Einschränkungen im CranioSacralen System

Dr. Upledger geht davon aus, dass das Flüssigkeitssystem, in das das Nervensystem eingebettet ist, beim Kranken in seiner Funktion eingeschränkt ist und deshalb optimiert werden soll. Bei Erfolg kann sich die Funktion des Nerven- und Hormonsystems verbessern, was sich dann auf alle weiteren Funktionen des Körpers positiv auswirkt. Innerhalb von zwölf Jahren Entwicklung (von 1971 bis 1983) wurde ihm die klinische Bedeutung des CranioSacralen Systems bewusst. Er betrachtet es als einen mit Flüssigkeit gefüllten Behälter, in dem die Flüssigkeit (Hirn- und Rückenmarksflüssigkeit) sich rhythmisch erneuert, was zu einer rhythmischen Aktivität im CranioSacralen System führt und als CranioSacraler Rhythmus bezeichnet wird. Die Wände des Systems bestehen aus festem Bindegewebe, der harten Hirn- und Rückenmarkshaut (lat.: *dura mater*). Diese Häute befinden sich im Inneren des Schädels – mit speziellen Teilen, die das schädelinliegende Membransystem genannt werden – und im gesamten Wirbelkanal bis zum Steißbein – was als »Duralschlauch« bekannt wurde. Mithilfe seiner sensiblen Fähigkeiten, auch kleinste Spannungen fühlen und behandeln zu können, fand Dr. Upledger heraus, dass die Flexibilität der Hirn- und Rückenmarkshäute einen wesentlichen Faktor für die Gesundheit eines Menschen bedeuten oder bedeuten können. Weil sich dieses System zwischen Schädel (lat. *cranium*) und Kreuzbein (lat. *sacrum*) befindet, benannte Dr. Upledger das System CranioSacrales System und seine Therapie logischerweise CranioSacrale Therapie.

Zu Beginn seiner Erfahrungen mit der Behandlung des CranioSacralen Systems war die Aufmerksamkeit von Dr. Upledger somit auf die direkte Verbesserung der Beweglichkeit der Hirn- und Rückenmarkshäute gerichtet. Deshalb entwickelte er Techniken, die unmittelbar auf das CranioSacrale System einwirken konnten. Da die Hirn- und Rückenmarkshäute mit dem Schädelinneren und dem Kreuzbein verbunden sind, nutzte Dr. Upledger die verschiedenen Schädelknochen und das Kreuzbein als Angriffspunkte für seine Behandlungstechniken.

Das 10-Schritte-Programm

An der staatlichen Universität von Michigan entwickelte Dr. Upledger auf der Basis der Erkenntnisse in der Behandlung des CranioSacralen Systems und des Bindegewebes sein sogenanntes »10-Schritte-Programm«. Es sieht vor, dass mit einem strukturierten Vorgehen alle wichtigen Strukturen des Körpers behandelt werden, und wird von Ihrem Upledger-CranioSacral-Therapeuten durchgeführt.

Ich möchte an dieser Stelle bereits das Programm kurz vorstellen, damit Sie schon eine Vorstellung davon entwickeln können, wenn auch noch nicht alle Begriffe erklärt worden sind. Sie finden ein Bild dazu auf Seite 31. Im ersten (1) und letzten (10) Schritt wird der CranioSacrale Rhythmus direkt mithilfe eines Ruhepunktes behandelt. Schritt 2 beinhaltet die Techniken für die quer verlaufenden Bindegewebsstrukturen. Beim 3. und 4. Schritt werden die Hinterhaupts- und Beckenstrukturen behandelt, der 5. Schritt stellt Techniken für die harte Rückenmarkshaut in der Wirbelsäule vor. Schritt 6 enthält Techniken zur Behandlung der harten Hirnhaut im Schädel, in Schritt 7 wird die Schädelbasis befreit. Die Schritte 8 und 9 befassen sich mit den weichen und harten Strukturen des Gesichtsschädels (siehe auch S. 57).

Alle allgemeinen Techniken sowie die Techniken, die eine Entlastung durch Dekompression (die sogenannten »Abhebetechniken«) bewirken, können von Ihnen zu Hause durchgeführt werden und sind in diesem Buch beschrieben. Der CranioSacral-Therapeut beherrscht alle weiteren speziellen Techniken des Programms. Die Übungen, die Sie zu Hause anwenden können, sind von unschätzbarem Wert als Unterstützung für die Behandlungen durch Ihren Therapeuten.

Lösung von EnergieZysten und SomatoEmotionale Entspannung

Die Erfahrungen, die Dr. Upledger bei der Durchführung der CranioSacralen Therapie machte, führten wie eine Kettenreaktion zu neuen Erkenntnissen. Bereits bei der Arbeit an der staatlichen Universität von Michigan fand er heraus, dass er – unbewusst – einen Patienten oft in eine für ihn schmerzbefreiende Körperposition führte, die ebenfalls eine Entspannung für das CranioSacrale System bedeutete. Bioelektrische Messungen, die zu der Zeit gleichzeitig durchgeführt wurden, zeigten, dass in dieser Position deutlich messbare elektrische Veränderungen stattfanden. Es war so, als würde der Körper »Energie abgeben«. In der weiteren Beobachtung und Begleitung dieser Lösungsprozesse fand Dr. Upledger heraus, dass beim Lösen nicht nur körperliche Entspannung, sondern auch emotionale Prozesse stattfanden. In gemeinsamen wissenschaftlichen Untersuchungen entdeckten Dr. Upledger und der Biophysiker Dr. Karni, dass im Körper häufig der Abdruck physischer Kräfte von Unfällen, Verletzungen und emotionalem Schock zu finden ist. Ein solcher lokaler Abdruck kann abgekapselt und vom restlichen Körper isoliert werden. Dies wird dann eine »EnergieZyste« genannt.

Den Prozess der Lösung von Energie aus einer EnergieZyste nannte er »EnergieZysten Lösung«, den Prozess der Lösung von Emotionen während der Lösung von Körperspannungen »SomatoEmotionale Entspannung«. Wie bereits erwähnt, bewirkten diese Lösungsprozesse ebenfalls eine Verbesserung der CranioSacralen Funktion, und Dr. Upledger weitete somit sein Konzept der CranioSacralen Therapie aus.

Das Modell der EnergieZyste

Es besagt, dass Kräfte, die durch einen Unfall oder eine Verletzung, gleich ob chemisch, physisch oder psychisch – auf den Körper eines Opfers einwirken, auf zwei Arten verarbeitet werden können:

1. Der Körper ist mit der Situation nicht überfordert und beginnt sofort, die Energie dieser eingedrungenen Kräfte aufzulösen. Damit wird der natürliche Heilungsprozess in Gang gesetzt.
2. Die Energie der Kräfte, die auf den Körper des Opfers eingewirkt haben, werden vom Körper als bedrohlich empfunden und die Situation überfordert ihn: Die eingedrungene Energie wird als »unorganisierte Energie« lokal im Körper abgekapselt, festgehalten und nicht aufgelöst. Um eine Verteilung der »schlechten Energie« im gesamten Körper zu vermeiden, wird diese Energie auf kleinstmöglichem Raum »eingepackt«, so wie bei einer Entzündung der Eiter in einer Zyste eingekapselt wird. Der Name für diesen abgekapselten Bereich ist nun verständlich: EnergieZyste.

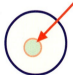

Links: Eingedrungene Energie wird aufgelöst.
Rechts: EnergieZyste

Das Modell der EnergieZyste beschreibt also den Zustand einer begrenzten, unorganisierten, erhöhten »Teilchenaktivität« innerhalb einer Körperregion des Patienten. Der

Körper passt sich diesem Zustand automatisch an, indem er die normale Körperenergie auf einem Umweg um die Zyste herumleitet. Das ist zwar zeitweilig eine Lösung, die EnergieZyste behindert jedoch die normale energetische Körperfunktion und »stört« so das Gewebe, in dem sie liegt. Ein gesunder Körper wird sich, wie gesagt, an diese EnergieZysten anpassen. Der erforderliche erhöhte Energieaufwand kann das sie umgebende Gewebe aber devitalisieren und nach und nach können daraus Störungen folgen.

Wie kann es zu einer EnergieZyste kommen? Die jahrelange Erfahrung in der Arbeit mit vielen Patienten hat gezeigt, dass der wichtigste Faktor, der zur Bildung einer EnergieZyste führt, der emotionale Zustand des Opfers zum Zeitpunkt der Verletzung ist. Wenn starke, als negativ erlebte Gefühle wie Wut, Groll, Angst, Einsamkeit, Hoffnungslosigkeit oder Trauer im Patienten im Moment des traumatischen Geschehens überwiegen, wird die während der Verletzung eindringende Energie erfahrungsgemäß in der EnergieZyste festgehalten. So wie diese negativen Gefühle im Rahmen der Behandlung freigesetzt worden sind oder ihre Bedeutung bekommen haben, kann sich die EnergieZyste auflösen, können sich Funktionsstörungen normalisieren und die mit ihnen in Verbindung stehenden Symptome geringer werden.

Der Innere Arzt oder die Innere Weisheit und die Arbeit mit Therapeutischen Bildern und dem Therapeutischen Gespräch

Während der Behandlung einer Patientin stellte Dr. Upledger fest, dass er mit einem getrennten Teil ihrer selbst sprechen konnte, der die Fähigkeit hatte, den Prozess, den sie durchlebte, zu beobachten. Als er dies wiederholt auch bei anderen Patienten merkte und in allen Fällen beobachtete, dass dieser Teil bemerkenswerte Kenntnisse über die jeweiligen Gebrechen und Symptome hatte, und noch dazukam, dass einer dieser Patienten den Teil als »Inneren Arzt« bezeichnete, übernahm Dr. Upledger diesen Begriff, erweiterte ihn später um die Bezeichnung »Innere Weisheit« und nannte den Prozess des Dialogs »Arbeit mit Therapeutischen Bildern und dem Therapeutischen Gespräch«. Auf dieser bedeutenden Grundlage entwickelte sich das Konzept sehr schnell. Im Grunde genommen wurde ihm klar, dass es durch einen tiefen Kontakt mit dem Patienten während der Durchführung einer CranioSacralen Behandlung fast immer möglich war, um einen Kontakt mit dem Inneren Arzt zu bitten. Normalerweise war es für den Inneren Arzt möglich, die Fragen Dr. Upledgers über die Ursachen und Heilungsmöglichkeiten einer Erkrankung zu beantworten. Die intuitiven Fähigkeiten Dr. Upledgers ermöglichten es ihm, in der Entwicklung dieses Aspekts seiner Arbeit verbale Kontakte zu Körperteilen, erkrankten Organen und sogar zu spezifischen Zellen herzustellen. Die Arbeit mit diesen Teilen beruht darauf, dass Teile des Körpers, wie groß oder klein sie jeweils auch sein mögen, über ein eigenständiges Bewusstsein verfügen und deshalb einzigartige Informationen über ihren Zustand, den Grund dafür und über die Anwendung der notwendigen therapeutischen Mittel geben können. Auf den Seiten 156ff. finden Sie die Beschreibung einer Traumreise, die Ihnen dabei behilflich sein kann, mit Ihrem Inneren Arzt oder Ihrer Inneren Weisheit in Kontakt zu treten.

So weit zur Geschichte und Entwicklung der CranioSacralen Therapie. Betrachten wir nun das CranioSacrale System mit den anatomisch-funktionellen Teilen und sein physiologisches Merkmal, den CranioSacralen Rhythmus.

Das CranioSacrale System

Das CranioSacrale System besteht aus der Hirn- und Rückenmarksflüssigkeit und aus allen Strukturen, die zu ihrer Produktion, Speicherung und Resorption (Wiederaufnahme in die Blutbahn) dienen. Sie werden sowohl die Flüssigkeit als auch alle Strukturen kennenlernen, damit Sie eine bessere Vorstellung vom CranioSacralen System und seiner Wirkungsweise bekommen.

Die Hirn- und Rückenmarksflüssigkeit

Die Hirnflüssigkeit wird in den vier Hirnkammern produziert. Die beiden großen seitlichen Hirnkammern liegen in den beiden Großhirnhälften, die dritte liegt in der Mitte, etwas oberhalb der Schädelbasis, und die vierte Kammer liegt mittig in Höhe des Kleinhirns. In den Kammern befinden sich zottenartige Gebilde, die aus dem Blut von kleinen Schlagäderchen die Hirnflüssigkeit herausfiltern, ähnlich einem Kaffeefilter. Die von den seitlichen Kammern produzierte Hirnflüssigkeit fließt in die dritte Hirnkammer, vermischt sich mit der dort neu produzierten Flüssigkeit, fließt dann in die vierte Hirnkammer, wo sie sich erneut mit der dort neu produzierten Flüssigkeit vermischt, und fließt danach in zwei Richtungen. Ein Teil der Flüssigkeit bleibt im

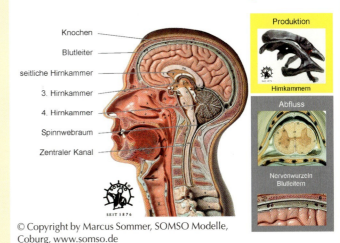

Hirn- und Rückenmarksflüssigkeit

Knochen
Blutleiter
seitliche Hirnkammer
3. Hirnkammer
4. Hirnkammer
Spinnwebraum
Zentraler Kanal

Produktion
Hirnkammern
Abfluss
Nervenwurzeln
Blutleitern

© Copyright by Marcus Sommer, SOMSO Modelle, Coburg, www.somso.de

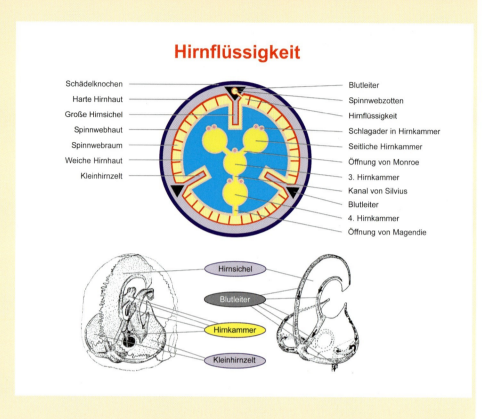

Hirnflüssigkeit

Schädelknochen — Blutleiter
Harte Hirnhaut — Spinnwebzotten
Große Hirnsichel — Hirnflüssigkeit
Spinnwebhaut — Schlagader in Hirnkammer
Spinnwebraum — Seitliche Hirnkammer
Weiche Hirnhaut — Öffnung von Monroe
Kleinhirnzelt — 3. Hirnkammer
— Kanal von Silvius
— Blutleiter
— 4. Hirnkammer
— Öffnung von Magendie

Hirnsichel

Blutleiter

Hirnkammer

Kleinhirnzelt

Nervensystem, wo sie in der Mitte des Rückenmarks in einem kleinen zentralen Kanal bis ganz nach unten fließt. Der andere Teil verlässt das Innere des Nervensystems, um in den Spinnenwebraum (Arachnoidea) zu gelangen, wo er Hirn und Rückenmark umspülen kann. Die Flüssigkeit fließt nun also sowohl nach oben, um rings um das Gehirn zu gelangen, als auch nach unten, um das Rückenmark zu umspülen. Die nach unten fließende Flüssigkeit wird Rückenmarksflüssigkeit genannt, sonst bleibt sie Hirnflüssigkeit. Die Flüssigkeit zirkuliert so lange um Gehirn und Rückenmark, bis sie wieder in das venöse oder aderliche Blut aufgenommen wird.

Die Blutleiter des Schädels sind die Stellen im Kopf, an denen die Hirnflüssigkeit wieder in die Blutbahn aufgenommen wird. Auch hier befinden sich, wie an den Produktionsstellen in den Hirnkammern, zottenartige Gebilde, die vom Raum der Spinnenwebhaut in diese Blutleiter hineinragen und nun die Flüssigkeit zurück in das venöse oder aderliche Blut führen. In der Wirbelsäule befinden sich in Höhe aller Nervenwurzeln ebenfalls Gebilde, die hier die Rückenmarksflüssigkeit in die Adern mit dem venösen Blut zurückführen.

Zusammen mit der harten Hirn- und Rückenmarkshaut stellt die Flüssigkeit hauptsächlich einen Schutz für Hirn und Rückenmark dar. Sie können sich vorstellen, dass beides in der Flüssigkeit »badet«. Die Flüssigkeit bietet ein Polster gegen mechanische Kräfte von außen, zum Beispiel bei einem Sturz oder Schlag.

Der CranioSacrale Rhythmus
Dr. Upledger geht, wie bereits erwähnt, davon aus, dass die Produktion der Hirnflüssigkeit rhythmisch stattfindet, wogegen der Abfluss konstant bleiben sollte. Sie können dies mit einem Waschbecken vergleichen, bei dem Sie den Wasserhahn rhythmisch auf- und zudrehen, aber am Abfluss nichts ändern. Der Wasserstand im Waschbecken wird rhythmisch ansteigen und wieder abfallen. Diese Idee oder das Modell zur Erklärung des CranioSacralen Rhythmus entstand auf der Grundlage anatomischer Strukturen, die er und weitere Forscher an der staatlichen Universität von Michigan entdeckten. Sie fanden heraus, dass die Schädelnähte keineswegs verknöchert und unbeweglich waren. In diesen Nähten stellten sie Blutgefäße, Nervenfasern und Bindegewebssstränge fest. Alles wies darauf hin, dass diese Schädelnähte beweglich waren und mithilfe der Nervenfasern das Gehirn über ihren Öffnungszustand informieren könnten. Sie verglichen es mit einem Gelenk. In jedem Gelenk gibt es einen Gelenkspalt und in der Gelenkkapsel befinden sich Nervenfasern, die Informationen über die Gelenkbewegung und -position an das zentrale Nervensystem leiten. Sie fanden einen Nervenstrang, der von der mittleren Schädelnaht zur Hirnkammer führte, und nahmen daraufhin Folgendes an: Wenn die Naht dem Gehirn mitteilt, dass ihre beiden Knochen in einen Annäherungszustand geraten, beschließt das Gehirn, Hirnflüssigkeit zu produzieren. Hierdurch nimmt das Flüssigkeitsvolumen des CranioSacralen Systems zu, was dann zu einem geringfügigen Auseinanderbewegen der Schädelknochen führt. Die Rezeptoren in der Naht nehmen diese Bewegung wahr und melden sie. Bei einem gewissen Dehnungsgrad der Naht drosselt dann das Gehirn die Produktion von Hirnflüssigkeit, ohne die Wiederaufnahme der Flüssigkeit in den Blutkreislauf zu verändern. Die Forscher gingen davon aus, dass diese Wiederaufnahme größer sei als die Produktion, was zu einer Abnahme des Flüssigkeitsvolumens im CranioSacralen System führen würde. Die Nähte nähern sich damit an, bis sie erneut eine Position erreichen, bei der die Information aus den Rezeptoren das Gehirn wieder zur Hirnflüssigkeitsproduktion anregt. Sie sehen also, ein möglicherweise einfacher Mechanismus. Dr. Upledger nannte dies das »Druckausgleichsmodell« (engl.: *pressurestat model)*. Weiter geht er davon aus, dass die rhythmische Bewegung der Flüssigkeit, der harten Hirnhaut und der Knochen zu einer rhythmischen Stimulierung der muskelsteuernden Teile der Hirnrinde führt. Dadurch finden kleine rhythmische An- und Entspannungen im gesamten Körper statt, was als CranioSacraler Rhythmus der Körpers verstanden werden kann.

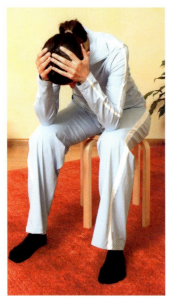
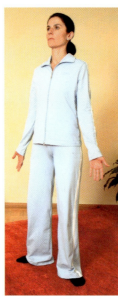

Links: Ertasten des CranioSacralen Rhythmus
am Schädel
Rechts: Verstärkte Füllungsbewegung des
gesamten Körpers

Der CranioSacrale Rhythmus ist nicht nur am CranioSacralen System, sondern am gesamten Körper zu ertasten und fühlt sich wie ein An- und Abschwellen an. Betrachten wir mal im Einzelnen, welche Bewegungen dabei stattfinden. Der Schädel wird in der Anschwell- oder Füllungsphase weiter, in der Abschwell- oder Entleerungsphase enger. Diese Bewegungen sind deutlicher seitlich am Schädel spürbar, also dann, wenn Sie Ihre Finger ineinander verschränken und die Hände seitlich am Kopf anlegen. Die Bewegung ist weniger gut fühlbar, wenn Sie eine Hand auf das Stirnbein und die andere Hand auf das Hinterhauptbein legen, denn es gibt im Schädel eine feste Struktur, die von vorn nach hinten zwischen den beiden Großhirnhälften verläuft und »Hirnsichel« genannt wird. Sie bietet aufgrund ihrer Festigkeit etwas weniger Bewegung von vorn nach hinten. Arme mit Schultern und Beine mit Beckenschaufeln bewegen sich in der Füllungsphase in einer Außenrotation, in der Entleerungsphase drehen sie sich in einer Innenrotation. Außenrotation bedeutet, dass die Daumen vom Körper wegdrehen und Fußzehen sich auseinanderbewegen. Charlie Chaplin lief in seinen Spielfilmen immer mit nach außen gedrehten Füßen – vielleicht haben Sie das noch in Erinnerung. Auch am Rumpf ist der CranioSacrale Rhythmus fühlbar, jedoch am Anfang schwerer zu ertasten, weil die Atembewegung sehr viel größer in ihren Bewegungen und dadurch einfacher tastbar ist. Am Rumpf findet während der Füllungsphase eine Erweiterung oder ein »Aufblähen«, in der Entleerungsphase das entgegengesetzte »Abschwellen« statt. Feinfühlige unter Ihnen werden beim Erforschen des Rhythmus wahrnehmen, dass die aufblähenden und abschwellenden Bewegungen an den seitlichen Abschnitten des Rumpfes einfacher zu tasten sind als an der Vorder- und Rückseite.

Was hat das nun zu bedeuten: Je besser der CranioSacrale Rhythmus vorhanden ist, desto besser werden alle Zellen »durchgeknetet«, was zu einem guten Ernährungszustand führt. Somit ist die Kraft des CranioSacralen Rhythmus für den Therapeuten in der therapeutischen Praxis ein Kriterium dafür, ob *Upledger*-CranioSacrale-Therapie durchgeführt werden soll, wo die Techniken angewendet werden sollten und welchen Frfolg die Therapie haben kann. Der Therapeut wird seine Techniken hauptsächlich an den Stellen im Körper anwenden, an denen der CranioSacrale Rhythmus schwächer ist als an anderen. Am Ende einer Behandlung sollte, wenn die Technik oder die Techniken erfolgreich waren, der CranioSacrale Rhythmus wieder kräftiger vorhanden sein.

Was ich soeben besprochen habe, zeigt die indirekte Veränderung des CranioSacralen Rhythmus durch die Behandlung des Bindegewebes (wozu auch die Hirn- und Rückenmarkshäute gehören). Sie werden in den Übungskapiteln auch einige Übungen finden, die dazu dienen, den CranioSacralen Rhythmus direkt zu beeinflussen. Dabei bewegen Sie Arme, Beine, Kopf, Becken und Rumpf oder wenden sogenannte Ruhepunkttechniken an. Sie finden diese Techniken im Kapitel »Selbst-Übungen« auf den Seiten 91ff., im Kapitel »Partner-Übungen« auf den Seiten 167ff. und im Kapitel »Übungen für Neugeborene, Säuglinge und Kleinkinder« auf den Seiten 238ff.

Die Hirn- und Rückenmarkshäute

Sie umspannen Gehirn und Rückenmark sowie die Nerven, die aus beiden austreten, bis zum jeweiligen Austrittsloch im Schädel oder in der Wirbelsäule. Sie speichern die Hirn- und Rückenmarksflüssigkeit.

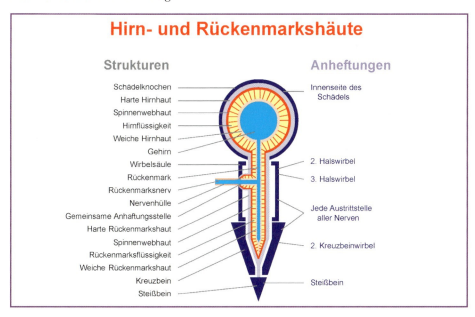

Hirn- und Rückenmarkshäute

Strukturen

Schädelknochen
Harte Hirnhaut
Spinnenwebhaut
Hirnflüssigkeit
Weiche Hirnhaut
Gehirn
Wirbelsäule
Rückenmark
Rückenmarksnerv
Nervenhülle
Gemeinsame Anhaftungsstelle
Harte Rückenmarkshaut
Spinnenwebhaut
Rückenmarksflüssigkeit
Weiche Rückenmarkshaut
Kreuzbein
Steißbein

Anheftungen

Innenseite des Schädels

2. Halswirbel
3. Halswirbel

Jede Austrittstelle aller Nerven

2. Kreuzbeinwirbel

Steißbein

Die äußere harte Haut (*Dura mater*) ist wie die feste, wasserundurchlässige Wand des Flüssigkeitsbehälters und haftet an verschiedenen Knochen, die dadurch als Hebel für Behandlungstechniken dienen können. Von oben nach unten sind das alle Hirnschädelknochen, der zweite und dritte Halswirbel, das Kreuzbein und am unteren Ende das Steißbein. Im Inneren des Hirnschädels kleidet diese harte Hirnhaut den gesamten knöchernen Raum aus und bildet damit die Knochenhaut der jeweiligen Schädelknochen. Außerdem bildet die harte Hirnhaut ein festes Gebilde, das schädelinliegende Membransystem, das verschiedene Hirnstrukturen voneinander trennt. Die Großhirnsichel trennt die beiden Großhirnhälften voneinander, die Kleinhirnsichel die beiden Kleinhirnhälften und das Kleinhirnzelt trennt das Großhirn vom Kleinhirn. Die Großhirnsichel hat knöcherne Anhaftungsstellen an der Innenseite von Siebbein, Stirnbein, beiden Scheitelbeinen und Hinterhauptbein. Die Kleinhirnsichel liegt nur an der Innenseite des Hinterhauptbeins, das Kleinhirnzelt haftet an der Innenseite des Hinterhauptbeins, der beiden Schläfen- und Scheitelbeine sowie an der Oberseite des Keilbeins. In dessen Höhe, in der Mitte der Schädelbasis, bildet die harte Hirnhaut auch noch eine Durchtrittsstelle für die

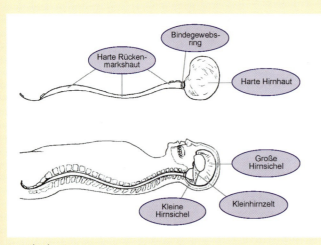

Anteile der *Dura mater*

Hypophyse oder Hirnanhangsdrüse, am großen Hinterhauptloch formt die harte Hirnhaut einen derben Ring und bietet den Durchtritt für das verlängerte Mark und das Rückenmark. In der Wirbelsäule bildet die harte Hirnhaut eine schlauchähnliche Struktur und wird dort »Duralschlauch« genannt. Dieser Schlauch verläuft im sogenannten Wirbelkanal, der sich vom Hals- über den Brust- und Lenden- bis zum Kreuzbeinbereich über die gesamte Wirbelsäule erstreckt. Der Duralschlauch verbindet sich mit der Rückseite des 2. und des 3. Halswirbels sowie des 2. Kreuzbeinwirbels und mit der Oberseite des Steißbeins.

Die weiche innere Haut (Pia mater) liegt überall direkt dem Hirn und Rückenmark an. Sie folgt allen Windungen und Furchen der Strukturen und umgibt ebenfalls die Blutgefäße, die in Gehirn und Rückenmark hineinverlaufen. Diese Haut sorgt dafür, dass verschiedene Stoffe im Blut nicht die empfindlichen Nervenstrukturen erreichen können (Blut-Hirn-Schranke), und hat somit eine schützende Funktion.

Die harte äußere und die weiche innere Haut sind über die Spinnenwebhaut miteinander verbunden und bilden einen großen Raum, ähnlich einem Saal mit Pfeilern. Dieser Raum bietet der Hirn- und Rückenmarksflüssigkeit sowie etlichen Blutgefäßen Platz – Letztere verlaufen wie Gartenschläuche hindurch.

Da sämtliche Häute um Gehirn und Rückenmark gelegen sind, befinden sie sich im Inneren des Hirnschädels, im Wirbelsäulenkanal und im Kanal des Kreuzbeins.

Die Behandlung der Hirn- und Rückenmarkshäute findet über Dehnungen statt. Für die Rückenmarkshäute können Sie diese Dehnungen sowohl über Körperbewegungen (siehe Seiten 129ff.) als auch über Techniken erreichen, bei denen Sie mit den Händen das Hinterhaupts- und das Kreuzbein bewegen (siehe Seiten 201ff. und 285ff.). Die Hirnhäute benötigen sogenannte Abhebetechniken, bei denen Sie über einen Zug an den Schädelknochen die Hirnhäute lösen können (siehe Seiten 131ff., 205ff. und 252ff.).

Die bindegewebigen Hüllen aller Hirn- und Rückenmarksnerven sind an den Austrittsstellen an Schädel und Wirbelsäule mit den jeweiligen Knochen verbunden. Bei den Dehnungen der Hirn- und Rückenmarkshäute und der Muskeln behandeln Sie diese Nervenhüllen ebenfalls. Sie finden also in diesem Buch dafür keine speziellen Techniken für die Hüllen.

Das Bindegewebe

Die Erfolge, die Dr. Upledger mit der direkten Behandlung des CranioSacralen Systems erreichen konnte, waren zu Beginn sehr groß, bis deutlich wurde, dass Beschwerden, die auf Spannungen im CranioSacralen System zurückgehen, durch Spannungen im Bindegewebe des Körpers wieder auftreten konnten.

Das Bindegewebe ist *das* stützende Gerüst des Körpers. Wenn das gesamte Bindegewebe aus einem Körper entfernt werden würde – was natürlich nicht möglich ist –, bliebe ein großer Zellhaufen von lauter einzelnen, unzusammenhängenden Zellen übrig. Das Bindegewebe gibt dem Körper seine Form und seinen Halt. Obwohl es aus vielen verschiedenen Zelltypen zusammengesetzt ist, bildet es doch ein zusammenhängendes Ganzes. Aufgrund seiner Geschlossenheit und Komplexität könnte es sogar als System betrachtet werden. Grundsätzlich besteht es aus Bindegewebszellen (Fibrozyten) und der »flüssigen Substanz«, die sich zwischen den Zellen befindet (Interzellulärsubstanz), zu der harte (kollagene) und elastische Fasern sowie die Grundsubstanz zählen.

Der erste wesentliche bindegewebige Aspekt für die CranioSacrale Therapie besteht darin, dass die Bindegewebsfasern als feinmaschiges Netzwerk angesehen werden können, mit dem alle Teile des Menschen verbunden werden. Spannungsungleichgewichte an einer lokalen Stelle in diesem Netzwerk wirken sich somit stets auf das gesamte Netzwerk und damit auf den gesamten Körper aus.

Der zweite Aspekt ist, dass die Grundsubstanz des Bindegewebes jede Zelle des Menschen umhüllt. Insofern ist das Bindegewebe das wichtigste Verbindungsglied zwischen der Zelle einer- und den Bahnen für die Versorgung mit Blut, Lymphe und Nerven andererseits. Alle Stoffe, die aus der Blutbahn kommen und zu einer Zelle gelangen sollen, müssen diese Grundsubstanz durchqueren. Dies gilt natürlich auch für alle Abfallstoffe, die aus der Zelle wieder zurück in die Blut- oder Lymphbahn gehen müssen. Die Versorgung der Zelle geschieht also nur über die Grundsubstanz des Bindegewebes. Jede Veränderung in deren Spannungs- oder Flüssigkeitsgrad kann somit direkt die Versorgung der Zelle beeinflussen. Weitere Informationen zum Bindegewebe finden Sie auch im nächsten Kapitel auf den Seiten 83ff.

Die Bindegewebsschichten – Überblick

Das Bindegewebe besitzt spezielle Zellen, sogenannte Myofibroblasten, die sich zusammenziehen können wie auch die echten Muskeln. Sie sehen also, sogar »passives« Bindegewebe kann sich »aktiv« anspannen. Diese Anspannungsfähigkeit ist für das Bindegewebe sehr wichtig, weil es dadurch gut auf Veränderungen reagieren kann. Befinden sich die Zellen jedoch mehr oder minder in einer Dauerspannung, leidet das Bindegewebe darunter. Seine Flexibilität geht verloren, die Ernährung der Zellen in diesem Bindegewebe lässt nach und die Empfindlichkeit der Rezeptoren in dem Bereich steigt an – das Gewebe wird empfindlich und reizbar. Das Nachgeben dieser Dauerspannung kann sich also positiv auswirken.

Die Hirn- und Rückenmarkshäute sind die tiefsten bindegewebigen Umhüllungen und können als erste und weiche, verformbare Hülle (die Knochen sind die harte Hülle) des CranioSacralen Systems angesehen werden. Eine gute Möglichkeit, diese zu erreichen, ist das langsame und behutsame Dehnen der Hirn- und Rückenmarkshäute über die an den Häuten anhaftenden Knochen.

Eine Schicht oberflächlicher finden wir dann die Knochen von Schädel und Wirbelsäule, die dem CranioSacralen System als harte Hülle dienen. Einschränkungen oder »Verhärtungen« in dieser Schicht schränken die Beweglichkeit der Hirn- und Rückenmarkshäute ein. Sie können dadurch auftreten, dass:

- die Gelenke zwischen den Knochen ihre Beweglichkeit verlieren – zum Beispiel durch eine »Gelenkblockade«,
- eine Einschränkung der Beweglichkeit der Knochen von Brustkorb, Schultergürtel und Becken, die mit der Wirbelsäule in Verbindung stehen, vorliegt und dadurch die Beweglichkeit der Wirbelsäule beeinträchtigt oder
- eine Verspannung der Muskeln und des sogenannten quer verlaufenden Bindegewebes, das an den Knochen von Becken, Wirbelsäule und Schädel ansetzt, diesen Knochen eine Bewegungseinschränkung auferlegt.

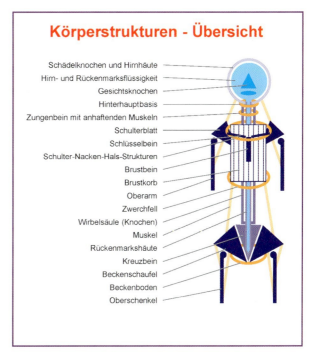

Körperstrukturen - Übersicht

Schädelknochen und Hirnhäute
Hirn- und Rückenmarksflüssigkeit
Gesichtsknochen
Hinterhauptbasis
Zungenbein mit anhaftenden Muskeln
Schulterblatt
Schlüsselbein
Schulter-Nacken-Hals-Strukturen
Brustbein
Brustkorb
Oberarm
Zwerchfell
Wirbelsäule (Knochen)
Muskel
Rückenmarkshäute
Kreuzbein
Beckenschaufel
Beckenboden
Oberschenkel

Verbesserungen der Beweglichkeit und Flexibilität dieser äußeren bindegewebigen Schicht können dadurch erreicht werden, dass Sie zur Verbesserung der Gelenkbeweglichkeit wiederholt aktive Bewegungen in der Nähe der Bewegungsgrenze und zur Lösung der Muskelspannungen Muskeldehnungen vornehmen sowie zur Entspannung des quer verlaufenden Bindegewebes spezielle Lösungstechniken anwenden.

Konsequenzen für die Praxis

Die Erklärungen, die ich Ihnen eben gegeben habe, sind zwar theoretisch richtig, in der Übungspraxis können die eben besprochenen Einzelbereiche jedoch nicht immer so gut auseinandergehalten werden: So werden bei den Dehnungen der Hirn- und Rückenmarkshäute auch Gelenke mobilisiert sowie Muskeln und Bindegewebe gedehnt, bei Bewegungsübungen für die Wirbelsäule werden Hirn- und Rückenmarkshäute, Muskeln und Bindegewebe ebenfalls gedehnt und die Dehnungen der Muskeln oder des Bindegewebes werden von Gelenkmobilisierungen und Dehnungen der Hirn- und Rückenmarkshäute begleitet. Trotzdem ist eine Haupttendenz auszumachen, die Sie bei den Übungen wiederfinden werden.

Folgende Behandlungsabfolge zur Verbesserung der Beweglichkeit hat sich in der täglichen Praxis bei Erwachsenen, Jugendlichen und Kinder bewährt:

1. Behandlung des quer verlaufenden Bindegewebes
2. Behandlung der Muskeln
3. Behandlung der Gelenke von Brustkorb, Schultergürtel und Becken
4. Behandlung der Gelenke der Wirbelsäule bei Bewegungseinschränkungen
5. Behandlung der Rückenmarkshäute
6. Behandlung der Hirnhäute
7. Behandlung der bindegewebigen Verbindungen zwischen Hirnschädel und Gesichtsknochen

Die Schritte bauen aufeinander auf. Zuerst sollten die quer verlaufenden bindegewebigen Strukturen gelöst werden, damit die Strukturen mit Längsverlauf überhaupt gut behandelt werden können. Danach wird von außen nach innen gearbeitet, weil Spannungen oder Verhärtungen in oberflächlicheren Schichten die Flexibilität der unteren Schichten einschränken können. Obwohl die Gesichtsstrukturen oberflächlicher liegen als die Hirnhäute, hat sich in der Praxis gezeigt, dass die Hirnhäute zuerst behandelt werden müssen, da es sonst nicht zur befriedigenden Lösung der Gesichtsstrukturen kommen kann.

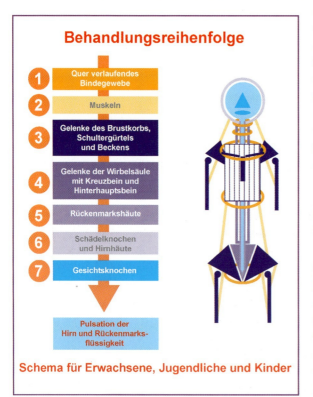

Behandlungsreihenfolge

1. Quer verlaufendes Bindegewebe
2. Muskeln
3. Gelenke des Brustkorbs, Schultergürtels und Beckens
4. Gelenke der Wirbelsäule mit Kreuzbein und Hinterhauptsbein
5. Rückenmarkshäute
6. Schädelknochen und Hirnhäute
7. Gesichtsknochen

Pulsation der Hirn und Rückenmarksflüssigkeit

Schema für Erwachsene, Jugendliche und Kinder

Behandlungsreihenfolge der Selbst-Übungen

Das »quer verlaufende« Bindegewebe

Das Bindegewebe im gesamten Körper hat eine Hauptausrichtung: von oben nach unten oder anders gesagt in Längsrichtung. Sie können sich das Bindewebe vorstellen wie Schläuche, die sich in Schläuchen befinden, die wiederum in Schläuchen gelegen sind, und so weiter. Stellen Sie sich nun kurz einen Gartenschlauch vor. Was wäre einfach, um den Wasserfluss darin aufzuhalten? Kinder haben einen Riesenspaß dabei, sich heimlich auf den Gartenschlauch zu stellen oder ihn zu knicken, während Erwachsene den Rasen sprengen. Also kinderleicht: Üben Sie auf einen Schlauch Druck quer zum Längsverlauf aus und das Fließen innerhalb des Schlauches lässt nach. Im Bindegewebe ist das im Grunde nicht anders. Hier gibt es quer verlaufende Strukturen, die eine »quetschende Kraft« auf die Bindegewebsschläuche ausüben können. Im Bereich des CranioSacralen Systems sind das der Beckenboden, das Zwerchfell, die Schulter-Nacken-Hals-Strukturen, das Zungenbein mit den daran haftenden Muskeln und der Übergang von der Halswirbelsäule zum Kopf. Die ersten vier Bereiche können Sie wunderbar selbst behandeln, der letzte ist für Sie allein nur schwer erreichbar. Dafür brauchen Sie jemand anderen. Im Kapitel mit den Partner-Übungen ist die Technik dafür ab Seite 193 beschrieben. Dr. Upledger hat bei der Behandlung der quer verlaufenden bindegewebigen Strukturen die Erfahrung gemacht, dass das Einhalten der Reihenfolge von unten nach oben vorteilhaft ist. Das gesamte Bindegewebe um das CranioSacrale System herum wird dadurch langsam, aber stetig vom Becken zum Kopf hin weicher! Sie finden die Techniken zur Behandlung des quer verlaufen Bindegewebes im Kapitel »Selbst-Übungen« auf den Seiten 104ff., im Kapitel »Partner-Übungen« auf den Seiten 184ff. und im Kapitel »Übungen für Neugeborene, Säuglinge und Kleinkinder« auf den Seiten 264ff.

Erste Querstruktur: der Beckenboden

Die erste quer verlaufende Struktur, die Sie behandeln, ist der Beckenboden. Er sitzt zwischen Schambein, Kreuz- und Steißbein sowie zwischen den beiden Sitzbeinhöckern. Er besteht aus verschiedenen Muskeln und Sehnenplatten. Durch ihn hindurch verlaufen als große Strukturen die Nerven für die Beine, der Enddarm, der Harnleiter und bei Frauen die Scheide. Der Beckenboden dient als Stütze für Blase und Enddarm, bei Frauen auch für die Gebärmutter und bei Männern für die Vorsteherdrüse (Prostata). Der Beckenboden hat eine wichtige Funktion beim Schließen und Öffnen des Darms, der Blase und der Scheide. All diese Strukturen und Funktionen können durch die spannungslösende Behandlung positiv beeinflusst werden.

Eine gute Funktion des Beckenbodens kann erhalten werden durch:
- Atemübungen
- Mobilitäts- und Koordinationsübungen für Lendenwirbelsäule, Becken und Hüften
- eine erfüllende Sexualität

Probleme für den Beckenboden entstehen hauptsächlich durch:

- Traumata einschließlich Verletzungen des Beckenbodens durch Geburten oder deren Folgen
- Verspannungen und Verhärtungen des Bindegewebes im Bauch- und Beckenraum sowie der Muskulatur
- veränderte Druckverhältnisse im Becken- und Bauchraum, zum Beispiel durch viel Gasbildung im Darm
- Einschränkung der Bewegungen der Knochenstrukturen im Lenden-Becken-Hüft-Bereich

Die wichtigsten Probleme, die mit Spannungen oder Verhärtungen des Beckenbodens zusammenhängen können, sind:

- Probleme der Muskeln und Gelenke im Bereich des Rückens, Beckens, Steiß- und Schambeins und der Hüften
- Funktionsstörungen bei Darm, Blase und Geschlechtsorganen
- Durchblutungs- und Innervationsstörungen der Beine

Zweite Querstruktur: das Zwerchfell

Die zweite quer verlaufende Struktur, der wir Beachtung schenken sollten, ist das Zwerchfell. Es zieht sich entlang dem gesamten Rippenbogen, von vorn bis nach hinten und haftet auch an den unteren Brustwirbeln und den oberen Lendenwirbeln an. Durch das Zwerchfell hindurch verlaufen unter anderem die Aorta, die Speiseröhre, die untere Hohlvene (zum Herzen hin) und der vegetative Grenzstrang (Teil des sympathischen Nervensystems). Das Zwerchfell bietet den Boden für die Lungen und das Herz. An der Unterseite befinden sich links der Magen, die Milz, die linke Niere und die linke Anhaftung des quer verlaufenden Dickdarms, rechts die Leber mit der Gallenblase, die rechte Niere und die rechte Anhaftung des quer verlaufenden Dickdarms. Das Zwerchfell ist der größte und wichtigste Atmungsmuskel. Beim Zusammenziehen seiner Muskelanteile senkt sich das gesamte Zwerchfell in Richtung Füße, dadurch vergrößert sich der Brustkorbinnenraum und die Außenluft strömt in die Lungen ein. Der Bauchraum wird etwas verkleinert, dadurch wölbt sich die Bauchdecke nach vorn. Es ist bemerkenswert, dass alle Brust- und Bauchorgane durch die Atmung bewegt werden. Diese Bewegung ist für sie sehr stimulierend und sorgt unter anderem für eine gute Durchblutung Mit der Behandlung des Zwerchfells haben Sie die Möglichkeit, diese Strukturen zu entspannen, ihre Funktionen zu optimieren und sie damit positiv zu beeinflussen.

Eine gute Funktion des Zwerchfells kann erhalten werden durch:
- Atemübungen
- Mobilitäts- und Koordinationsübungen für Brustkorb und Wirbelsäule

Probleme für das Zwerchfell entstehen hauptsächlich durch:
- Traumata
- Verspannungen und Verhärtungen des Bindegewebes im Brust- und Bauchraum sowie der Muskulatur, hauptsächlich durch Stress, Angst und Überforderung
- veränderte Druckverhältnisse im Brust- und Bauchraum, zum Beispiel durch Gasbildung im Darm und im Brustkorb zum Beispiel bei chronischen Herz-Lungen-Problemen
- Einschränkung der Bewegungen der Knochenstrukturen im Brustkorb und in der Wirbelsäule

Die wichtigsten Probleme, die mit Spannungen oder Verhärtungen des Zwerchfells zusammenhängen können, sind:
- Probleme von Muskeln und Gelenken im Bereich der Rippen und des Brustbeins sowie der Wirbelsäule
- Funktionsstörungen von Leber, Galle, Magen, Milz, Darm, Nieren, Bauchspeicheldrüse, Lunge, Herz, Speiseröhre, unterer Hohlvene und Aorta
- Durchblutungsstörungen in den Bauchorganen und den Beinen

Dritte Querstruktur: die Schulter-Nacken-Hals-Strukturen

Nun kommen wir zu den quer verlaufenden Strukturen des Schulter-Nacken-Hals-Bereichs. Sie befinden sich seitlich und haben nicht den typischen Verlauf quer durch den Körper wie die beiden ersten Strukturen. Trotzdem handelt es sich um quer verlaufende Strukturen, weil sie quer zu den Nerven und Blutgefäßen liegen, die von Hals und Brustkorb in die Arme hineinragen. Die wichtigsten Strukturen dieser Querstruktur sind die Halsmuskeln, die zwischen Halswirbelsäule und oberen Rippen verlaufen. Sie werden Skalenusmuskeln genannt und können die ersten beiden Rippen anheben, was für die Einatmungsbewegung wichtig ist. Zwischen ihnen hindurch verlaufen die Nerven und Blutgefäße für die Arme. Die Muskelpforten werden Skalenuslücken genannt und brauchen eine ausreichende Öffnungsmöglichkeit, damit kein Druck auf die Nerven und Blutgefäße entsteht. Außerdem verlaufen im Halsbereich auch die Blutgefäße, die den Kopf mit Blut versorgen beziehungsweise die den Abtransport venösen Blutes aus dem

Kopf bewirken. In der Mitte des Halses verlaufen dann noch Speiseröhre und Luftröhre sowie der vegetative Grenzstrang vom Brustkorb in den Hals hinein. Also wieder einmal eine ganze Menge wichtige Strukturen, die Sie mit einer speziellen Technik positiv beeinflussen können.

Eine gute Funktion der Schulter-Nacken-Hals-Strukturen kann erhalten werden durch:
- Atemübungen
- Mobilitäts- und Koordinationsübungen für Wirbelsäule, Brustkorb und Schultergürtel

Probleme für den Schulter-Nacken-Hals-Bereich entstehen hauptsächlich durch:
- Traumata in dem Bereich, einschließlich des berüchtigten Schleudertraumas
- Verspannungen und Verhärtungen des Bindegewebes im Brustkorb, im Schulter-Nacken-Hals-Bereich und der Muskulatur, hauptsächlich durch Stress, Angst und Überforderung
- veränderte Druckverhältnisse im Brustkorb zum Beispiel bei chronischen Herz-Lungen-Problemen
- Einschränkungen der Bewegungsfähigkeit der Knochen im Schulter-Nacken-Hals-Bereich

Die wichtigsten Probleme, die mit Spannungen oder Verhärtungen der Schulter-Nacken-Hals-Strukturen zusammenhängen können, sind:
- Probleme der Muskeln und Gelenke im Bereich der Wirbelsäule, der Schultern und des Brustkorbs mit Rippen und Brustbein
- Funktionsstörungen von Lunge, Herz, Speiseröhre, Luftröhre, Schilddrüse und Thymusdrüse
- Durchblutungs- und Innervationsstörungen der Arme und des Kopfes

Vierte Querstruktur: das Zungenbein mit den daran haftenden Muskeln

Der vierte Bereich mit quer verlaufenden Strukturen befindet sich um das Zungenbein herum. Das Zungenbein gehört zu den wenigen Knochen im Körper, die keinen direkten Kontakt mit einem anderen Knochen haben, wie das sonst der Fall ist, zum Beispiel bei einem Gelenk. Der Knochen dient als Ansatzstelle für verschiedene Muskeln und Bänder, die von Kopf und Unterkiefer, von Schildknorpel und Schilddrüse sowie von Brustbein und Schulterblatt kommen. Es gibt sogar bindegewebige Strukturen, die das

Zungenbein mit der Halswirbelsäule verbinden. Eine Reihe dieser Muskeln dient als Mund- und Zungenboden. Sie merken, diese Muskeln haben alle mit Kauen, Schlucken und Sprechen zu tun.

Eine gute Funktion des Zungenbeinbereichs kann erhalten werden durch:
* Atemübungen
* Mobilitäts- und Koordinationsübungen des Kieferbereichs mit Kiefergelenk und Kaumuskeln sowie des Kopf-Nacken-Bereichs

Probleme für den Zungenbeinbereich entstehen hauptsächlich durch:
* direkte Traumata in dem Bereich einschließlich aller Verletzungen im Mund durch zahnärztliche oder kieferchirurgische Eingriffe
* Verspannungen oder Verhärtungen des Bindegewebes im Hals-Nacken- und im Kieferbereich sowie der Muskulatur einschließlich aller Press- und Knirschaktivitäten mit Zähnen, Zunge und Lippen, hauptsächlich durch Stress, Angst und Überforderung
* Einschränkung der Bewegungsfähigkeit der Knochenstrukturen im Nacken-Hals-, Kopf-Nacken- und Kieferbereich

Die wichtigsten Probleme, die mit Spannungen oder Verhärtungen im Zungenbereich zusammenhängen können, sind:
* Probleme von Muskeln und Gelenken im Bereich der Halswirbelsäule mit dem Übergang zum Kopf, im Bereich des Unterkiefers mit Kiefergelenken, des Schläfenbeins, Brustbeins und Schultergürtels mit Schulterblatt
* Funktionsstörungen des Kehlkopfes mit den Stimmbändern, des Rachens mit Schlund, Speise- und Luftröhre, der Schild-, Thymus- und Speicheldrüse
* Durchblutungsstörungen im Kopf

Fünfte Querstruktur: die Hinterhauptbasis

Die letzte quer verlaufende Struktur sind die Gewebe der Hinterhauptbasis. Es handelt sich hierbei um die Gelenke mit den dazugehörigen Weichteilen zwischen Hinterkopf und erstem Halswirbel (die oberen Kopfgelenke) und um die Teile der harten Hirnhaut, die sich im Übergang vom Kopf zur Halswirbelsäule befinden. Zu Letzteren werden die Innenverkleidung des Hinterhauptbeins, die kleine Hirnsichel und der feste Bindegewebsring im großen Hinterhauptloch des Hinterhauptbeins gerechnet. Durch diesen

Bereich hindurch verlaufen durch das große Hinterhauptloch das Rückenmark, die beiden Wirbelarterien und der paarige 11. Hirnnerv. Durch die beiden seitlichen Löcher zwischen Hinterhaupt- und Schläfenbein (Foramen jugulare) verlaufen der 9., 10. und 11. Hirnnerv und die wichtigste Kopfvene, die Vena jugularis, die für den größten Teil des Abflusses aus dem Kopf verantwortlich ist.

Eine gute Funktion der Hinterhauptbasis kann erhalten werden durch:
- Atemübungen
- Mobilitäts- und Koordinationsübungen des Kieferbereichs mit Kiefergelenk und Kaumuskeln sowie des Kopf-Nacken-Bereichs

Probleme für die Hinterhauptbasis entstehen hauptsächlich durch:
- direkte Traumata in dem Bereich einschließlich aller Verletzungen im Mund durch zahnärztliche oder kieferchirurgische Eingriffe
- Verspannungen oder Verhärtungen des Bindegewebes im Hals-Nacken- und im Kieferbereich sowie der Muskulatur einschließlich aller Press- und Knirschaktivitäten mit Zähnen, Zunge und Lippen, hauptsächlich durch Stress, Angst und Überforderung
- Einschränkung der Bewegung der Knochenstrukturen im Nacken-Hals-, Kopf-Nacken- und Kieferbereich, typisch beim »Geburtstrauma«

Die wichtigsten Probleme, die mit Spannungen oder Verhärtungen im Zungenbereich zusammenhängen können, sind:
- Probleme von Muskeln und Gelenken im Bereich der Halswirbelsäule mit dem Übergang zum Kopf, des Unterkiefers mit Kiefergelenken, Schläfenbeins, Brustbeins und Schultergürtels mit Schulterblatt
- Funktionsstörungen des Kehlkopfes mit den Stimmbändern, des Rachens mit Schlund, Speise- und Luftröhre, von Schild-, Thymus- und Speicheldrüse
- Kopfschmerzen
- Schwindel
- Tinnitus
- Aufmerksamkeitsstörungen
- Durchblutungsstörungen im Kopf
- Verdauungsprobleme

Muskeln

Unsere Muskeln werden in drei Gruppen unterteilt. Es gibt:
- quer gestreifte Muskeln – alles, was wir im täglichen Sprachgebrauch als Muskeln bezeichnen und unter »Fleisch« verstehen würden, sie gehören zum sogenannten »Bewegungsapparat«
- glatte Muskeln – sie liegen in den hohlen inneren Organen, wie Magen, Darm und Lunge, und dienen der Funktion des jeweiligen Organs
- den Herzmuskel – spezielle Muskelzellen, die das Herz schlagen lassen

Mithilfe der quer gestreiften Muskeln können wir unseren Körper halten und bewegen, wir können uns ausdrücken und mit anderen kommunizieren. Bei Stress, Angst oder Überforderung und in Notsituationen haben wir die Möglichkeit, mit Muskelkraft zu fliehen, uns zu verteidigen beziehungsweise einen Gegner anzugreifen oder einen »Panzer« zu bilden. Wenn wir das Gefühl haben, dauerhaft unter Stress zu stehen, oder uns oft überfordert und ängstlich fühlen, tendieren die Muskeln, die hohe Spannung über einen zu langen Zeitraum hinweg zu behalten. Das kann dann zu Störungen führen, unter anderem dadurch, dass die hohe Spannung die freie Durchblutung des Gewebes verhindert. Alle Muskeln, die an den Knochen des CranioSacralen Systems ansetzen, können die Bewegungsfreiheit dieser Knochen und damit die Funktion des CranioSacralen Systems beeinträchtigen. Es handelt sich hauptsächlich um die Muskeln, die vom Kopf zum Nacken-Schulter-Bereich verlaufen, um die Rückenmuskeln, die die einzelnen Wirbel miteinander verbinden, sowie um Becken-Beinmuskeln, die vom Kreuz- und Beckenbein zum Ober- und Unterschenkel verlaufen. Es ist sinnvoll, diese Muskeln zu entspannen und zu dehnen, damit sie die Bewegungsfreiheit des CranioSacralen Systems nicht einschränken. Damit Entspannung und Dehnung leichterfallen, sollte man vorher die Techniken zur Behandlung des quer verlaufenden Bindegewebes durchführen. Techniken zur Entspannung der Muskeln finden Sie im Kapitel »Vorbereitende Übungen« auf den Seiten 73f. und für die Dehnung der Muskeln im Kapitel »Selbst-Übungen« auf den Seiten 112ff.

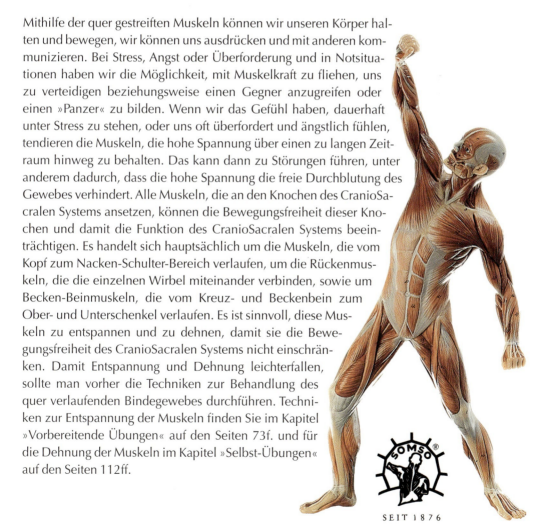

SEIT 1876

Die Gelenke von Wirbelsäule, Brustkorb, Schultergürtel und Becken

Hier sind die Gelenke gemeint, die sich im Bereich der Wirbelsäule, des Brustkorbs, des Schultergürtels und des Beckens zwischen den einzelnen Knochen befinden. Es gibt ausschließlich knorpelig-bindegewebige Verbindungen zum Beispiel zwischen den einzelnen Wirbeln im Bereich der Bandscheiben. Auch die Schambeinfuge ist so eine knorpelig-bindegewebige Verbindung. Selbstverständlich gibt es die normalen Gelenke, die als »geschmierte Gelenke« bezeichnet werden – das Hüftgelenk ist ein typischer Vertreter. Sie haben zwei knorpelige Gelenkflächen, eine Gelenkkapsel, die Gelenkflüssigkeit produziert, speichert und wieder aufnimmt, sowie die Gelenkflüssigkeit, die das Gelenk »schmiert«.

Die Knochen der Wirbelsäule – 7 Halswirbel, 12 Brustwirbel, 5 Lendenwirbel, 5 Kreuzbeinwirbel und 3 bis 5 Steißbeinwirbel – umgeben den Teil des CranioSacralen Systems, der außerhalb des Schädels liegt. Diese Knochen bilden somit die unmittelbare harte Hülle des Systems und müssen gut beweglich sein. Alle Hals-, Brust-, Lenden- und Kreuzbeinwirbel haben ebenfalls Anhaftungsstellen an der harten Rückenmarkshaut im Bereich der Ein- und Austrittsstellen der Rückenmarksnerven aus dem Wirbelkanal. All diese Knochen können prinzipiell als Handgriff oder Henkel für die Behandlung der Rückenmarkshäute dienen. Wenn diese Knochen mit den dafür entwickelten CranioSacralen Techniken behandelt werden, verbessert sich die Spannung der Rückenmarkshäute. Erinnern Sie sich bitte daran, dass sich bei Nachlassen dieser Spannung der CranioSacrale Rhythmus freier im Rückenmark ausbreiten kann und die Zellen besser »durchgeknetet« werden.

Die Knochen der gesamten Wirbelsäule können in ihrer Beweglichkeit durch Muskelspannungen oder -verhärtungen oder durch eingeschränkte Bewegungsfähigkeit weiterer Knochenstrukturen, mit denen sie in direkter oder indirekter Verbindung stehen, beeinträchtigt werden. Damit sind der Brustkorb mit den Rippen, dem Brustbein, den Schlüsselbeinen, den Schulterblättern und den Oberarmknochen sowie das Becken mit den Beckenschaufeln und den Oberschenkelknochen gemeint. Auch die Gelenke sind betroffen, wenn man sich im Alltag zu wenig bewegt. Dadurch verkürzen sich mit der Zeit die Gelenkkapseln. Das Ziel der Behandlung der Gelenke ist es, die ursprüngliche Länge der Gelenkkapselstrukturen wiederherzustellen und den Fluss der Gelenkflüssigkeit im Gelenk zu verbessern. Die Techniken dazu sind im Kapitel »Selbst-Übungen« auf den Seiten 120ff. beschrieben. Für das Kreuzbein und seine Verbindungen gibt es spezielle Techniken, die Sie im Kapitel »Selbst-Übungen« auf den Seiten 127f. finden, im Kapitel »Partner-Übungen« auf den Seiten 196ff. und im Kapitel »Übungen für Neugeborene, Säuglinge und Kleinkinder« auf den Seiten 261ff.

Das Kreuzbein

Das Kreuzbein befindet sich am unteren Ende des CranioSacralen Systems und trägt im Sitzen, Stehen und Gehen das ganze Gewicht des Rumpfes. Wenn wir ohne um- oder hinzufallen sitzen, stehen und gehen, muss die Kraft, die aufgrund des Gewichts vorhanden ist, an die jeweilige Unterlage übertragen werden. Dafür hat das Kreuzbein an jeder Außenseite eine gelenkige Verbindung mit den beiden Beckenschaufeln, die ihrerseits jeweils wieder über eine Hüftpfanne verfügen, in der der Hüftkopf sitzt, damit die Kraft im Stehen und Gehen über die Beine in den Boden hineingeleitet werden kann. Im Sitzen geht die Kraft über die Sitzbeinhöcker in die Unterlage hinein, zum Beispiel in einen Stuhl. Das Becken muss also sehr stabil sein, um unser Gewicht zu tragen. Auf der anderen Seite muss es jedoch auch genügend Flexibilität haben, denken Sie nur an die notwendige Beweglichkeit des Beckens bei einer Geburt. Der Übergang von Lendenwirbelsäule zum Kreuzbein, die Becken-Kreuzbein-Gelenke und die Hüftgelenke können in ihrer Funktion und ihrem Zustand sehr von der Spannung und Beweglichkeit des Kreuzbeins abhängen.

Die Nerven des vegetativen Nervensystems, die aus dem Kreuzbein heraustreten, haben eine wichtige steuernde Funktion für alle Organe des kleinen Beckens, hauptsächlich für die Geschlechtsorgane und die Blase. Störungen im Bereich des Kreuzbeins können somit zu Problemen in diesen Organen führen. Die Lösung des Kreuzbeins mit seinen Verbindungen kann also sehr vorteilhaft sein.

Eine gute Funktion des Kreuzbeins kann erhalten werden durch:
- Atemübungen
- Mobilitäts- und Koordinationsübungen für Lendenwirbelsäule, Becken und Hüften
- eine erfüllende Sexualität

Probleme für das Kreuzbein entstehen hauptsächlich durch:
- direkte Traumata, hauptsächlich durch den Fall auf das Steißbein
- indirekte Traumata, hauptsächlich durch Verletzungen der Kreuzbeingelenke einschließlich der Schambeinverbindung durch Geburten oder deren Folgen
- Verspannungen und Verhärtungen des Bindegewebes im Bauch- und Beckenraum sowie der Muskulatur
- veränderte Druckverhältnisse im Becken- und Bauchraum, zum Beispiel durch viel Gasbildung im Darm

- Einschränkung der Bewegungsfähigkeit der Knochenstrukturen im Lenden-Becken-Hüft-Bereich

Die wichtigsten Probleme, die mit Einschränkungen, Spannungen oder Verhärtungen des Kreuzbeins zusammenhängen können, sind:
- Probleme der Muskeln und Gelenke im Bereich des Rückens, Beckens, Steiß- und Schambeins und der Hüften
- Funktionsstörungen von Darm, Blase und Geschlechtsorganen
- Durchblutungs- und Innervationsstörungen in den Beinen

Die Rückenmarkshäute

Im Abschnitt »Das CranioSacrale System« in diesem Kapitel (Seiten 23ff.) haben Sie bereits vieles über die Hirn- und Rückenmarkshäute erfahren. Im nun Folgenden habe ich für Sie die wichtigsten anatomischen und klinischen Aspekte zusammengefasst. Die Techniken zur Behandlung der Rückenmarkshäute finden Sie im Kapitel »Selbst-Übungen« auf den Seiten 129ff., im Kapitel »Partner-Übungen« auf den Seiten 201ff. und im Kapitel »Übungen für Neugeborene, Säuglinge und Kleinkinder« auf den Seiten 258ff.

Die harte Rückenmarkshaut – Ergänzungen

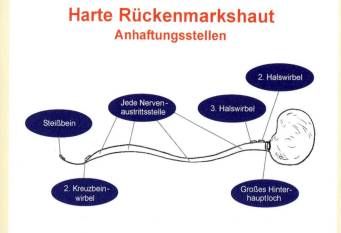

Harte Rückenmarkshaut
Anhaftungsstellen

Steißbein

Jede Nerven-austrittsstelle

2. Halswirbel

3. Halswirbel

2. Kreuzbein-wirbel

Großes Hinter-hauptloch

Die harte Rückenmarkshaut hat verschiedene knöcherne Anhaftungsstellen, die für Sie wichtig sind, weil Sie über die Knochen einen Einfluss auf die Spannung der Rückenmarkshäute ausüben können. Im Einzelnen sind die Anhaftungsstellen:
- das große Hinterhauptloch im Hinterhauptbein – dadurch ist es möglich, über einen Zug am Hinterhauptbein nach oben oder scheitelwärts Zug auf die Rückenmarkshäute auszuüben

- 2. Kreuzbeinwirbel – dadurch ist es möglich, über einen Zug am Kreuzbein nach unten oder fußwärts Zug auf die Rückenmarkshäute auszuüben
- 2. und 3. Halswirbel – kann vom Therapeuten benutzt werden
- Steißbein – kann vom Therapeuten benutzt werden
- jede Nervenaustrittsstelle – kann vom Therapeuten benutzt werden

Ansonsten hängt das Rückenmark mit den Rückenmarkshäuten frei im Wirbelkanal.

Eine gute Funktion der Rückenmarkshäute kann erhalten werden durch:
- Atmungs- und Entspannungsübungen
- Mobilitäts- und Koordinationsübungen für den Kopf-Wirbelsäulen-Becken-Bereich

Probleme für die Rückenmarkshäute entstehen hauptsächlich durch:
- Traumata, einschließlich Verrenkungen der Wirbelsäule und Verletzungen durch Injektionen in den und Operationen am Rücken mit Bandscheibenproblemen
- Verspannungen und Verhärtungen des Bindegewebes rund um die Wirbelsäule sowie der Muskulatur
- Einschränkungen der Bewegungsfähigkeit der Knochenstrukturen im Kopf-Wirbelsäulen-Becken-Bereich

Die wichtigsten Probleme, die mit Spannungen oder Verhärtungen der Rückenmarkshäute zusammenhängen können, sind:
- Probleme von Muskeln und Gelenken der Wirbelsäule, des Brustkorbes und Beckens
- Probleme der peripheren Nerven, hauptsächlich mit Schmerzen und Störungen in Armen und Beinen
- funktionelle Störung in der vegetativen Regulation

Die Hirnhäute

Wie bereits erwähnt, finden Sie weitere Hintergrundinformationen zu den Hirnhäuten in diesem Kapitel im Abschnitt »Das CranioSacrale System« (siehe Seiten 23ff.). Hier habe ich für Sie die wichtigsten anatomischen und klinischen Aspekte zusammengefasst. Um die Hirnhäute zu behandeln, brauchen Sie die sogenannten Abhebetechniken für die einzelnen Schädelknochen des Hirnschädels. Diese finden Sie im Kapitel »Selbst-Übungen« auf den Seiten 131ff., im Kapitel »Partner-Übungen« auf den Seiten

205ff. und im Kapitel »Übungen für Neugeborene, Säuglinge und Kleinkinder« auf den Seiten 252ff.

Die harte Hirnhaut – Ergänzungen

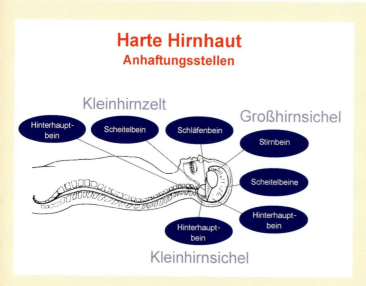

Die harte Hirnhaut umgibt das Gehirn von außen und dient dazu, die verschiedenen Hirnbereiche voneinander zu trennen. Das Gehirn wird von den äußeren Teilen der harten Hirnhaut wie ein Luftballon umschlossen. Sie liegt direkt an den Innenseiten der Schädelknochen an.

Zwischen den beiden Großhirnhälften erstreckt sich von vorn bis nach hinten die Großhirnsichel, die wiederum an ihrer Ober- und Unterseite einen Blutleiter – für venöses Blut – bildet. Sie hat im Schädel von vorn bis hinten Kontakt mit Siebbein, Stirnbein, Scheitelbeinnaht und Hinterhauptbein.

Die beiden Kleinhirnhälften werden von der Kleinhirnsichel getrennt, die an ihrer Rückseite auch einen Blutleiter führt. Die Kleinhirnsichel hat nur Kontakt zum Hinterhauptbein.

Seitlich sind Groß- und Kleinhirn durch das Kleinhirnzelt voneinander getrennt. In den seitlichen Kontaktbereichen mit den Schädelknochen liegt ebenfalls ein Blutleiter. Das Kleinhirnzelt hat Verbindungen zum Hinterhauptbein, Scheitelbein, Schläfenbein und Keilbein.

Alle Teile – Groß- und Kleinhirnsichel sowie Kleinhirnzelt – treffen sich hinten im Schädel und bilden dort einen Blutleiter, der von vorn nach hinten verläuft. Mehr vorn im Schädel treffen sich Großhirnsichel und Kleinhirnzelt in Höhe des Keilbeins, genau dort, wo sich die Öffnung für die Hirnanhangsdrüse befindet. Um diese Drüse herum befindet sich auch ein Blutleiter.

Über die Funktionen des Gehirns im Allgemeinen brauche ich wohl nicht zu sprechen. Vielleicht nur einige Informationen, die für die CranioSacrale Therapie von Bedeutung sind: Ein Teil des Gehirns, der als limbisches System bezeichnet wird, ist grundlegend für unsere Emotionen und für das Empfinden von Empathie (Einfühlungsvermögen) oder Antipathie verantwortlich und liegt tief im Gehirn. Die Sinnesorgane für Sehen, Hören, Riechen, Schmecken und Gleichgewicht befinden sich in Schädel und Gesicht und die Information wird von diesen Organen von einigen Hirnnerven weitergeleitet. Hirnnerven schicken auch Impulse an alle Augenmuskeln, an die Gesichtsmuskeln (für die Mimik), an fast alle Kaumuskeln sowie an einige Nackenmuskeln und sie steuern das Sprechen und Schlucken. Der 10. Hirnnerv sorgt sogar dafür, dass die meisten inneren Organen mit Steuerungsimpulsen versehen werden. Ein Teil des Gehirns, der auf der Unterseite liegt, ist für die Regulation der Hormonausschüttung im Körper verantwortlich. Spannungen oder Verhärtungen der Hirnhäute können großen Einfluss auf die Durchblutung des Kopfes, auf die Funktion aller Hirnzellen und der speziellen Hirnzellen, die zum Hormonsystem gehören, und auf die Hirnnerven haben.

Eine gute Funktion der Rückenmarkshäute kann erhalten werden durch:
- Atmungs- und Entspannungsübungen
- Mobilitäts- und Koordinationsübungen für den Kopf-Wirbelsäule-Becken-Bereich

Probleme für die Hirnhäute entstehen hauptsächlich durch:
- direkte Traumata am Kopf einschließlich aller Verletzungen im Mund durch zahnärztliche oder kieferchirurgische Eingriffe
- bakterielle und Virusinfektionen
- Verrenkungen der Wirbelsäule und Verletzungen durch Injektionen in den und Operationen am Rücken mit Bandscheibenproblemen
- Verspannungen und Verhärtungen des Bindegewebes, das am Kopf und an der Wirbelsäule anhaftet, sowie der Muskulatur in den beiden Bereichen
- Einschränkungen der Bewegungen der Knochenstrukturen im Kopf-Wirbelsäulen-Becken-Bereich

Die wichtigsten Probleme, die mit Spannungen oder Verhärtungen der Hirnhäute zusammenhängen können, sind:
- Probleme von Muskeln und Gelenken der Wirbelsäule, des Brustkorbes und Beckens
- Kopf- und Gesichtsschmerzen
- Augendruck
- Störungen beim Sehen, Riechen, Hören und Schmecken
- Störungen beim Gleichgewicht und in der (Fein-)Motorik

- Störungen beim Saugen, Trinken, Abbeißen, Kauen und Schlucken
- Probleme beim Lesen, Rechnen, Schreiben, Sprechen und bei der Konzentration
- Stimmungsschwankungen
- hormonelle Beschwerden
- Probleme der peripheren Nerven, hauptsächlich mit Schmerzen und Störungen in Kopf, Armen und Beinen
- funktionelle Störung der vegetativen Regulation

Die Knochenstrukturen, an denen die Hirnhäute befestigt sind

Alle Knochen des Hirnschädels sind mit der harten Hirnhaut verbunden: vorn das Stirnbein, seitlich und oben die beiden Scheitelbeine, seitlich in Höhe der Ohren die beiden Schläfenbeine, mittig das Siebbein und das Keilbein, hinten das Hinterhauptbein. All diese Strukturen können als Handgriff oder Henkel für Ihre Behandlung dienen. Wenn Sie diese Knochen mit den dafür entwickelten CranioSacralen Behandlungstechniken bewegen, behandeln Sie die Spannung der Hirnhäute. Ein Nachlassen der Spannung der Häute sorgt für die Verbesserung der Freiheit für den CranioSacralen Rhythmus, der sich dann im Gehirn ausbreiten und den Hirnzellen eine bessere Ernährung ermöglichen kann. Die Abhebetechniken für die einzelnen Schädelknochen finden Sie im Kapitel »Selbst-Übungen« auf den Seiten 131ff., im Kapitel »Partner-Übungen« auf den Seiten 205ff. und im Kapitel »Übungen für Neugeborene, Säuglinge und Kleinkinder« auf den Seiten 252ff.

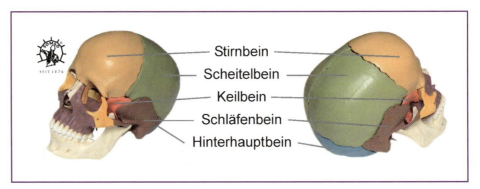

Knochen des Hirnschädels
© Copyright by Marcus Sommer, SOMSO Modelle, Coburg, www.somso.de

Das Stirnbein

Das Stirnbein liegt an der Vorderseite des Schädels und ist mit vielen anderen Knochen verbunden. An der Hinterhauptseite liegen die beiden Scheitelbeine an, fußwärts befinden sich Keilbein und Siebbein, vorn liegen die beiden Nasen- und Tränenbeine, seitlich die beiden Jochbeine. Im Knochen befindet sich die Stirnbeinhöhle, eine der kleineren Nasennebenhöhlen. Sie bildet das Dach oder die Oberseite der Augenhöhle und bietet Platz für den Durchtritt der Riechnerven. Das Stirnbein ist mit allen genannten Knochen über Schädelnähte verbunden. Sie bestehen aus Bindegewebe. Das Stirnbein ist an der Innenseite mit der harten Hirnhaut verbunden. In diesem Bereich ist hauptsächlich der vordere Anteil der Großhirnsichel (Falx cerebri) wichtig. Die Schädelnähte des Stirnbeins und die Großhirnsichel können Spannungen oder Verhärtungen aufweisen und damit seine Beweglichkeit einschränken. Dadurch ist dann die Mitbewegung des Stirnbeins bei der CranioSacralen Bewegung behindert und das wiederum kann Einfluss auf die Zellernährung der Hirnstrukturen, aber auch auf die Gewebe in der Augenhöhle oder im Bereich des Siebbeins mit den Riechnerven nehmen, um nur die wichtigsten Bereiche zu benennen.

Die wichtigsten Probleme, die mit dem Stirnbein zusammenhängen können, sind:
- Kopfschmerzen
- Augendruck
- Stirnhöhlenentzündungen
- motorische Störungen
- Stimmungsschwankungen

Die Scheitelbeine

Die Scheitelbeine liegen ganz oben und befinden sich zwischen dem Stirnbein an der Stirnseite, dem Hinterhauptbein an der Hinterhauptseite und den beiden Schläfenbeinen sowie dem Kleinbein auf der Unterseite, wo sie mit Schädelnähten verbunden sind. Die beiden Scheitelbeine treffen sich oben in der Mitte und haben dort ebenfalls eine Schädelnaht. Diese Naht ist an der Innenseite mit dem oberen Anteil der Großhirnsichel verbunden. Im unteren Bereich gibt es einen kleinen Kontakt zum Kleinhirnzelt. Das Bindegewebe der Schädelnähte der Scheitelbeine, des Kleinhirnzelts und der Großhirnsichel kann verspannt oder verhärtet sein und damit die Beweglichkeit der Scheitelbeine einschränken, was eine Auswirkung auf die Ernährung der Hirnstrukturen haben kann.

Die wichtigsten Probleme, die mit den Scheitelbeinen zusammenhängen können, sind:

- Kopfschmerzen
- Knirschen und Pressen der Zähne
- Störungen in der Körperwahrnehmung
- motorische Störungen

Das Keilbein

Das Keilbein wird auch als der zentrale Knochen im Hirnschädel angesehen. Es ist mit Stirn- und Hinterhauptbein sowie mit den beiden Scheitel- und Schläfenbeinen verbunden. Verbindungen zum Gesichtsschädel sind vorhanden über Siebbein, Pflugscharbein und die beiden Gaumenbeine. Die Fasern des Kleinhirnzelts kommen an der Oberseite des Knochens in der Mitte zusammen und verbinden sich dort mit einigen Fasern der Großhirnsichel. An dieser Stelle befindet sich eine Öffnung für die Hirnanhangdrüse, die Hypophyse, die auch als »Meisterdrüse« bekannt ist und mit ihren Hormonen für die Steuerung weiterer hormonproduzierender Gewebe und deren Hormonausschüttung verantwortlich ist. Im Knochen liegt noch die Keilbeinhöhle, eine kleinere Nasennebenhöhle. Das Keilbein bildet die Hinterwand der Augenhöhle. Durch diesen Knochen verlaufen die Äste des Trigeminusnervs, er bietet Raum für die Hypophyse und für die Überkreuzung der Sehnerven; die Nerven, die die Augenmuskeln steuern, laufen durch ihn hindurch oder stehen mit ihm in enger Verbindung. Störungen in der Beweglichkeit des Keilbeins können erfahrungsgemäß zu großen Problemen führen. Deshalb ist es sehr wichtig, diesen Knochen in seiner Beweglichkeit zu verbessern oder die vorhandene Beweglichkeit zu erhalten. Alle Schädelnähte rund um das Keilbein und das Kleinhirnzelt können verklebt oder verhärtet sein – die entsprechende Technik soll dies beheben.

Die wichtigsten Probleme, die mit dem Keilbein zusammenhängen können, sind:

- Kopfschmerzen jeglicher Art
- Störungen beim Sehen sowie Schielen
- Hormonstörungen und Stimmungsschwankungen
- Probleme mit dem Trigeminusnerv

Die Schläfenbeine

Die Schläfenbeine liegen seitlich und unten im Schädel und haben im Hirnschädel selbst Verbindungen zum Keil- und zum Hinterhauptbein sowie zu den Scheitelbeinen. Die Teile der Schläfenbeine, die sich in der Mitte der Schädelbasis befinden, werden vom Keil- und Hinterhauptbein wie »eingekeilt«. Das Kleinhirnzelt, ein Teil der harten Hirnhaut, ist fest mit einem knöchernen Rand des Schläfenbeins verbunden. An dieser Stelle sei bemerkt, dass Spannungen der Hirnhäute die Einkeilung der Schläfenbeine zwischen Keil- und Hinterhauptbein verstärken und somit zu einer starken Bewegungseinschränkung der Schläfenbeine führen können. Und damit auch zu Beschwerden. In der Fachliteratur werden die Schläfenbeine immer wieder als »Problembereiter im Kopf« beschrieben.

Neben den Verbindungen im Hirnschädel bestehen auch Verbindungen mit Knochen des Gesichtsschädels. Zwischen Schläfenbeinen und Jochbeinen verlaufen Schädelnähte und zwischen Schläfenbeinen und Unterkiefer befinden sich die beiden Kiefergelenke. Über ein festes bindegewebiges Band und über verschiedene Muskeln »hängt« das Zungenbein links und rechts am jeweiligen Schläfenbein. Ein weiteres Band verläuft jeweils zwischen den Schläfenbeinen und dem Unterkiefer.

Im Schläfenbein liegt das Innenohr mit den Gehörknöchelchen und dem Gleichgewichtsorgan. Der dazugehörige Nerv liegt im Knochen und der Facialisnerv (Gesichtsnerv) hat einen knöchernen Kanal im Schläfenbein. Wenn letzterer Nerv verletzt wird, entstehen die so gefürchteten Gesichtsmuskellähmungen. Alles in allem also wieder mal ein sehr wichtiger Bereich.

Die Behandlung der Schläfenbeine kann aufgrund der enormen Probleme bei Bewegungseinschränkungen große Wirkung haben und wird am Ende der Hirnschädelbehandlungen durchgeführt. Sie müssen zuerst alle anderen Knochen behandelt haben, damit Sie diesen Kochen aus seiner Verkeilung herausbringen können.

Die wichtigsten Probleme, die mit den Schläfenbeinen zusammenhängen können, sind:
- Ohren- und Kopfschmerzen
- Schwindel und Tinnitus
- Kiefergelenksprobleme mit Schmerzen, Einschränkungen und Geräuschen
- Lese-, Rechen- und Rechtschreibstörungen

Die bindegewebigen Verbindungen zwischen Hirnschädel und Gesichtsknochen

Die Verbindung zwischen den Knochen des Hirn- und Gesichtsschädels befinden sich an der Vorderseite des Hirnschädels. Hier sind Stirnbein, Keilbein und Schläfenbein mit den Jochbeinen, den Oberkieferknochen, dem Pflugscharbein, den Gaumenbeinen, den Nasenbeinen, dem Siebbein und dem Unterkiefer verbunden. Diese Knochennähte können, zum Beispiel durch einen Sturz auf das Gesicht, stark verkeilt sein. Sie bewirken dann eine Veränderung der Muskel- und Bindegewebsspannung und schränken so die Bewegungen der Knochen des CranioSacralen Systems ein. In der Behandlungsreihenfolge stehen die Behandlungen der bindegewebigen Verbindungen zwischen den Knochen des Hirnschädels und der Gesichtsknochen am Ende, obwohl objektiv betrachtet diese Strukturen auch als entfernte Strukturen, wie zum Beispiel die Muskeln, angesehen werden können. Machen Sie sich darüber keine Gedanken. Die Erfahrung, die Dr. Upledger gemacht hat, hat gezeigt, dass diese Reihenfolge die am meisten Erfolg versprechende ist. Um die Schädelnähte zwischen den Knochen des Hirn- und Gesichtsschädels oder innerhalb des Gesichtsschädels behandeln zu können, müssen Sie die jeweiligen Knochen, ähnlich wie bei der Behandlung der Hirnhäute im Hirnschädel, »abheben« oder »abziehen«.

Die Abhebetechniken für die einzelnen Knochen des Gesichtsschädels finden Sie im Kapitel »Selbst-Übungen« auf den Seiten 141ff. und im Kapitel »Partner-Übungen« auf den Seiten 215ff. Bei Neugeborenen, Säuglingen und Kleinkindern brauchen Sie daheim keine Übungen durchzuführen.

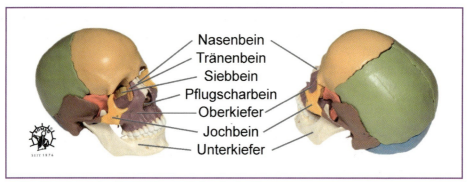

Nasenbein
Tränenbein
Siebbein
Pflugscharbein
Oberkiefer
Jochbein
Unterkiefer

Knochen des Geschichtsschädels
© Copyright by Marcus Sommer, SOMSO Modelle, Coburg, www.somso.de

Die Nasenbeine

Die Nasenbeine liegen am Anfang des Nasenrückens, direkt an der Stirn. Ihre Länge beträgt ungefähr ein Drittel bis die Hälfte der Länge des gesamten Nasenrückens. Sie sind in der Mitte miteinander verbunden und haben Schädelnähte zum Stirnbein, zum Siebbein und zu den beiden Oberkieferknochen. Verspannungen oder Verhärtungen in diesen Nähten können zu Einschränkungen der Beweglichkeit der beteiligten Knochen führen.

Die wichtigsten Probleme, die mit den Nasenbeinen zusammenhängen können, sind:
- Kopfschmerzen in der Stirn
- Stirnhöhlenprobleme
- Nasenprobleme mit chronischem Schnupfen und Nasennebenhöhlenentzündungen

Die Jochbeine

Die Jochbeine – oder auch Wangenknochen – befinden sich seitlich im Gesicht. Sie bilden den äußeren Teil der Augenhöhlen und haben Verbindungen mit dem Stirn- und dem Keilbein sowie mit den Schläfenbeinen und den Oberkieferknochen. Zusammen mit dem Jochbogen des Schläfenbeins bildet das Jochbein eine knöcherne Höhle für den Knochenfortsatz des Unterkieferknochens, an dem der Temporalismuskel (Schläfenkaumuskel) seinen Muskelansatz hat. Teile des Temporalis- und des Massetermuskels (Wangenkaumuskel) entspringen am Jochbein, ihr Ansatz ist jeweils der Unterkieferknochen. Spannungen oder Verhärtungen der Schädelnähte oder der Muskeln können zu Einschränkungen der Beweglichkeit der beteiligten Knochen führen.

Probleme für die Jochbeine entstehen hauptsächlich durch:
- direkte Traumata
- Verspannungen und Verhärtungen des Bindegewebes in den Nähten und der anhaftenden Muskeln
- Einschränkung der Beweglichkeit der angrenzenden Knochen

Die wichtigsten Probleme, die mit den Jochbeinen zusammenhängen können, sind:
- Gesichtsschmerzen
- Augendruck
- Einschränkungen der Kieferöffnung
- Schmerzen in den Kaumuskeln

Oberkieferknochen und Gaumenbeine

Die Oberkieferknochen sind die größten Knochen des Gesichtsschädels. Sie liegen zusammen in der Mitte des Gesichts, sind in der Mitte miteinander verbunden und haben Verbindungen zu vielen anderen Knochen. In Höhe der Nasenwurzel besteht eine Verbindung mit dem Stirnbein sowie mit den beiden Nasen- und Tränenbeinen. Es besteht ein großer Kontakt mit dem Siebbein. Oberkiefer, Tränenbein und Siebbein bilden die Innen- und Unterseite der Augenhöhle. An den Außenseiten besteht eine Verbindung mit den Jochbeinen. In der Nasenhöhle sind die Oberkieferknochen mit der knöchernen Nasenscheidewand, dem Pflugscharbein, verbunden. Über das Pflugscharbein sind die Oberkieferknochen in der Mitte mit dem Keilbein verbunden. Die Nasenmuscheln liegen ebenfalls in der Nasenhöhle und haben Kontakt mit den Oberkieferknochen. An der Rückseite liegen die Gaumenbeine, sie verbinden die Oberkieferknochen seitlich mit dem Keilbein. An der Unterseite der Oberkieferknochen befinden sich die Oberkieferzähne, die allesamt über »Nähte« mit den Oberkieferknochen verbunden sind. Letztere bilden den Boden und die Seitenwände der Nasenhöhle und zusammen mit den Gaumenbeinen das knöcherne Dach der Mundhöhle. Im Knochen selbst befindet sich die Kieferhöhle, die größte Nasennebenhöhle.

Die beiden Gaumenbeine liegen zwischen den Oberkieferknochen und dem Keilbein, mit denen sie Knochennähte bilden. Sie sind in der Mitte und an der Rückseite des Gaumens miteinander verbunden, ihre kleine Oberseite liegt weit hinten und innen in der Augenhöhle. Seitlich bestehen Verbindungen mit dem Siebbein.

Probleme für Oberkieferknochen und Gaumenbeine entstehen hauptsächlich durch:
- direkte Traumata, einschließlich Verletzungen durch zahnärztliche und kieferchirurgische Eingriffe
- Verspannungen und Verhärtungen des Bindegewebes in den Nähten und der anhaftenden Muskeln
- Einschränkung der Beweglichkeit der angrenzenden Knochen

Die wichtigsten Probleme, die mit dem Oberkieferknochen und den Gaumenbeinen zusammenhängen können, sind:
- Mund-, Kiefer- und Gesichtsschmerzen
- Schmerzen hinter den Augen
- chronischer Schnupfen oder Nasennebenhöhlenentzündungen
- Kiefer- mit Zahnfehlstellungsproblemen

Das Pflugscharbein

Das Pflugscharbein ist die knöcherne Nasenscheidewand. Sie liegt in der Nasenhöhle und verbindet die Knochennaht zwischen den beiden Oberkieferknochen und den beiden Gaumenbeinen mit der Vorderseite des Keilbeins. An seiner Oberseite steht es mit dem Siebbein in Kontakt.

Probleme für das Pflugscharbein entstehen hauptsächlich durch:
- direkte Traumata – typisch ist der Sturz mit einem Lutscher im Mund
- Verspannungen und Verhärtungen des Bindegewebes in den Nähten
- Einschränkung der Beweglichkeit der angrenzenden Knochen
- Wirbelsäulenverkrümmung (Skoliose): wenn diese Verkrümmung sich im Hirn- und Gesichtsschädel fortsetzt, passiert es nicht selten, dass das Keilbein sich in eine Richtung hin verkrümmt und die beiden Oberkieferknochen in die andere Richtung. Das Pflugscharbein muss sich dann in sich stark verformen und verspannen, um diesen manchmal sehr großen Unterschied ausgleichen zu können

Die wichtigsten Probleme, die mit dem Pflugscharbein zusammenhängen können, sind:
- Kopfschmerzen, die tief im Kopf angegeben werden
- Nasenprobleme mit chronischem Schnupfen oder Nasennebenhöhlenentzündungen
- Saug- und Schluckprobleme
- Zahn- und Kieferfehlstellungen

Der Unterkiefer

Der letzte Gesichtsknochen, der für Sie leicht zugänglich ist, ist der Unterkiefer. Es ist der einzige Gesichtsknochen, der eine gelenkige Verbindung, wie zum Beispiel das Kniegelenk, mit anderen Schädelknochen – den beiden Schläfenbeinen – hat. Außerdem kann der Unterkiefer jederzeit über die Zahnreihen »Kontakt« mit den Oberkieferknochen aufnehmen. Band- und Muskelverbindungen bestehen mit dem Keilbein und den beiden Schläfenbeinen, Muskelverbindungen allein mit dem Stirn-, Keil- und Zungenbein sowie mit dem Scheitelbein, den Schläfen- und den Jochbeinen. Alle Kaumuskeln haften am Unterkiefer an, damit er bewegt werden und der Mensch abbeißen und kauen kann. Weiter sind Unterkieferbewegungen notwendig beim Saugen und Trinken, beim Sprechen und Sichausdrücken sowie in der Sexualität.

Die größten Probleme mit dem Unterkiefer und den Kiefergelenken entstehen durch:
- direkte Traumata einschließlich der Kräfte, die bei Zahnextraktionen auf den Unterkiefer einwirken
- Verspannungen und Verhärtungen des Bindegewebes der Kiefergelenke
- Muskelkräfte, die beim Zähneknirschen oder beim Zusammenpressen der Zähne wirken
- Einschränkung der Beweglichkeit der angrenzenden Knochen, hauptsächlich der Schläfenbeine
- ähnlich wie beim Pflugscharbein ist der Unterkieferknochen von großen Wirbelsäulen- mit Schädel- und Gesichtsverkrümmungen betroffen, weil der Unterkiefer ebenfalls umfassende Anpassungsmechanismen zur Verfügung stellen muss

Die wichtigsten Probleme, die mit dem Unterkiefer zusammenhängen können, sind:
- Kopf-, Kiefer- und Gesichtsschmerzen, die tief im Kopf oder seitlich am Kopf vorhanden sind
- Probleme beim Saugen, Trinken, Abbeißen, Kauen, Schlucken und Sprechen
- Missempfindungen in der Mundhöhle

Die Upledger-CranioSacrale-Therapie in der therapeutischen Praxis

In diesem letzten Teil des Kapitels finden Sie die grundsätzlichen Behandlungsmöglichkeiten, Informationen über die Behandlung von Neugeborenen, Säuglingen und Kleinkindern, Anzeigen und Gegenanzeigen für die Methode, eine Beschreibung dessen, was Sie in der therapeutischen Praxis erwartet.

Grundsätzliches von Dr. Upledger

Der Therapeut verwendet innerhalb der CranioSacralen Therapie Techniken, mit denen kurzfristig Symptome gelindert und langfristig ihre Ursachen entdeckt und beseitigt werden können. Die Patienten und Klienten bringen die meisten dieser Konzepte und Methoden selbst mit und sind damit die besten Lehrer des Therapeuten. Er bleibt der Anwendung neuer Methoden gegenüber stets offen, vorausgesetzt, diese Methoden sind – vergleichbar der CranioSacralen Therapie – absolut risikofrei.

Der Therapeut betrachtet jeden Patienten oder Klienten als einzigartiges Individuum. Statistische Wahrscheinlichkeiten, Syndrome und wahrscheinliche Diagnosen werden hintangestellt, während der Therapeut mittels einer körperlichen Berührung eine Beziehung zum Inneren Arzt des Patienten oder Klienten aufbaut und die Krankengeschichte des betreffenden Körpers erkundet. Diese Krankengeschichte kann an Anormalitäten des Gewebes, der Körperflüssigkeiten, der energetischen Qualität und der Bewegungen abgelesen werden.

Im Verlauf der Sitzungen werden die anfänglichen Befunde ohne Berücksichtigung der bis dahin gewonnenen Erkenntnisse über den Patienten oder Klienten neu geprüft. Auf diese Weise werden auch unwesentlich erscheinende neue Erkenntnisse nicht aufgrund vorangegangener Sitzungen übersehen. So können neue Informationen stets in die Therapie einfließen, ohne dass der Therapeut sich durch frühere Diagnosen ablenken ließe. Häufig begutachten auch zwei oder mehr Therapeuten einen Patienten oder Klienten, ohne die Befunde ihrer Kollegen zu kennen. Der Austausch der jeweiligen Erkenntnisse erfolgt erst nach Abschluss der Begutachtungen. So wird vermieden, dass sich Therapeuten auf Kosten des Patienten oder Klienten profilieren.

Es wird stetig konsequent darauf hingearbeitet, den Patienten oder Klienten vom Therapeuten unabhängig zu machen. Das Ziel ist es, die Selbstverwirklichung des Patienten oder Klienten zu fördern und ihm dabei zu helfen, die Verantwortung für sich zu übernehmen. Außerdem sollen die zahllosen Ebenen des Bewusstseins, die jeder

Mensch besitzt, frei und vertrauensvoll miteinander kommunizieren lernen, damit sie alle problemlos wahrgenommen werden, ohne dass sie erst Symptome oder Krankheiten entwickeln müssen, um auf sich aufmerksam zu machen.

Der Therapeut erklärt jedem aufnahmefähigen Patienten oder Klienten zu einem angemessenen Zeitpunkt und mit möglichst einfachen Worten, wie er vorgeht. Die Patienten und Klienten sollen die Ursachen ihrer gesundheitlichen Probleme und deren Behandlung verstehen. Außerdem sollen sie begreifen, dass nur durch ihre Zusammenarbeit mit dem Therapeuten ein Heilungsprozess entstehen kann und dass sie ihren Teil dazu beitragen müssen.

Die Behandlungsmöglichkeiten

Es bestehen für ausgebildete Upledger-CranioSacral-Therapeuten vier Möglichkeiten des therapeutischen Vorgehens in der Praxis:

1. die Behandlung des CranioSacralen Systems (CST)
2. die Behandlung der EnergieZysten
3. SomatoEmotionale Entspannung
4. Arbeit mit Therapeutischen Bildern und dem Therapeutischen Gespräch

Obwohl diese Möglichkeiten hier getrennt voneinander beschrieben sind, stellt die Innere Weisheit des Patienten in jeder Behandlung Aspekte aller Möglichkeiten so zusammen, dass für den Patienten in dem Moment das Sinnvollste geschehen kann. Ich werde diese Punkte jetzt aus didaktischen Gründen nacheinander für Sie kurz beschreiben.

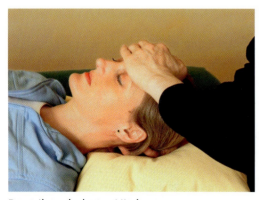

Beurteilung der harten Hirnhaut

Die Behandlung des CranioSacralen Systems

Im Rahmen der Behandlung werden das Bindegewebe des Körpers und die harte Hirn- und Rückenmarkshaut des CranioSacralen Systems nach einem vorgegebenen Schema (10-Schritte-Programm) auf gewebliche Spannungsungleichgewichte hin untersucht und behandelt. Dabei dient der CranioSacrale Rhythmus als ständiges Überprüfungskriterium.

Das Ziel ist, eine generelle Gewebeentspannung und innerhalb des CranioSacralen Systems einen kräftigeren CranioSacralen Rhythmus herbeizuführen.

Die einzelnen Schritte sind:

1. Ruhepunkttechnik: beruhigt das gesamte System und bereitet den Patienten auf die weiteren Behandlungstechniken vor.
2. Behandlung der Körperquerstrukturen vom Beckenboden bis zum Zungenbein: Entspannt wichtige, quer verlaufende bindegewebige Strukturen, die den Fluss von Nervenimpulsen, Flüssigkeiten und Energien einschränken können.
3. Lösen des Hinterhauptbeins und seiner Verbindungen: Der Übergang zwischen Halswirbelsäule und Kopf sowie die Teile der harten Hirnhaut, die sich in Höhe des Hinterhauptbeins befinden, werden durch diese Techniken gelöst, damit das Hinterhauptbein frei wird, um die Befreiung sowohl der Rückenmarkshäute als auch der Hirnhäute zu ermöglichen.
4. Lösen der Kreuzbeinverbindungen: Die Verbindungen zwischen Kreuzbein, Lendenwirbelsäule und Beckenschaufeln werden gelöst, damit das Kreuzbein als Griffstelle zur Lösung der Rückenmarkshäute benutzt werden kann.
5. Lösen des Duralschlauchs: Mithilfe von Gleit- und Kipptechniken werden die Rückenmarkshäute von ihren Spannungen oder Verhärtungen befreit.
6. Lösen der Hirnhäute: Sogenannte Abhebetechniken werden angewandt, um die Hirnhäute zu dehnen und zu lösen.
7. Lösung der Knochen und Knochennähte der Schädelbasis: Spezielle Techniken für das Keilbein und die beiden Schläfenbeine bewirken eine Befreiung der Schädelbasis, was eine Entlastung der Nerven und Blutgefäße zur Folge hat, die zum Kopf hin oder vom Kopf weg führen.
8. Behandlung der Weichteile des Gesichts: Behandlung der Hals- und Rachengewebe, des Mundbodens und der Zunge zur Vorbehandlung der Verbindungen zwischen Hirn- und Gesichtsschädel.
9. Behandlung der Verbindungen zwischen Hirn- und Gesichtsschädel, einschließlich der Kiefergelenke: Alle Schädelnähte, die sämtliche Gesichtsknochen mit dem Hirnschädel verbinden, und die Nähte zwischen den einzelnen Gesichtsknochen werden mit Abhebetechniken und speziellen Techniken behandelt und von ihren Spannungen oder Verhärtungen befreit.
10. Ruhepunkttechnik: Ausgleich für das gesamte System, bevor der Patient wieder in seinen Alltag entlassen wird.

Die Schritte werden nicht unbedingt alle in einer Sitzung durchgeführt. Häufig werden zwar mehrere Abschnitte behandelt, doch das gesamte Programm findet im Allgemeinen innerhalb einiger Sitzungen statt. Empfehlenswert ist, alle Schritte zumindest einmal an-zuwenden und in einem zweiten Durchlauf die Freiheit des CranioSacralen Rhythmus und die Spannung – wie bei den Horchposten (Seite 166) – zu kontrollieren oder nachzu-behandeln. Nicht selten ist es so, dass dieses Programm sogar mehrfach durchlaufen wird.

Die Behandlung von EnergieZysten

Zu Beginn der Behandlung stellt der Therapeut eine vorhandene EnergieZyste fest. Diese Region wird mit leichten Zug- und Druckkräften mobilisiert oder mit Positionierungstech-niken entspannt, während der Therapeut Energie in die EnergieZyste hineinlenkt. Wenn der CranioSacrale Rhythmus während der Durchführung so einer Behandlungstechnik

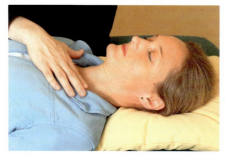

plötzlich aufhört, ist das für den Therapeuten ein »Signifikanzanzeiger« dafür, dass etwas Wesentliches beim Patienten passiert. Im Fall des Lösens einer EnergieZyste verharrt der Therapeut in der momentanen Position. Die Behandlung endet mit einem Lösen der Ener-gieZyste, wobei die im Gewebe festgehalte-ne traumatische Energie für den Therapeuten spürbar freigesetzt und der CranioSacrale Rhythmus wieder fühlbar wird.

Behandlung einer EnergieZyste im Brustkorb

SomatoEmotionale Entspannung

Der Therapeut folgt den Bewegungen des gesamten Körpers in lösende Positionen hi-nein, was Entwirren genannt wird. Wenn der CranioSacrale Rhythmus während der Durchführung einer Entwirrtechnik plötzlich aufhört, bleibt der Therapeut auch hier in der momentanen Position. Während des Lösungsprozesses werden vom Körper festge-haltene Emotionen freigesetzt, wobei damit verbundene negative Erlebnisse und Ein-drücke aus dem Gewebe verschwinden. Nach Abschluss des Prozesses führt die Be-handlung zu einer generellen Entspannung des gesamten Körpers. Der CranioSacrale Rhythmus ist dann erneut wahrnehmbar.

Therapeutische Bilder und Therapeutisches Gespräch

Die Arbeit mit Therapeutischen Bildern und dem Therapeutischen Gespräch kann statt-finden, wenn der CranioSacrale Rhythmus während der Durchführung einer Behand-lungstechnik plötzlich aufhört, aber keine entwirrende Bewegung oder ein Lösen von Energie wahrnehmbar ist. Das Auftreten des »Signifikanzanzeigers« deutet daraufhin dann, dass etwas in das Bewusstsein des Patienten gelangt oder kurz davor ist. Diesen Prozess unterstützt der Therapeut, indem er den Patienten fragt, ob vor seinem inneren

Auge ein Bild auftaucht oder er den Inneren Arzt wahrnehmen kann. Manchmal bietet der Therapeut dem Patienten ein Bild an, das in seiner eigenen Wahrnehmung aufgetaucht ist. Im Gespräch wird die Bedeutung des Bildes für den Patienten geklärt oder werden Informationen vom jeweiligen Körperteil sowie vom Inneren Arzt in Bezug auf die Erkrankung oder das Leiden des Patienten erhalten. Dieser therapeutische Prozess setzt sowohl ein hohes

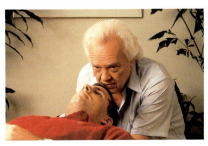

Dr. Upledger beim Dialog

Maß an Achtsamkeit dem Patienten gegenüber als auch die Fähigkeit voraus, sich in die Dienste des Prozesses zu stellen, sodass sich der Patient sicher und voller Vertrauen dem Therapeuten mitteilen kann.

CranioSacrale Therapie bei Neugeborenen, Säuglingen und Kleinkindern

Die Geschichte der CranioSacralen Therapie ist unmittelbar mit der Anwendung der Methode bei Neugeborenen, Säuglingen und Kindern verbunden. Dr. Upledger behandelte bereits viele Kinder in der Zeit vor seiner Arbeit an der staatlichen Universität von Michigan sehr erfolgreich. Sowohl an der Universität im Zentrum für hirngestörte Kinder als auch später in seinem Gesundheitszentrum wurden spezielle Kindersprechstunden eingerichtet. Erfahrungen sammelte er mit Autismus, Zerebralparese (Teilleistungsstörung des Gehirns), Aufmerksamkeitsdefizit, Lese- und Rechenschwäche, Epilepsie und vielem mehr. Die Erfolge der CranioSacralen Therapie können nur durch eine Verbesserung der Funktionsfähigkeit des Nervensystems als Folge der Funktionsverbesserung des CranioSacralen Systems erklärt werden.

Speziell beim Neugeborenen erscheint eine wechselseitige Fortleitung von Spannungsungleichgewichten der Hirn- und Rückenmarkshäute in den gesamten Körper oder von Spannungsungleichgewichten aus dem Körper in die Hirn- und Rückenmarkshäute des Kindes möglich. In der Folgezeit formt sich der Schädel abhängig vom Druck des wachsenden Gehirns sowie nach dem Spannungsmuster der harten Hirnhaut. Empirisch hat sich herausgestellt, dass

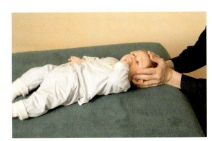

Beurteilung der harten Hirnhaut beim Säugling

nicht aufgelöste Spannungsungleichgewichte im wachsenden Schädel die Entwicklung einer Vielzahl neurologischer Symptome begünstigen und auch die Entwicklung des Kindes in Bezug auf Statik, Verhalten, Lernleistungen und emotionale Konstitution beeinflussen können. Bei Störungen in diesen Bereichen ist eine CranioSacrale Beurteilung und gegebenenfalls Behandlung angebracht, wobei hauptsächlich alle Teile der Hirn- und Rückenmarkshäute betrachtet werden.

Anzeigen und Gegenanzeigen

Anzeigen

Indikationen für die Überprüfung des Zustandes des CranioSacralen Systems und seine Behandlung mithilfe der Upledger-CranioSacralen-Therapie sind alle Symptome, die auf eine mögliche Abnahme der Leistungsfähigkeit des Nerven- und Hormonsystems oder auf ein Trauma (chemisch, physisch oder emotional) zurückgeführt werden können. Beispielhaft hierfür sind:

- Migräne und Kopfschmerzen
- chronische Nacken- und Rückenschmerzen
- stress- und spannungsbedingte Störungen
- koordinative Störungen, insbesondere im Säuglingsalter
- Zustand nach einem Trauma von Gehirn und Rückenmark
- Dysfunktionen des zentralen Nervensystems oder des Hormonsystems
- Konzentrations-, Lern- und Sprach-, Lese- und Rechtschreibschwierigkeiten
- orthopädische Probleme des Rückens
- chronische Übermüdung oder Erschöpfung
- funktionelle vegetative Dysfunktionen

Gegenanzeigen

Die Kontraindikationen für die Ausführung von Untersuchungs- und Behandlungstechniken der CranioSacralen Therapie sind vor allem – aber nicht ausschließlich – Situationen, in denen das Nervensystem durch mechanische Kräfte weiter geschädigt wird oder werden könnte. Hierzu gehören insbesondere:

- Blutungen, Tumoren, Entzündungen, Ödeme, Hämatome oder Aneurysmen (Blutgefäßerweiterungen) im Schädel oder in der Wirbelsäule
- Frakturen des Schädels, des Kreuz- und Steißbeins oder der Wirbelsäule
- Kompressionen des Gehirns oder des Rückenmarks
- andere Verletzungen und Krankheiten, die durch Druck- oder Dehnungskräfte verschlimmert werden oder werden können

So findet eine Behandlung in der therapeutischen Praxis statt

Behandlung von Erwachsenen, Jugendlichen und Kindern

Sie liegen gewöhnlich bequem auf einer Behandlungsliege. Wenn nötig bekommen Sie Lagerungsmaterial für die Stellen Ihres Körpers, die weitere Unterstützung brauchen (zum Beispiel Knierolle oder Nackenstütze); sollte Ihnen kalt sein, ist eine Decke angebracht. Ihr CranioSacraler Therapeut ertastet an Schädel, Rippenbogen, Becken und Kreuzbein sowie an Armen und Beinen den CranioSacralen Rhythmus, um sich damit ein Bild von eventuellen Einschränkungen in Ihrem CranioSacralen System oder im

restlichen Körper zu machen und nonverbalen Kontakt mit der Inneren Weisheit Ihres Körpers aufzunehmen. Mit gezielten, aber behutsamen Griffen wird das eingeschränkte Gewebe so weit wie möglich gelöst, bis der CranioSacrale Rhythmus möglichst uneingeschränkt tastbar ist. Wenn Ihr Therapeut das Gefühl hat, dass Ihr Körper festgehaltene Energie aus einer EnergieZyste oder SomatoEmotionale Energie loslassen möchte, werden Sie behutsam in die dafür notwendige Position

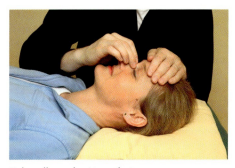

Behandlung der Nasenbeine

gebracht beziehungsweise folgt der Therapeut den Bewegungen, die Ihr Körper zur Lösung durchführt. Wird die Energie erfolgreich gelöst, so kann Ihr Therapeut wiederum den CranioSacralen Rhythmus weitestgehend uneingeschränkt ertasten. In jeder Behandlungssituation kann es dazu kommen, dass ein Körperteil oder Ihr Innerer Arzt gebeten wird, Informationen zu geben, zum Beispiel über Ursache und Heilungsmöglichkeiten einer Erkrankung oder Verbesserungsmöglichkeiten eines Symptoms. Oft treten unerwartete Lösungen ein, die für alle Beteiligten, die davor in innerem Unfrieden lebten, Ruhe bedeuten.

Behandlungen von Frühgeborenen, Neugeborenen und Säuglingen

Der Einfachheit halber spreche ich hier von einem »Baby« und meine damit entweder das Frühgeborene, das Neugeborene oder den Säugling. Es gibt verschiedene Möglichkeiten, ein Baby zu behandeln. Weil es noch so sehr mit den Eltern und speziell mit der Mutter verbunden ist, wird in der Praxis die Mutter oder werden die Eltern bei der Behandlung miteinbezogen. Es ist nicht selten, dass das Baby auf dem Arm der Mutter behandelt wird. Wenn das Baby sich sicher, geborgen und gehalten genug fühlt, kann eine Behandlung auch auf der Behandlungsliege durchgeführt werden. Die Griffe un-

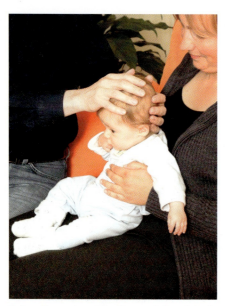

Behandlung eines Säuglings auf dem Schoß seiner Mutter

terscheiden sich von denen für Kinder, Jugendliche und Erwachsene insofern, als die Techniken mehr direkt ausgeführt werden und somit eine sofortige Veränderung der Spannung bewirken können. Je älter ein Mensch ist, desto mehr müssen indirekte Techniken angewandt werden, was im Allgemeinen eine längere Behandlungszeit bedeutet. Bei der indirekten Technik geht man vor wie bei einer Zwiebel, Schicht für Schicht wird abgetragen, damit man an den Kern herankommt. Ein Baby lässt sehr viel einfacher an seinem Kern arbeiten.

Ihr CranioSacral Therapeut wird Ihr Baby an seinem gesamten Körper auf Spannungen und Veränderungen des CranioSacralen Rhythmus hin untersuchen. Häufig wird dann zuerst das CranioSacrale System direkt an Schädel, Wirbelsäule und Kreuzbein behandelt. Wenn Sie Ihr Baby dabei auf Ihrem Arm halten, ist das für die Therapie kein Hindernis. Der Therapeut ist daran gewöhnt, die präzisen Techniken auch dort durchzuführen. Wenn festgehaltene Energien aus einer vorhandenen EnergieZyste losgelassen werden möchten, wird Ihr Therapeut Ihr Baby behutsam in die entsprechende Position bringen. An dieser Stelle kann es zu einem lösenden Weinen kommen, Sie werden merken, dass Ihr Baby sich währenddessen und danach wohlig entspannt.

Behandlungsdauer und Behandlungskosten

Eine Behandlung dauert im Allgemeinen zwischen 30 und 60 Minuten. Da sie zurzeit nicht von den Krankenkassen als abrechnungsfähige Leistung anerkannt wird, kann Ihr Therapeut die Kosten nur privat in Rechnung stellen. Wenn Ihr Behandler kein Arzt oder Heilpraktiker ist, brauchen Sie ein Privatrezept von einem Arzt oder Heilpraktiker, da die anderen Therapeuten weisungsgebunden sind. Abhängig von verschiedenen Faktoren wie Ausbildungsstand, Standort der Praxis und vielem mehr beträgt das Honorar zurzeit (2010) etwa 60 bis 120 Euro pro Behandlungsstunde.

Vorbereitende Informationen und Übungen

In diesem Kapitel möchte ich Sie mit einigen wichtigen Aspekten der Übungen, die in den nächsten Abschnitten folgen werden, vertraut machen. Wie Sie auf den vorherigen Seiten erfahren haben, umfasst die CranioSacrale Therapie die Behandlung des Cranio-Sacralen Systems. Dabei wird die harte Hirn- und Rückenmarkshaut von ihren Spannungen befreit, Muskeln, Gelenke und Bindegewebe, die direkt oder indirekt mit dem CranioSacralen System verbunden sind, werden entspannt oder besser beweglich. Außerdem ermöglicht die Therapie, negative körperliche und emotionale Auswirkungen von Stress schwinden zu lassen, den Widerstand gegen Krankheiten zu stärken und die Gesundheit zu unterstützen. Die Behandlung wird mit den Händen durchgeführt, der Therapeut setzt neben seinem Berührungsdruck auch »Energie« ein. Wie Sie bereits im ersten Kapitel erfahren haben, handelt es sich hier um eine besondere Berührung. Die Berührungskraft ist sehr gering, die Absicht in der Berührung sehr groß. In den folgenden Kapiteln, die die Durchführung der Selbst- und der Partner-Übungen sowie die Übungen für Neugeborene, Säuglinge und Kleinkinder vorstellen, werden auch Sie mit Berührung arbeiten. In diesem Kapitel erhalten Sie Informationen über die Art und Weise, wie Sie ertasten oder berühren, wie Sie Energie lenken können und wie die Beweglichkeit von Muskeln, Gelenken und Bindegewebe verbessert werden kann.

Wichtige Faktoren

Bevor Sie nähere Informationen bekommen, die für die Übungen an sich wichtig sind, möchte ich Sie mit Grundlegendem zum »Umfeld« der Übungen vertraut machen: wie der Übungsraum aussehen sollte, welche Kleidung zu empfehlen ist, wann die passende Zeit sein könnte und wie lange Sie üben sollten.

Der Übungsraum

Selbstverständlich wäre ein ruhiger Raum, in dem Sie nicht gestört werden können, ideal. Sie sollten die Licht- und Temperaturverhältnisse nach Ihren eigenen Bedürfnissen frei regulieren, nach eigenem Wunsch ruhige Hintergrundmusik hören und eine passende Unterlage (Matte oder Matratze) sowie Lagerungshilfen (Rollen oder Kissen) und De-

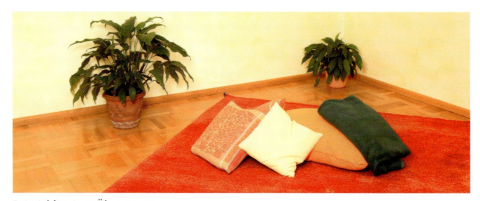

Beispiel für einen Übungsraum

cken dauerhaft unterbringen können. Das geht natürlich nicht bei jedem von Ihnen. Wichtig jedoch ist, dass Sie sich in Ihrer Übungsumgebung wohlfühlen. Stellen Sie, wenn möglich, das Telefon ab oder stellen Sie es so leise, dass ein Anruf Sie nicht stört. Falls Familienmitglieder oder Mitbewohner anwesend sind, bitten Sie sie darum, Sie während der Übungszeit nicht zu stören. Bewährt hat sich ein »Stoppschild«, das Sie an der Tür anbringen und das den anderen dabei helfen kann, Sie in Ruhe üben zu lassen.

Zur Kleidungsfrage

Tragen Sie etwas Lockeres und Bequemes. Enge oder einschnürende und feste Kleidung wie zum Beispiel eine dickere Jeans ist im Allgemeinen eher störend bei den Übungen. Jogginghosen oder Leggings, leichte Sweatshirts und ein Paar dickere Socken werden von vielen bevorzugt. Probieren Sie es aus. Sie sollten viele Übungen auch am Arbeitsplatz durchführen können, ohne sich umziehen zu müssen!

Vom richtigen Zeitpunkt und von der richtigen Dauer

Üben Sie zu einem Zeitpunkt, wo Sie so wenig Störungen wie möglich von außen ausgesetzt sind, egal ob das am frühen Morgen oder in der Mittagspause, am Nachmittag oder in den Abendstunden ist. Gönnen Sie sich eine feste Zeit. Das mag sich für den Anfang vielleicht sehr streng und rigide anhören, die Erfahrung hat aber gezeigt, dass eine feste Übungszeit am leichtesten einzuhalten ist. Das ist übrigens auch für Ihre Mitbewohner oft am einfachsten! Sagen Sie ihnen, wie wichtig das Üben für Sie ist und dass sie Ihnen wirklich helfen, wenn Sie sich Zeit für sich nehmen können. Teilen Sie ihnen den für Sie geeignetsten Zeitpunkt mit und klären Sie, ob er von Ihren Mitbewohnern respektiert werden kann. Vielleicht müssen Sie ein wenig verhandeln, doch es lohnt sich, eine gute gemeinsame Lösung zu finden.

Spannung

Wie Sie bereits im vorherigen Kapitel erfahren haben, hat die CranioSacrale Therapie zum Ziel, die Spannungen im CranioSacralen System zu lösen. Denn sie sind es, die eine optimale Funktion des Systems be- und verhindern. An dieser Stelle möchte ich erläutern, wie Spannungen betrachtet werden können – woher sie kommen und was sie brauchen, um sich wieder zu lösen.

Die gesunde Reaktion

Um diese Zeilen, die Sie jetzt gerade lesen, zu schreiben, musste ich an meinem Computer sitzen und meine Finger auf der Tastatur bewegen; nebenbei trinke ich Kaffee. Für all diese Tätigkeiten brauche ich meine Muskulatur und in diesen Muskeln brauche ich Spannung. Die Ideen für diese Zeilen habe ich in vielen Ruhephasen bekommen, entwickelt, wieder verworfen, erneut entwickelt und letztendlich zu Papier gebracht – mit Muskelspannung. Wäre ich nur in ruhiger Meditation geblieben, hätte ich meine Gedanken niemals niederschreiben und damit zu Ihnen bringen können. Sie haben verstanden – unser Alltag braucht Muskelspannung. Aber damit nicht genug. Wir benutzen auch Muskelspannung in Situationen, die für uns bedrohlich sind. Wir haben dann die Möglichkeit, mit Muskelkraft zu fliehen oder uns zu wehren – wir schützen uns selbst. Die Kraft, die wir dafür benötigen, ist viel höher als die, die wir im Alltag aufwenden. Wenn alles richtig läuft und die bedrohliche Situation vorbei ist, entspannen wir uns wieder, können zur normalen Alltagsspannung zurückkehren und in regelmäßigen Abständen eine Ruhephase einbauen – der nächtliche Schlaf ist eine dieser Ruhephasen. Also: Im Normalfall haben wir es mit einer regelmäßigen Abwechslung von Spannungs- und Entspannungsphasen zu tun und wir sind in Ruhe auf Notfallsituationen vorbereitet, in denen wir mit einer stark erhöhten Spannung eine kurzfristige Bedrohung abwenden können. Unser System ist hierfür gut ausgestattet, denn während der Evolution hat es genügend Zeit gegeben, um diese Mechanismen zu entwickeln. Bei uns sind es das Hormonsystem, das vegetative Nervensystem (mit dem sogenannten limbischen System) und das Immunsystem, die für die richtigen Reaktionen verantwortlich sind. Wenn wir das Leben so erfahren, dann:

- fühlen wir uns sicher, geborgen und gehalten,
- fühlen wir uns verbunden,
- haben wir Vertrauen in uns, in andere und ins Leben selbst,
- sind wir rezeptiv-aufmerksam, das heißt, dass wir in Ruhe hinschauen, zuhören und nachfühlen können,
- können wir uns in Ruhe konzentrieren oder fokussieren,
- sind wir zuversichtlich,
- tragen wir aktiv zu unserer eigenen Selbstverwirklichung und der anderer bei

um nur einige wichtige Aspekte zu nennen.

Die Dauerstressreaktion

Mit Spannung können wir kurzfristige Bedrohungen abwenden, danach braucht es eine weitestgehend sichere Umgebung, damit die Spannung sich wieder lösen kann. Es gibt keine Diskussionen darüber, was bedrohlich *ist*: Alles, was unser Überleben gefährden könnte, *ist* bedrohlich. Das sind Reize oder Aktionen, die für uns grenzüberschreitend oder isolierend *sind*. Im ersten Fall wirken zu viele Reize auf einmal auf uns ein (zum Beispiel bei einem heftigen Unfall oder einer Vergiftung), im zweiten Fall fehlen bedeutsame Reize (zum Beispiel bei fehlender Nahrung und Flüssigkeit). So weit, so gut. Was bedrohlich *wirkt,* hängt jedoch sehr von der persönlichen Empfindung ab, und diese Empfindung scheint wieder sehr von der persönlichen Erfahrung abhängig zu sein – zumindest zeigt das die Erfahrung aus der Praxis. Vielleicht kennen Sie das von sich auch, dass Sie in gewissen Situationen empfindlich, ängstlich oder gereizt reagieren, die, mit etwas Abstand genauer betrachtet, gar nicht so schlimm sind. Das bedeutet, dass in solchen Situationen frühere eigene (oder auch erzählte) Erfahrungen zu einer bestimmten Einschätzung von außen einwirkenden Reizen führen. Nur in den seltensten Fällen ist es uns dann möglich, so eine Situation etwas »nüchterner« zu betrachten – wie denn auch, unser System meldet ja »Gefahr«! Werden diese Situationen nicht relativiert, dann wird der Alltag zum »Überlebenskampf«. Der Alltag wird zum Dauerstress und die Reaktion darauf ist unter anderem eine erhöhte »Schutz«-Spannung. Wenn wir das Leben auf diese Art und Weise erfahren, dann
- fühlen wir uns unsicher und instabil,
- fühlen wir uns einsam und allein,
- sind wir immer wieder misstrauisch,
- sind wir empfindlich und sensibel, dass heißt, wir urteilen, werten und reagieren vorschnell,
- haben wir Zukunftsängste und ist unser Hauptinteresse auf Absicherung ausgerichtet,

um auch hier einige der wichtigsten Aspekte zu nennen. Das Vertrackte dieser Einschätzung von Situationen ist, dass unser gesamtes System nicht mehr zur Ruhe zu bringen ist, denn Ruhe würde bedeuten, dass der Schutz fehlen könnte. Meine Frau und ich sehen viele dieser Patienten und unserer Erfahrung nach ist einer der wesentlichen Punkte der Verlust des Vertrauens – in sich selbst, in andere und manchmal ins Leben.

Entspannung oder Spannungslösung

Um sofort mit der Tür ins Haus zu fallen: Ohne das Gefühl von Sicherheit ist Entspannung oder Spannungslösung nicht erreichbar. Was auch immer wir tun möchten, um eine Entspannung oder Spannungslösung zu erreichen, Sicherheit, Geborgenheit oder Sich-gehalten-Fühlen ist die Voraussetzung. Wir müssen dafür sorgen, dass reale Bedrohungen minimiert werden und dass dafür reale sichere Grenzen entstehen. Das geht nicht ohne Kontakt. Die therapeutische Praxis hat gezeigt, dass es mindestens drei Ebenen gibt, auf denen Kontakt eine Rolle spielt:

1. Allein in Kontakt mit sich kommen: Dieser Kontakt kann entstehen, wenn Sie sich Zeit nehmen, die Sie ausschließlich für sich nutzen können. In dieser Zeit haben Sie die Möglichkeit, sich mit Ihren Wahrnehmungen, Gedanken und Ideen, Erinnerungen und Vorstellungen, Gefühlen, Wünschen und Bedürfnissen kennenzulernen. Es ist die Zeit der »Innenschau«. Sie ist nur möglich, wenn äußere Bedingungen das zulassen, wenn der Alltag keine Handlungen oder Reaktionen von Ihnen verlangt. Im Kontakt mit sich selbst können Sie Sensitivität dafür entwickeln, Ihre Spannungen zu fühlen, sich ihr Ausmaß bewusst zu machen, sie bewusst zu lösen oder ihnen Dehnungen anzubieten, damit sie sich lösen können. Dafür braucht es
   - den Raum im Haus oder in der Natur, der den nötigen Schutz bietet,
   - die Sicherheit, nicht oder nur bedingt gestört zu werden,
   - einen liebevollen, verständnisvollen und geduldigen Umgang mit sich selbst.
   In diesem Kapitel und im Kapitel »Selbst-Übungen für Erwachsenen, Jugendliche und Kinder« finden Sie Übungen, die Ihnen bei der Arbeit mit Ihren eigenen Spannungen behilflich sein können.
2. Mithilfe anderer in Kontakt mit sich kommen: Diese Form von Kontakt zu sich entsteht dann, wenn jemand anderer Ihnen hilft, den Kontakt nach innen zu intensivieren oder die Konzentration beziehungsweise den Fokus zu verstärken. Die von jemand anderem unterstützte »Innenschau« kann unterstützt werden durch
   - das Gefühl von Sicherheit, Geborgenheit oder Gehaltensein, das sich schon allein durch die Anwesenheit des anderen ergibt,

- das Gefühl von Sicherheit, Geborgenheit oder Gehaltensein durch eine behutsame körperliche Berührung durch den anderen,
- das behutsame Unterstützen von Informationen, die in der »Innenschau« zutage treten – durch mitfühlendes Zuhören, Sicheinfühlen und Nachfragen des anderen.

Im Kapitel »Partner-Übungen für Erwachsene, Kinder und Jugendliche« finden Sie die Übungen, die Ihnen dabei helfen können, als »Patient« oder »Erfahrender« zu sich und zu jemand anderem leichter einen Kontakt herzustellen und Vertrauen zu gewinnen.

3. Durch Hilfe für andere in Kontakt mit sich kommen: Diese dritte Form von Kontakt ist dann vorhanden, wenn Sie merken, dass durch helfenden oder unterstützenden Kontakt mit anderen ein verbesserter Kontakt mit Ihnen selbst entsteht. Das ist die positive Erfahrung, die Therapeuten mit sich machen. In der Begegnung mit einem Patienten erleben sie die heilende Wirkung von Sicherheit, Geborgenheit, Gehaltensein, Vertrauen, Empathie und einfachem Dasein. Es ist eine beglückende Erfahrung, für jemand anderen einen Raum zur Verfügung stellen zu dürfen, in dem eine heilsame Selbstbegegnung stattfinden kann und wo die Verantwortung für die Heilung nicht bei Ihnen selbst liegt. Sie sind ausschließlich als Begleiter und Zeuge anwesend und sichern für eine begrenzte Zeit den Raum, damit die »Innenschau« des anderen möglich ist. Dr. Upledger beschreibt, dass dies ermöglicht werden kann durch

- bedingungslose Anwesenheit oder Präsenz – Aufmerksamkeit, Empathie und Dasein,
- Wertungslosigkeit – nicht die eigenen Normen, Werte und Urteile sind wichtig, sondern die, die der andere fühlt, wahrnimmt oder entwickelt,
- Unparteilichkeit oder Neutralität – egal, was in Ihnen hochkommt, bleiben Sie neutral, beziehen Sie nicht Stellung in der Zeit, in der Sie für jemand anderen den sicheren Raum zur Verfügung stellen, die Wertungslosigkeit ist sonst in Gefahr,
- Zurückstellen eigener Interessen – in der Zeit geht es nicht um Ihr Interesse, sondern darum, dass der Raum für den anderen zur »Innenschau« bereitet bleibt, das eigene Interesse macht ein sicheres und geschütztes Erforschen der inneren Vorgänge des anderen nahezu unmöglich.

In den Kapiteln »Partner-Übungen für Erwachsenen, Kinder und Jugendliche« sowie im Kapitel »Übungen für Neugeborene, Säuglinge und Kleinkinder« finden Sie Übungen, bei denen Sie als »Therapeut« an einem »Patienten« tätig werden. Damit ist ausdrücklich nicht gemeint, dass Sie ärztliche oder heilkundliche Handlungen durchführen, sondern vielmehr, dass Sie in der Position des »Therapeuten« den Raum für Ihren »Patienten« zur Verfügung stellen und ihm dabei helfen, sich mit seinen Spannungen zu erkunden.

Das Ergebnis der Entspannung oder Lösung

Die Entspannung oder Lösung von Gewebe zeigt sich dadurch, dass etwas weicher und weiter wird, Empfindungen des Fließens oder des Kontakts entstehen und Symptome oder Beschwerden nachlassen. Weiter unten in diesem Kapitel finden Sie sämtliche Zeichen der Entspannung, die im Allgemeinen von jedem Menschen als angenehm empfunden werden und die in den meisten Fällen entstehen. Hatte jedoch die Spannung eine stark schützende Bedeutung für einen Menschen, können mit ihrer Lösung auch die Informationen gelöst werden, die mit den Spannungen zusammengehangen haben. Neben Gefühlen, beispielsweise von Trauer, Angst oder Wut, können Erinnerungen an Situationen oder an Symptome hervortreten. Im letzteren Fall können sich körperliche Beschwerden bemerkbar machen, die unter Umständen schon lange nicht mehr vorhanden waren. Das kann für Ihren Partner und für Sie verwirrend sein, denn es hat eventuell den Anschein, als bewirke die Behandlung nichts Gutes. Hier möchte ich an Ihren gesunden Menschenverstand und an Ihre Gelassenheit appellieren. Selbstverständlich können, wie sonst im Leben, während einer Übungszeit Situationen entstehen, die sofortiges Handeln verlangen – zum Beispiel bei Anzeichen für eine plötzliche Krise wie im Falle einer Herzattacke –, und sie dürfen auf keinen Fall verniedlicht oder verdrängt werden. Sie kommen jedoch sehr, sehr selten vor. In den weitaus meisten Fällen fühlen Sie, dass eine Entspannung oder Lösung begleitet von einem angenehmen Gefühl stattfindet, nur ab und zu treten gleichzeitig oder zeitlich versetzt Begleiterscheinungen auf – die Lösung gespeicherter Informationen.

Ertasten durch sanftes Berühren

Mit unseren Sinnesorganen nehmen wir unsere Umwelt und uns selbst wahr. Der Tastsinn ist dabei sehr wichtig, weil er die ursprünglichste Sinneswahrnehmung darstellt. Bei Neugeborenen und Säuglingen ist die Berührung sogar lebenswichtig! Beim therapeutischen Ertasten können die Hände sowohl ganz ruhig (passiv) als auch aktiv sein. Wenn Sie bereits Massagen oder andere manuelle Behandlungen wie manuelle Therapie oder Osteopathie bekommen haben, wissen Sie, dass die Hände des Therapeuten eher aktiv sind. Bei der CranioSacralen Therapie jedoch sind sie eher passiv, sie liegen häufig ruhig auf Ihrem Körper. Am Anfang mag das befremdlich sein. Wir sind im Allgemeinen daran gewöhnt, dass eine Therapie mit einer hohen sichtbaren oder spürbaren Kraft durchgeführt wird. Auch meinen wir oft, dass nur viel Kraft viel Erfolg bringen kann. Genau dies ist in der CranioSacralen Therapie nicht der Fall. Die Berührung ist ganz sanft oder leicht. Dies ist aus mehreren Gründen notwendig: Der wichtigste ist, dass Ihr Körper bei der Berührung nicht in eine Abwehrspannung geraten soll, dass er die Berührung annehmen kann. Dadurch vermag die berührende Hand Vorgänge in Ihrem Körper wahrzunehmen, die sie sonst nicht erspüren könnte, weil sie durch die Abwehrreaktionen verschlossen blieben. Ich meine damit, dass Ihr Körper hart oder verspannt wird, wenn er sich gegen etwas wehren muss. Dieser »Gewebepanzer« lässt so wenig Impulse wie möglich in den Körper eindringen. Ich denke, dass auch Sie das aus Angst- oder Stresssituationen kennen. Der Körper verspannt sich, damit er gut geschützt ist. Wenn wir also sanft, leicht und behutsam berühren, kann er so entspannt wie möglich bleiben und wir können mit der berührenden Hand einen möglichst momentanen, unveränderten Zustand des Körpers samt den inneren Vorgängen erfahren. Mit den inneren Vorgängen sind zum Beispiel Körperrhythmen wie Atem-, Herz- und CranioSacraler Rhythmus oder Spannungsphänomene wie Muskel- oder Gewebespannung gemeint. Wir müssen also leicht berühren. Dr. Upledger sagt hierzu: »Bleiben Sie unterhalb des Widerstandes (Stay underneath the resistance).«

Entspannungsübungen für die Hände

Damit Sie Ihre Hände nachher als »Berührungswerkzeug« verwenden können, ist die Fähigkeit, sie bewusst wahrzunehmen und sie entspannen oder loslassen zu können, von großem Vorteil. Wenn Sie bereits wissen, wie Sie Muskeln bewusst entspannen können, brauchen Sie diese Übung mit Sicherheit nicht. Sie können Ihre eigene Vorbereitung durchführen. Falls Sie noch keine Erfahrung damit haben, könnte die folgende Anleitung hilfreich sein.

Sie können diese Übung stufenweise durchführen: Beobachten Sie zu Beginn nur Ihren Atem; im Laufe der Zeit können Sie die Übung durch eine Spannungsreinigungsübung oder den Besuch des Inneren Lieblingsplatzes erweitern.

Atmung beobachten

- Setzen oder legen Sie sich bequem hin. Was brauchen Sie noch, damit Ihr Körper gut genug unterstützt ist? Sie können Kissen oder Decken verwenden.
- Schließen Sie die Augen.
- Konzentrieren Sie sich auf Ihren Atem. Spüren Sie, wie die Atembewegung Ihren Körper bewegen lässt. Genießen Sie die beruhigende Wirkung. Verfolgen Sie mit Ihrem inneren Auge und mit dem inneren Gefühl den Weg der Atemluft – von der Nase in den Brustkorb und wieder heraus. Spüren Sie, dass die Einatmungsluft etwas kühler ist als die Ausatmungsluft.

● An dieser Stelle können Sie die Übung dadurch beenden, dass Sie die Atmung noch einige Minuten beobachten, ohne sie zu verändern. Was ist jetzt mit Ihrem Körper passiert? Fühlt er sich eher entspannter, weicher, wärmer an? Wenn Sie dabei eingeschlafen sein sollten, ist das vollkommen in Ordnung. Freuen Sie sich über die Erholung. Wenn Sie Lust haben, fügen Sie noch eine weitere Übung hinzu …

Spannungsreinigungsübung

● Beobachten Sie, wo überall die Atembewegung Ihren Körper erreicht. Vielleicht ist es einfacher, wenn Sie Ihre Hände zur Hilfe nehmen. Kommt die Atembewegung im Bauch an? Im Becken? Im Rücken? In Gesäß und Hüften? In den Oberschenkeln? In den Knien? In den Unterschenkeln? In den Füßen und Zehen? Wie ist es mit den Schultern? Mit den Oberarmen? Kommt sie in den Ellenbogen an? In den Unterarmen? In den Händen und Fingern? In Hals und Nacken? Im Kopf?

● Stellen Sie sich nun vor, dass nicht nur die Atembewegung, sondern auch die Atemluft dort hingehen kann, und beobachten Sie diesen Vorgang

● Sobald Sie die Luft nach innen und außen gut beobachten können, stellen Sie sich vor, dass bei jeder Ausatmung Spannungsmoleküle aus Ihrem Körper an die Ausatmungsluft abgegeben werden können – die Atmung lässt die

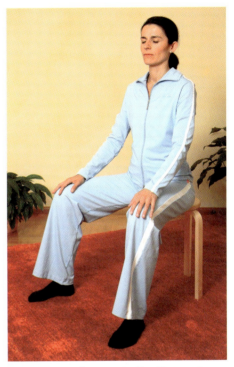

Entspannungsübungen sind im Sitzen gut durchführbar.

Spannung aus Ihrem Körper herausfließen. Beobachten Sie nur, wie Ihr Körper das macht. Was wird an die Atemluft abgegeben? Seien Sie begeistert und fasziniert von dem Vorgang.

● Fangen Sie beim Brustkorb an. Stellen Sie sich vor, dass die Einatmungsbewegung alle Zellen in Ihrem Brustkorb erreichen kann. Wo gibt es Spannungen, die am Ende der Einatmung an die Einatmungsluft abgegeben werden können? Stellen Sie sich vor, diese Spannungen geben kleine Päckchen oder Teilchen oder Moleküle ab. Atmen Sie diese dann aus. Sie brauchen dafür nichts zu tun, außer zu beobachten.

Schauen Sie dabei zu, während Ihr Körper dies für Sie tut. Konzentrieren Sie sich so lange auf den Brustkorb, bis Sie das Gefühl haben, dass für heute keine weiteren Spannungen mehr abgegeben werden. Jetzt richten Sie Ihre Aufmerksamkeit auf Ihren Bauch. Lassen Sie, wie eben beim Brustkorb, beim Einatmen die Atemluft im gesamten Bauchraum ankommen und beobachten Sie dabei, wie Ihr Bauch die Spannungsteilchen an die Luft abgibt. Machen Sie so lange weiter, bis Sie bemerken, dass keine weiteren Teilchen mehr abgegeben werden.

- Führen Sie diesen Vorgang nach unten, bis zu den Füßen hin fort. Gehen Sie langsam vor. Beeilen Sie sich nicht, Sie sollten Ihre Spannung so gut wie möglich loswerden.
- Wenn Sie bei den Füßen angekommen sind, fahren Sie mit den Schultern, Armen und Händen bis zu den Fingern fort. Auch hier ist keine Eile angesagt. Sie haben alle Zeit der Welt – »Zeit ist mein Verbündeter«.
- Nachdem nun alle Spannungsteilchen, Päckchen oder Moleküle aus Rumpf, Beinen und Armen abgegeben worden sind, richten Sie Ihre Aufmerksamkeit auf Hals und Nacken und wandern nach oben, bis ganz oben in den Kopf.
- An dieser Stelle können Sie die Übung dadurch beenden, dass Sie die Atmung noch einige Minuten beobachten, ohne sie zu verändern. Was ist jetzt mit Ihrem Körper passiert? Fühlt er sich eher entspannter, weicher, wärmer an? Wenn Sie dabei eingeschlafen sein sollten, ist das vollkommen in Ordnung. Freuen Sie sich über die Erholung. Wenn Sie Lust haben, fügen Sie noch eine weitere Übung hinzu …

Besuch des Inneren Lieblingsplatzes

- Genießen Sie die Entspannung, Ihr Körper ist ganz entspannt und weich. Stellen Sie sich nun vor, Sie wären an Ihrem Inneren Lieblingsplatz, einem sicheren und wohligen Ort, der Geborgenheit vermittelt. Er kann in Ihrer Vorstellung überall sein. Vielleicht ist er in einem Haus, an einem Strand oder auf einer Waldlichtung. Es spielt keine Rolle, gehen Sie in Ihrer inneren Vorstellung dahin. Spüren Sie die Wärme und Geborgenheit dieses Ortes. Hier kann Ihnen nichts passieren.
- Beobachten Sie diesen Ort. Was können Sie alles sehen, hören, riechen, schmecken oder fühlen? Leben Sie sich in diesen Ort ein. Lassen Sie sich die Zeit, die Sie brauchen. Wichtig ist, dass Sie sich wohl und geborgen fühlen und das Gefühl haben, sich dort frei bewegen zu können.
- Begeben Sie sich an Ihrem Lieblingsplatz nun zu einer Stelle, an der Sie sich ganz entspannt hinsetzen oder hinlegen können. Genießen Sie hier die große Entspannung Ihres Körpers.
- Bleiben Sie dort einige Minuten und kehren Sie dann wieder in Ihren Übungsraum und in die Realität zurück. Spüren Sie mit offenen Augen noch einen Moment Ihren angenehm entspannten Körper.

Wenn Sie noch ein paar Minuten zur Verfügung haben, machen Sie mit den folgenden Übungen zur bewussten Muskelentspannung weiter; wenn die Übungszeit vorbei ist, machen Sie das nächste Mal noch einmal kurz diese Atemübung, bevor Sie sich mit den folgenden Übungen befassen.

Fingerbeuger bewusst entspannen

Bleiben Sie in der Position, die Sie bei der Atemübung hatten. Sie werden in den kommenden Minuten bewussten Kontakt zur Anspannung und Entspannung Ihrer Handmuskeln bekommen.

- Schließen Sie die Augen. Spüren Sie nach, wie sich Ihre Hände anfühlen. Was nehmen Sie in diesem Moment an Spannung darin wahr? Nehmen Sie sich die Zeit dafür, die Sie brauchen, um sich in die Spannung einfühlen zu können. Haben Sie den Kontakt?

- Dann ballen Sie beide Fäuste. Machen Sie das ruhig mit Kraft. Halten Sie diese Spannung einige Sekunden. Wie fühlen sich Ihre Hände und die Handmuskeln an?

- Lassen Sie nun wieder los, so gut Sie können. Die Finger sollten dabei ruhig gebeugt bleiben, sodass die Hand noch in einer leicht geballten Position bleibt. Wie fühlen sich Ihre Hände und die Handmuskeln an?

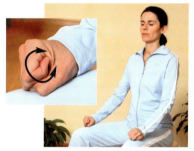

Entspannungsübung für die Fingerbeuger

- Wiederholen Sie das so oft, bis Sie die Entspannung oder das Loslassen der Muskeln deutlich spüren können.

- Nun können Sie anfangen, die Kraft zu reduzieren. Lassen Sie jedoch Ihre Aufmerksamkeit auf die Entspannung der Muskeln gerichtet, wenn Sie die Kraft verringern.

- Reduzieren Sie die Kraft immer weiter. Solange Sie die wohltuende Entspannung nach der Anspannung fühlen, machen Sie die Übung genau richtig. Wenn Sie keine weitere Veränderung mehr spüren, sind Sie mit diesem Teil der Übung fertig.

Fingerstrecker bewusst entspannen

Sie werden jetzt mit den Spannungen in Ihren Fingerstreckermuskeln in Kontakt kommen. Die Durchführung bleibt an sich die gleiche wie bei der vorherigen Übung.

- Strecken Sie Ihre Finger bequem aus und legen Sie sie auf eine Unterlage – kann natürlich auch Oberschenkel oder Becken sein.

- Strecken und spreizen Sie einige Sekunden lang die Finger mit Kraft, lenken Sie die Aufmerksamkeit auf die Spannung.

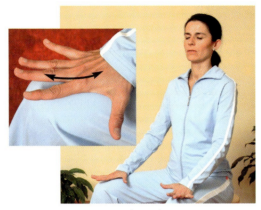

Entspannungsübung für
die Fingerstrecker

- Entspannen Sie Ihre Finger wieder und nehmen Sie die Entspannung bewusst wahr.
- Wenn Sie guten Kontakt zur Entspannung der Muskeln haben, vermindern Sie die Kraft, mit der Sie sie anspannen. Solange Sie auch hier die wohltuende Entspannung nach der Anspannung verspüren, machen Sie die Übung genau richtig.

So, nun haben Sie ein erstes Gefühl dafür, wie entspannt Ihre Hände sein können. Diese Entspannung brauchen Sie, damit Sie die Übungen an sich selbst oder an anderen durchführen können. Im Laufe der nächsten Tage und Wochen werden Sie merken, dass die Entspannungsübungen immer einfacher für Sie werden. Sie sind jetzt so weit vorbereitet, dass Sie die körpereigenen Rhythmen ertasten und darüber zum CranioSacralen Rhythmus gelangen können.

Andere Muskeln entspannen
Übrigens: Auch bei Verspannungen an anderen Stellen in Ihrem Körper ist diese Methode durchaus geeignet, um sie zu lösen. Sie gehen genauso vor wie eben. Spannen

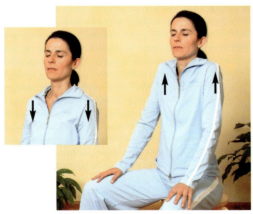

Entspannungsübung für die Schulterheber und -senker

Sie die entsprechende Muskelgruppe – zum Beispiel die Schulterheber – an, nehmen Sie die Spannung wahr, lassen Sie los und beobachten Sie die Entspannung. Verringern Sie die Anspannungskraft bei guter Wahrnehmung der Entspannung. Danach machen Sie das Gleiche bei den Muskeln, die Ihren Körper oder die Gliedmaße in die entgegengesetzte Richtung bewegen, also in unserem Beispiel beim Schultersenker.

Ertasten der körpereigenen Rhythmen

In der CranioSacralen Therapie ist die Wahrnehmung der Veränderung des CranioSacralen Rhythmus ein Hinweis auf den Fortschritt, der durch die Behandlungen erreicht werden kann. Ich möchte Sie nun einladen, sich auf dem Weg zur Wahrnehmung des CranioSacralen Rhythmus zu machen, damit auch Sie diese Möglichkeit zur Verfügung haben.

Ertastbare körpereigene Rhythmen sind der Atem-, Herz- und CranioSacrale Rhythmus. Sie sind einfach immer da. Sie wissen, dass der Atemrhythmus von der Atmung und der Herzrhythmus vom Schlagen des Herzens stammt. Der CranioSacrale Rhythmus stammt vermutlich von der Pulsation der Hirn- und Rückenmarksflüssigkeit, das haben Sie bereits im vorherigen Kapitel erfahren. Den Vorgang erklären verschiedene Modelle, doch man weiß bisher nicht exakt, woher dieser Rhythmus genau kommt. Doch nur weil wir seinen wissenschaftlichen Ursprung nicht kennen, bedeutet das noch nicht, dass wir mit diesem Rhythmus nicht arbeiten oder seine Bedeutung nicht berücksichtigen können.

Der CranioSacrale Rhythmus ist ein ganz zarter Rhythmus. Die anderen beiden stehen mehr im Vordergrund. Um zum CranioSacralen Rhythmus zu gelangen, werden Sie zuerst die vordergründigen Rhythmen ertasten, damit Sie sie kennenlernen und die Fähigkeit entwickeln, diese Rhythmen aus Ihrer Wahrnehmung zu »entfernen«.

Der Atemrhythmus

Die Atmung entsteht bekanntlich dadurch, dass das Volumen des Brustraums (»Brustkorbs«) durch Muskelanspannungen verändert wird. Ein sehr wichtiger Muskel dabei ist das Zwerchfell. Die Anspannung dieses Muskels vergrößert das Volumen des Brustraums und verkleinert das des Bauchraums. Die Entspannung des Zwerchfells bewirkt das Umgekehrte: das Volumen des Brustkorbs verringert sich, das des Bauchraums nimmt zu. Durch den gesamten Vorgang verändert sich das Volumen der Lunge und nur so kann Luft in die Lunge ein- und dann wieder aus ihr ausströmen. Die Atembewegung kann also gut am Brustkorb oder am Bauch ertastet werden. Das sind jedoch nicht die einzigen Körperstellen, die durch die Atmung in Bewegung gesetzt

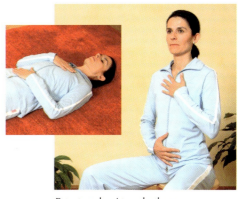

Ertasten des Atemrhythmus

werden. Vielleicht erstaunt es Sie, dass mit ein wenig Übung die Atembewegung tatsächlich an jeder Körperstelle spürbar ist. Wenn Sie möchten, lassen Sie sich nun darauf ein, diesen Rhythmus zu erfahren.

- Legen Sie in einer bequemen Körperposition Ihre Hände auf Ihren Brustkorb oder Bauch.
- Entspannen Sie die Hände, wie Sie das bei den vorherigen Übungen gelernt haben.
- Lassen Sie Ihre Hände von den Atembewegungen führen.
- Wenn Sie die Hände ganz entspannen, werden Sie das Gefühl bekommen, dass sie eine Einheit mit Ihrem Brustkorb oder Bauch bilden, vielleicht empfinden Sie es jetzt schon so, dass es nicht mehr ganz klar ist, wo sich die Grenze zwischen Hand und Körper befindet. In der CranioSacralen Therapie wird das »Verschmelzen« genannt. Dr. Upledger beschreibt es folgendermaßen: »Verschmelze, lass es ineinanderfließen und werde eins (Melt, blend and become one).« Da Ihre Hände jetzt eine Einheit mit dem Brustkorb oder Bauch bilden, machen sie jetzt genau die Bewegungen, die durch die Atmung entstehen.
- Fühlen Sie sich in diese Bewegung hinein. Sie hat ganz eigene Eigenschaften.
- Sie können nun diesen Rhythmus auch an anderen Körperstellen ertasten, zum Beispiel im Sitzen an den Oberschenkeln oder in Rückenlage an den Beckenknochen.
- Wenn Sie ein erstes inneres Bild vom Ertasten dieser Bewegung bekommen haben, wechseln Sie bitte zum Herzrhythmus.

Der Herzrhythmus

Der Herzrhythmus entsteht durch die Pumpaktivität des Herzens. Diese Pumpaktivität unterstützt durch verschiedene Aktivitäten andere Gewebe im Körper, lässt das Blut durch die Blutgefäße fließen. Sie ist, wie die Atmung auch, mit etwas Übung an jeder Stelle des Körpers fühlbar. Sind Sie bereit? Dann kann's losgehen.

Ertasten des Herzrhythmus

- Bleiben Sie in der bequemen Körperposition von eben und legen Sie Ihre Hände auf Ihren Brustkorb oder drücken Sie die Finger einer Hand leicht an die Halsschlagader. Sie befindet sich seitlich drei bis vier Fingerbreit von der Mitte des Kehlkopfes entfernt. Sie spüren ein deutliches Klopfen unter den Fingerspitzen oder -kuppen. Dasselbe können Sie an den flachen Händen spüren, wenn Sie sie über- oder nebeneinander auf dem Brustkorb liegen haben, denn direkt darunter befindet sich, gut geschützt durch den knöchernen Korb, die »Pumpstation«.

- Wo auch immer Ihre Hände sich befinden, entspannen Sie sie so weit wie möglich. Mit etwas Übung findet auch hier ein »Verschmelzen« statt.
- Lassen Sie Ihre Hände vom Herzrhythmus führen.
- Fühlen Sie sich in diesen Herzrhythmus hinein, denn auch er hat ganz eigene Eigenschaften.
- Wenn Sie sich mit dem Herzrhythmus am Hals oder am Brustkorb vertraut gemacht haben, können Sie ihn auch an anderen Körperstellen ertasten –zum Beispiel am Bauch.
- Haben Sie ein erstes inneres Bild von dieser Bewegung bekommen? Dann wechseln Sie bitte zum CranioSacralen Rhythmus.

Der CranioSacrale Rhythmus

Er ist ein Rhythmus innerhalb des CranioSacralen Systems, wie der Herzrhythmus ein Rhythmus innerhalb des Blutkreislaufsystems und der Atemrhythmus ein Rhythmus innerhalb des Atmungssystems ist. So wie bei der Atmung Luft und beim Herzrhythmus Blut in Bewegung gesetzt wird, wird beim CranioSacralen Rhythmus Hirn- und Rückenmarksflüssigkeit bewegt. Über die Herkunft der Bewegung weiß man noch wenig.

Auch nach vielen Jahrzehnten der Forschung haben wir es noch mit Modellen zu tun. Die Erfolge jedoch, über die Patienten nach der Anwendung der CranioSacralen Therapie berichten, erlauben die Aussage, dass es zu einer Verbesserung der »Pumpfunktion« innerhalb des CranioSacralen Systems kommt und dass der Fluss der Hirn- und Rückenmarksflüssigkeit sich dabei verbessert. Wissenschaftler sind noch unterschiedlicher Meinung über dieses Phänomen. Das soll uns hier aber nicht interessieren. Es reicht, wenn Sie bereit sind, mit diesem Rhythmus in Kontakt zu treten. An diesem Punkt möchte ich Sie beglückwünschen: Sie werden eine prägende Erfahrung machen, ähnlich wie ein Kursteilnehmer aus einem Fortbildungskurs bei Dr. Upledger das beschrieb:

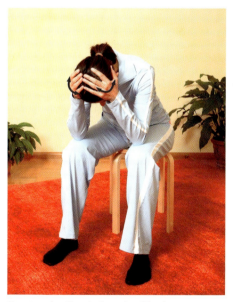

Ertasten des CranioSacralen Rhythmus

»Wenn du diesen Rhythmus einmal gefühlt hast, wirst du dich nicht mehr davon losreißen können ...«

- Am einfachsten ist es, wenn Sie sich jetzt hinsetzen und Ihre Ellenbogen dabei auf einen Tisch oder auf die Oberschenkel stützen.
- Legen Sie Ihren Kopf in die Hände. Die beiden Handballen befinden sich oberhalb der Ohren, einige Fingerspitzen beider Hände berühren sich in der Mitte des Kopfes in Höhe des Scheitels oder der »Krone«.
- Entspannen Sie die Hände und den Kopf so, dass nicht das volle Gewicht des Kopfes an die Hände abgegeben wird. Wenn das passieren sollte, werden Sie merken, dass Ihre Arme viel Kraft aufbringen müssen.
- Legen Sie so viel vom Kopf ab, dass Arme und Hände entspannt bleiben können und die Möglichkeit besteht, dass die Hände mit dem Kopf »verschmelzen«. Sobald Sie ein gutes Gefühl in Händen und Kopf haben, können Sie mit der Übung anfangen.
- Konzentrieren Sie sich zuerst auf den Atemrhythmus am Kopf. Ihre Hände »wissen« aus der vorletzten Übung, was sie zu fühlen haben. Lassen Sie sich auf diese Atembewegung ein.
- Wenn Sie mit dem Atemrhythmus am Kopf vertraut sind, wechseln Sie mit Ihrer Konzentration oder Ihrer Wahrnehmung bewusst zum Herzrhythmus. Auch jetzt »wissen« Ihre Hände aus der letzten Übung, was sie zu fühlen haben. Lassen Sie sich nun auf den Herzrhythmus ein.
- Wenn Sie mit dem Herzrhythmus am Kopf vertraut sind, wechseln Sie bitte erneut zum Atemrhythmus am Kopf.
- Bleiben Sie mit Ihrer Wahrnehmung beim Atemrhythmus, bis er Ihnen erneut vertraut ist, dann wechseln Sie wieder zum Herzrhythmus.
- Wechseln Sie so lange zwischen Atem- und Herzrhythmus hin und her, bis es für Sie »spielend« leicht geht. Sie haben nun zwei Fähigkeiten erlangt. Einerseits können Sie sich ganz bewusst auf einen Rhythmus konzentrieren oder sich einem Rhythmus zuwenden, andererseits können Sie sich ganz bewusst von einem Rhythmus abwenden. Letztere Fähigkeit brauchen Sie, um sich nun dem CranioSacralen Rhythmus zuwenden zu können.
- Stellen Sie sich vor, dass in der Tiefe Ihres Kopfes, in den Flüssigkeitskammern des Gehirns, eine rhythmische Bewegung stattfindet, die Ihren Kopf minimal weiter und enger werden lässt. Ihre Hände bewegen sich dabei mit den Handballen seitlich nach außen und danach wieder zurück zueinander nach innen. Einmal nach außen und wieder zurück nach innen dauert dabei im Allgemeinen zwischen 5 und 10 Sekunden. Die Bewegung ist klein und zart, wenn Sie sich jedoch darauf konzentrieren, ist es so, als fühlte sie sich von Ihnen eingeladen, sich zu Ihnen hinzubewegen und damit leichter spürbar zu werden. Haben Sie also Geduld. Das Einzige, was Sie

zu tun haben, ist, Ihre Konzentration von den anderen beiden Rhythmen abzuziehen und sich auf diesen kleinen und zarten Rhythmus einzulassen. Eine stetige, kleine und zarte Bewegung, die im Inneren Ihres Kopfes stattfindet.

- Entspannen Sie Ihre Hände noch ein bisschen. Wenn möglich, verschmelzen Sie noch etwas mehr. Bleiben Sie geduldig dabei, Sie werden bald belohnt werden!
- Haben Sie den CranioSacralen Rhythmus ertastet? Ich freue mich sehr für Sie! Lassen Sie sich auf den Rhythmus ein, machen Sie sich mit seinen Eigenschaften vertraut.
- Wenn Sie auch von diesem Rhythmus ein inneres Bild bekommen haben, können Sie die Wechselübung, die Sie vorher mit Atem- und Herzrhythmus gemacht haben, nun mit allen drei Rhythmen wiederholen. Das wird Ihre Sicherheit im Erspüren der Rhythmen vergrößern. Führen Sie diese abschließende Wechselübung einige Minuten durch und erfreuen Sie sich Ihrer erarbeiteten Fähigkeiten!

Wenn Sie nach einigen Minuten noch keinen Kontakt mit dem CranioSacralen Rhythmus haben, dann konzentrieren Sie sich noch eine Minute auf die beiden anderen Rhythmen, damit Ihre Hände mit einem guten Gefühl aufhören können. Probieren Sie es nach einiger Zeit erneut. Auch Sie werden diesen Rhythmus spüren, manchmal dauert es ein bisschen länger und Ihre Geduld wird etwas auf die Probe gestellt.

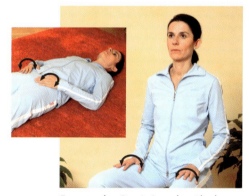

Ertasten des CranioSacralen Rhythmus

In den nächsten Tagen ist es sinnvoll, diesen Rhythmus auch an anderen Körperstellen zu ertasten, denn auch er ist, wie Atem- und Herzrhythmus, an jeder Stelle des Körpers wahrnehmbar. Am einfachsten ist er in Rückenlage an den Beckenschaufeln und im Sitzen an den Oberschenkeln fühlbar. An beiden Stellen finden, wie bereits im vorherigen Kapitel besprochen, Innen- und Außenrotationen statt.

Lenken von Energie

Ein weiterer wichtiger Aspekt in der Durchführung der CranioSacralen Therapie oder bei den nachfolgenden Selbst- und Partner-Übungen ist das »Lenken von Energie«. Die ursprüngliche Idee für diese Technik stammt von Dr. William Garner Sutherland, amerikanischer Arzt und Osteopath. Dr. Sutherland erkannte als Erster, dass innerhalb des

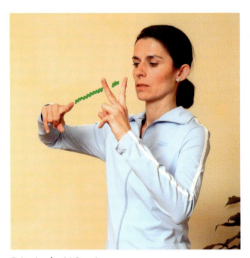

Prinzip des V-Spreizens

Schädels eine rhythmische Eigenaktivität stattfindet, die mit der Bewegung der Hirn- und Rückenmarksflüssigkeit einhergeht. Es wurde zu seiner Lebensaufgabe, dieses Phänomen therapeutisch nutzbar zu machen. Dr. Sutherland starb 1954 und hinterließ einer kleinen Gruppe seiner Schüler sein Vermächtnis. Für ihn waren die Flüssigkeitsbewegungen im gesamten Körper äußerst wichtig. Seine Behandlungstechniken wirkten somit auch spezifisch auf Flüssigkeitsbewegungen ein. Dr. Sutherland nutzte unter anderem eine Technik, mit der er Flüssigkeiten von einer Körperseite zur anderen »lenkte«, um damit eine Verbesserung der Beweglichkeit eingeschränkter Gewebe zu bekommen. Er legte dabei zwei Finger v-förmig links und rechts neben eine eingeschränkte Stelle und »lenkte« mit einem Finger der anderen Hand die Flüssigkeiten von der entgegengesetzten Seite des Körperteils in Richtung zwischen die beiden v-förmig angelegten Finger. Das ist vergleichbar mit einem Schützen, der Kimme und Korn ausrichtet, um das Ziel genau zu treffen. Da es durch das »Lenken der Flüssigkeit« zu einem Spreizen des Gewebes zwischen den Fingern kam, nannte er diese Technik »V-Spreizen«.

Dr. Upledger, der diese Technik in den 70er-Jahren des letzten Jahrhunderts kennenlernte, erkannte, dass es bei der Berührung nicht unbedingt notwendig ist, Flüssigkeiten zu lenken. Er stellte fest, dass bereits das bewusste Sich-Konzentrieren des Behandelnden auf die eingeschränkte Körperstelle zu einer Art von »Energielenken« führte. Dieses »Lenken von Energie« ist nicht nur in einem kleinen Bereich möglich, zum Beispiel in einem funktionsgestörten Gelenk, sondern kann über weitere Entfernungen wirken, beispielsweise vom Kopf zu den Füßen. Er ließ die Technik von vielen verschiedenen Menschen durchführen und erkannte, dass fast jeder dazu in der Lage ist, es sei denn, er betrachtet diese Technik mit Skepsis. Er fand sogar heraus, dass Kinder sowohl im Kindergarten- als auch im Grundschulalter diese Technik gut anwenden können und dass durch die aktive Anwendung bei ihnen die Aggressionsneigung drastisch sank und sie eine mitfühlende, zugewandte und liebevolle Umgangsweise entwickelten. Sie werden sich jetzt mit dieser einzigartigen Technik befassen, wenn Sie möchten. Das Einzige, was Sie dafür brauchen, ist eine offene, bereitwillige Haltung und Fantasie der Ausführung gegenüber. Möchten Sie es ausprobieren? Dann mal los.

An einer Stelle

In dem Buch *Auf den Inneren Arzt hören* (ebenfalls im Hugendubel-Verlag erschienen) beschreibt Dr. Upledger, dass er sich im Garten an einem Dorn das Auge verletzte und durch die Selbstanwendung der Energielenkung diese Verletzung schnell loswerden konnte. Dazu legte er eine Hand auf die Vorderseite des Kopfes in Höhe des verletzten Auges und eine Hand auf den Hinterkopf. Dann lenkte er »Energie« von der hinteren zur vorderen Hand und konzentrierte sich dabei auf die verletzte Stelle am Auge. Er beschreibt, wie nach kurzer Zeit ein deutlich wahrnehmbares »Ploppen« entstand, nach dem der Schmerz am Auge sofort nachließ.

Diese Technik lässt sich auch auf andere Stellen übertragen, etwa auf ein Kniegelenk. Wenden Sie sie dort an, wo Sie einen leichten Schmerz oder eine Einschränkung verspüren. Gehen wir einmal von der Innenseite des linken Kniegelenks aus.

- Legen Sie Ihre rechte Hand auf die Innenseite des linken Kniegelenks. Ihre linke Hand legen Sie auf die Außenseite.
- Entspannen Sie sich nun, so wie Sie das bereits beim Ertasten der körpereigenen Rhythmen gemacht haben.
- Wenn möglich, verschmelzen Sie.
- Konzentrieren Sie sich auf die störende Stelle im linken Kniegelenk. Richten Sie so weit wie möglich Ihre gesamte Aufmerksamkeit auf diesen Bereich.
- Wenn es Ihnen hilfreich erscheint, sich dabei vorzustellen, dass Sie »Energie« von der linken zur rechten Hand »lenken«, machen Sie das bitte. Ich habe vielfach in Seminaren erlebt, dass Teilnehmer mit verschiedensten Bildern arbeiten, um sich dieses Lenken zu erleichtern: Taschenlampe, Sonnenlicht, Laserstrahl, Wasserstrahl und Wärme,

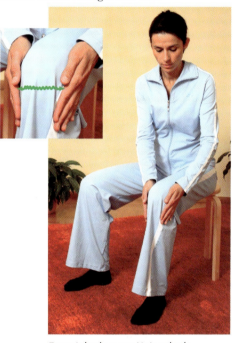

Energielenken am Kniegelenk

um nur einige zu nennen. Sie dürfen also Ihrer Kreativität freien Lauf lassen. Alles, was Ihnen bei der Durchführung des Lenkens hilft, ist erlaubt, denn denken Sie noch einmal daran: Je mehr Vorstellungskraft und Fantasie Sie einsetzen, umso besser funktioniert es.

- Im Allgemeinen werden Sie nach einer Weile eine wohlige Veränderung an der störenden Stelle bemerken und eine Besserung des Wohlbefindens tritt ein. Unter Umständen bemerken Sie, dass Ihr inneres Bild von dieser Stelle sich verändert, der Bereich wird kleiner, unklarer oder diffuser.
- Wenn Sie das Gefühl haben, dass keine weitere Veränderung mehr stattfindet, können Sie mit der Technik aufhören. Sie haben es geschafft. Sie haben mithilfe Ihrer eigenen Energie eine positive Veränderung in Ihrem Körper bewirkt!

Sollten Sie unangenehme Gefühle im gestörten Bereich bekommen, hören Sie einfach mit der Technik auf. Es kommt zwar sehr selten vor, aber es kann manchmal passieren.

In einem größeren Bereich
Sie können diese Technik auch für größere Bereiche anwenden, zum Beispiel für die Wirbelsäule. Typischerweise kann sie zur Unterstützung bereits angewandter therapeutischer Maßnahmen durch einen Arzt, Heilpraktiker oder Therapeuten eingesetzt werden oder auch, wenn Sie leichte Schmerzen oder Einschränkungen verspüren oder einfach nur, um sich etwas Gutes zu tun.

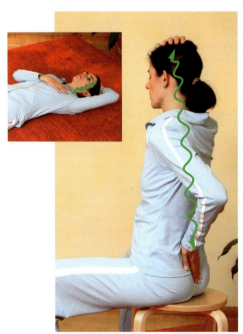

Lenken von Energie durch die Wirbelsäule

- Sie können diese Übung im Sitzen, Stehen oder Liegen durchführen.
- Das Einzige, was Sie dafür tun müssen, ist, eine Hand oben auf den Kopf und die andere Hand auf die Brust oder unten an den Rücken zu legen.
- Entspannen Sie sich wieder und verschmelzen Sie so gut wie möglich mit Ihrem Körper.
- Konzentrieren Sie sich auf Ihre gesamte Wirbelsäule oder auf die Bereiche, die sich für Sie störend anfühlen. Wenn es Ihnen möglich ist, setzen Sie Ihre gesamte Aufmerksamkeit dafür ein.
- Haben Sie Erfahrung damit, eine bestimmte »Energie« von der oberen zur unteren Hand zu »lenken«? Dann machen Sie das. Es wird Ihnen helfen, den gestörten Bereich zu verbessern. Viel Erfolg bei der Durchführung!

Verbessern der Beweglichkeit und Flexibilität von Bindegewebe, Muskeln und Gelenken – Hintergrundinformationen

Im letzten Teil dieses Kapitels möchte ich Ihnen wichtige Informationen zur Verbesserung der Beweglichkeit von Bindegewebe, Muskeln und Gelenken geben. In den nachfolgenden Kapiteln werden verschiedene Übungen besprochen, die genau darauf abzielen. Das hat einen Sinn. Erinnern Sie sich noch einmal daran, dass bei der CranioSacralen Therapie die Funktionsfähigkeit des CranioSacralen Systems verbessert werden soll. Um dies zu erreichen, gibt es verschiedene Techniken, die die Außenseite des Systems, die harte Hirn- und Rückenmarkshaut, von ihrer Spannung befreien sollen. Dies ist jedoch nur dann gut möglich, wenn die Gelenke, Muskeln und weitere Bindegewebsanteile, die einen Einfluss auf das CranioSacrale System ausüben können, richtig funktionieren. Ich möchte an dieser Stelle ein Beispiel nennen: Stellen Sie sich vor, Sie möchten die harte Rückenmarkshaut, die Teil des CranioSacralen Systems ist, bei sich behandeln. Dafür werden Sie bald einige Übungen zur Verfügung haben. Stellen Sie sich weiter vor, dass es verschiedene Muskeln gibt, die direkt unten an Ihrem Kreuzbein ansetzen, und dass diese Muskeln nun zufälligerweise bei Ihnen verkrampft, verspannt und verkürzt wären. Als Drittes stellen Sie sich vor, dass die beiden Gelenke, die dieses Kreuzbein mit den beiden Beckenknochen verbinden, auch noch blockiert wären! Ich hoffe, dass Sie sich jetzt vorstellen können, dass das ausschließliche Behandeln der harten Rückenmarkshaut (oder auch Duralschlauch genannt) nicht gut gelingen wird. Sie werden Übungen brauchen, die die verkrampften Muskeln entspannen, die Verkürzungen verlängern und die blockierten Gelenke mobilisieren können. Sie erkennen schon jetzt eine gewisse Reihenfolge: das Bindegewebe, die Muskeln und Gelenke gehen vor oder werden zuerst behandelt! Dies hat Dr. Upledger erkannt und in seinem berühmten »10-Schritte-Programm zur systematischen Behandlung des CranioSacralen Systems« berücksichtigt (siehe Seiten 56ff.).

Bindegewebe

Das Bindegewebe unseres Körpers war meiner Meinung nach unter Therapeuten das meistverkannte Gewebe. Erst in den letzten Jahrzehnten rückt es stets mehr in den Mittelpunkt bei Therapeuten, die mit ihren Händen an Menschen arbeiten. Das ist auch sinnvoll, denn der Körper besteht zu einem großen Teil aus diesem Gewebe. Sie können das Bindegewebe Ihres Körpers als ein Riesennetzwerk betrachten, das eine durch-

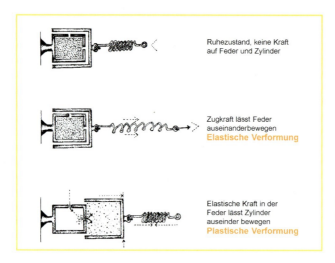

Ruhezustand, keine Kraft
auf Feder und Zylinder

Zugkraft lässt Feder
auseinanderbewegen
Elastische Verformung

Elastische Kraft in der
Feder lässt Zylinder
auseinder bewegen
Plastische Verformung

Einfluss von mechanischen Kräften auf die Verformung des Bindegewebes – Das Feder-Zylinder-Modell

gängige Struktur von oben nach unten, von rechts nach links, von innen nach außen und von vorn nach hinten bildet. Somit steht alles mit allem in Verbindung! Wenn wir das gesamte Bindegewebe aus unserem Körper entfernen würden, hätten wir nur noch einen großen formlosen Haufen von speziellen Zellen übrig. Das Bindegewebe gibt dem Körper also Form und Halt. Seine Aufgaben sind folgende: es umhüllt (z.B. einen Muskel), es trennt (beispielsweise Muskeln untereinander), es verbindet (beispielsweise dadurch, dass ein Muskel durch seine Sehne mit dem Knochen verbunden ist), es stützt (beispielsweise stützt das Bindegewebe an der Fußsohle das Fußgewölbe) und es schützt (z.B. schützen Schädeldecke, Hirnhäute und Hirnflüssigkeit das Gehirn vor Kräften von außen, etwa bei einem Sturz auf den Kopf). Das Bindegewebe ist also ein durchgängiges Gewebe und bildet Höhlen, in denen sich die spezifischen Organzellen befinden. Da das Bindegewebe überall vorhanden ist, kann es einen wesentlichen Einfluss auf die sich darin befindenden Organzellen ausüben. Spannungsveränderungen im Bindegewebe können sogar die Vorgänge im Zellkern beeinflussen! Auch die Hirn- und Rückenmarkshäute, Sehnen der Muskeln, Muskelhüllen, Gelenkknorpel und Gelenkkapseln (halten das Gelenk zusammen und sorgen dafür, dass die Gelenkflüssigkeit nicht aus dem Gelenk laufen kann) sind zum Bindegewebe zu rechnen.

Wenn Spannungen im Bindegewebe behandelt werden sollen, ist es notwendig, die geringstmögliche Dehnungskraft auf das betroffene Gewebe zu bringen und diese Kraft längere Zeit aufrechtzuerhalten. Diese Zeit braucht das Bindegewebe, um eine sogenannte plastische Reaktion vollziehen und damit entspannt und verlängert werden zu können. Das ist mit einem Ölzylinder zu vergleichen, der an einer Springfeder hängt. Wenn Sie auf dieses System für kurze Zeit Kraft ausüben, wird ausschließlich die Feder gedehnt. Mit dem Ölzylinder passiert nichts. Reduzieren Sie die Kraft, schnellt die Feder zurück und es ist, als wäre nichts geschehen. Üben Sie jetzt jedoch über längere Zeit Kraft aus, wird die elastische Kraft, die sich in der gespannten Feder aufgebaut hat, auf den Ölzylinder übertragen und wird langsam, aber sicher den Kolben aus dem Zylinder ziehen. Sie werden dabei spüren, dass zuerst eine elastische Gegenkraft (von der gespannten Feder) auf Ihre Hand wirkt. Nach und nach jedoch lässt diese Kraft nach und es ist, als ob Sie etwas weiterbewegen könnten (der Kolben löst sich aus dem Zylinder). Damit hat das Gewebe tatsächlich an Länge gewonnen und »schnellt« nicht zurück! Voilà. Das Einzige, was Sie also brauchen, ist ein wenig Zugkraft (so wenig wie möglich, aber so viel wie nötig), Zeit und Geduld, manchmal auch viel Geduld. Um diese Zugkraft auf das Bindegewebe zu bekommen, können Sie sowohl Druck in als auch Zug auf ein Gewebe ausüben. Beim Zug ist es wahrscheinlich klar, dass Zugkräfte entstehen, beim Druck vielleicht weniger. Dafür ist das Bild des Luftballons am hilfreichsten. Wenn Sie einen Luftballon mit beiden Händen halten und Druck darauf ausüben, verformt er sich. Sie üben zwar eine Druckkraft aus, der Luftballon dehnt sich jedoch, denn wenn Sie ihn sehr stark aufgeblasen haben, können Sie ihn ja mit Ihrem Druck zum Platzen bringen, und das geschieht dadurch, dass der Ballon durch die Dehnungskraft reißt.

Die Techniken, die in der Behandlung bindegewebiger Spannungen oder Verhärtungen angewandt werden, lassen sich somit in zwei Gruppen unterteilen: in die Techniken, bei denen mit den Händen leichter Druck auf den Körper ausgeübt wird, und die, bei denen man mit leichtem Zug arbeitet. Betrachten wir einmal das Prinzip beider Techniken.

Techniken, die mit Druckkräften arbeiten

Das Ziel ist hier, durch leichten Druck eine gleichmäßige und harmonische Verformung des Bindegewebes zu erreichen, ohne dass dabei abweichende Bewegungen stattfinden. Das ist mit einem Luftballon vergleichbar, den Sie zwischen Ihren Händen leicht komprimieren. Wenn keine Klebestreifen oder andere Materialien seine Formveränderung beeinträchtigen, dann bewegen sich Ihre Hände, sofern Sie sie genau einander gegenüber halten, beim Drücken gleichmäßig aufeinander zu. Kleben Sie jedoch mit einem breiten Klebeband Streifen auf so einen Luftballon, dann bewegen sich Ihre Hände nicht mehr gradlinig und harmonisch aufeinander zu. Es entstehen abweichende Bewegungen. Ihre Hände drehen sich, kippen oder gleiten zur Seite, sobald Sie Druck ausüben. Auf den Körper bezogen erkennen wir an diesen »Klebestreifen«, die eine gleichmäßige Verformung verhindern, das Vorhandensein von Spannungen oder Verhärtungen.

Drucktechniken werden beispielsweise zur Behandlung des quer verlaufenden Bindegewebes angewandt. Der Vorgang zur Lösung dieser Spannungen oder Verhärtungen ist weiter unten in diesem Kapitel beschrieben.

Techniken, die mit Zugkräften arbeiten

Hier soll durch leichten Zug eine freie, gleichmäßige und harmonische Gleitbewegung innerhalb des Bindegewebes erreicht werden, ohne dass dabei abweichende Bewegungen stattfinden. Das ist mit einem Laken vergleichbar, das Sie über einen Tisch ziehen. Wenn auf dem Laken keine Gegenstände stehen oder es nicht mit Drähten oder Gummibändern festgemacht worden ist, dann bewegt es sich beim Ziehen gleichmäßig auf Sie zu. Stehen jedoch Gegenstände darauf oder ist es fixiert, dann kann es sich nicht frei auf Sie zu bewegen, wenn Sie daran ziehen. Eine Seite kann hängen bleiben oder Sie merken, dass das Laken anfängt, abweichende Bewegungen wie zum Beispiel Drehungen durchzuführen. In Bezug auf den Körper heißt das, dass wir beim Anwenden von Zugkräften ebenfalls merken können, ob es irgendetwas gibt, das eine gleichmäßige Gleitbewegung verhindert. Sie bekommen dabei das Gefühl, als sei das Gewebe, an dem Sie ziehen, an »Drähten« oder »Gummibändern« aufgehängt. Diese Wahrnehmungen zeigen die Spannungen oder Verhärtungen im Gewebe.

Diese Techniken werden beim »Abheben« der Schädelknochen zur Behandlung der Schädelnähte und Hirnhäute angewandt. Erfahren Sie jetzt, mit welchen Prinzipien Sie arbeiten müssen, um diese Spannungen lösen zu können.

Entspannen oder Lösen von Gewebe

In diesem Abschnitt werden Sie mit den Prinzipien der Gewebeentspannung oder Gewebelösung vertraut gemacht. Alle Übungen zur Verbesserung der Beweglichkeit von Muskeln, Gelenken und Bindegewebe, die in den nachfolgenden Kapiteln besprochen werden, nutzen diese Prinzipien, um so zu einem optimalen Resultat zu gelangen. Nehmen Sie sich also die Zeit, sich damit zu befassen. Zur Sicherheit wiederhole ich jedoch die Anleitungen in Kurzform in den jeweiligen Abschnitten.

1. Möglichst leichte Berührung

Sie haben bereits in diesem Kapitel, beim Ertasten der körpereigenen Rhythmen, erfahren, dass die Berührung, die Sie durchführen, so leicht wie möglich ist. Nur so ist gewährleistet, dass das Körpergewebe offen bleiben oder sich öffnen kann und sich nicht verschließen muss.

2. Verschmelzen

Die leichte Berührung in Kombination mit einer Entspannung der berührenden Hand und einer großen Aufmerksamkeit auf das, was Sie tun, sorgt dafür, dass Ihre Hand mit dem Gewebe, das Sie gerade ertasten oder berühren, gewissermaßen eine Einheit wird.

Der Zustand, in dem die Grenze zwischen Hand und berührtem Gewebe nicht mehr deutlich ist, wird »Verschmelzen« genannt. In diesem Zustand hat die Hand die Fähigkeit, viele Vorgänge im Körperinneren wahrzunehmen und ihnen zu folgen.

3. Absicht formulieren

Damit Sie Ihre Hand üben und Ihre Aufmerksamkeit schärfen, um so ein besseres Ergebnis zu erzielen, ist es notwendig, dass Sie vor jeder Technik eine Absicht formulieren. Sie kann kurz gehalten werden, beinhaltet eine Bitte und wird im Allgemeinen nur in Ihrem Inneren formuliert, Sie sprechen diese Absicht also nicht unbedingt laut aus. Ein Beispiel dafür ist: »Möge sich bei dieser Technik mein Zwerchfell bitte entspannen ...« Die Absicht sollte durchaus im Laufe einer Technik wiederholt werden.

4. »Druck« in oder »Zug« auf das Gewebe ausüben

Nachdem Sie die Absicht formuliert haben, geben Sie einen sich langsam steigernden »Druck« in oder »Zug« auf das Gewebe. Ich schreibe an dieser Stelle Druck und Zug ganz bewusst in Anführungszeichen, denn die eingesetzte Kraft ist äußerst gering. Sie arbeiten hier im Allgemeinen nämlich nicht mit mehr als 100 Gramm und werden häufig weit darunter liegen, oft in einem Bereich, in dem die Kraft nur »gedacht« wird. Wie gehen Sie vor? Die folgende Beschreibung der Anwendung von Druckkräften gilt prinzipiell ebenso für die Anwendung von Zugkräften. Sobald Sie mit der Körperstelle, die Sie behandeln möchten, verschmolzen sind und Ihre Absicht formuliert haben, konzentrieren Sie sich auf Ihre Hände. Stellen Sie sich vor, dass auf Ihre Handrücken jemand oder etwas einen steigenden Druck ausübt. Diese innere Vorstellung sorgt tatsächlich dafür, dass Ihre Hände diesen Druck auszuüben anfangen. Bleiben Sie dann bei der Vorstellung von der Kraft, die von außen kommt: 1 Gramm, 2 Gramm, 3 Gramm, 4 Gramm ... Sie brauchen sich nur auf die Gewebereaktionen zu konzentrieren, die Kraft wird, wie gesagt, von außen auf Ihre Hände ausgeübt. Was passiert im Gewebe? Sie werden merken, dass Ihre Hände in das Gewebe hineinsacken können und es unter Ihren Händen »schmilzt«, ähnlich einem Paket Butter, auf das Sie Ihre Hand legen und das von ihrer Wärme langsam weicher wird. Es ist nicht wichtig, bei welcher Grammzahl das Gewebe weicher zu werden beginnt. Hauptsache ist, Sie bekommen dieses Weicherwerden mit und folgen der Bewegung Ihrer Hände nach innen, zur Körpermitte hin. Mit etwas Übung werden Sie spüren, dass das Gewebe schneller reagiert, als Sie es bislang wahrgenommen haben.

5. Ausweichbewegungen zulassen

Auf dem Weg Ihrer Hand zur Körpermitte hin werden Sie bemerken, dass dieser Weg nicht immer ganz gradlinig verläuft. Ganz im Gegenteil. Manchmal erscheint er so, als würde das Gewebe sich ausschließlich drehen, kippen oder sich verschieben wollen, anstatt in die Tiefe zu gehen – Sie wissen noch, das kommt von den »Klebestreifen«. Wenn Sie das spüren, bleiben Sie aufmerksam dabei. Nehmen Sie die Bewegungen wahr und lassen Sie sie zu, jedoch ohne sie zu stimulieren oder weiterzuverfolgen. Beobachten Sie sie, wie Sie Wolken am Himmel beobachten, wenn sie vorbeiziehen, während Sie sich weiterhin auf ein Ziel oder eine Absicht konzentrieren. Irgendwann wird die Sonne wieder scheinen! So ist es auch mit der Bewegung zur Körpermitte. Sie kommt wieder, wenn die Ausweichbewegung zu Ende ist.

6. Lösung oder Entspannung abwarten

Wenn Sie eine Technik mit den oben angegebenen Schritten durchführen, machen Sie damit dem behandelten Muskel, dem behandelten Gelenk oder Bindegewebe ein angenehmes Angebot, seine vorhandene Spannung loszulassen. Dies wird Lösen oder Entspannen genannt. Dieses Loslassen können Sie im Allgemeinen gut fühlen. Sie merken es hauptsächlich daran, dass das Gewebe, das Sie gerade berühren, weicher und weiter wird. Weiter bedeutet hier, dass das Gewebe gleichsam aufgeht, sich öffnet, breiter wird. Sobald Sie es gefühlt haben, werden Sie das genau nachvollziehen können.

Es gibt Vorboten, die auf die bevorstehende Lösung hindeuten. Zwei sehr bekannte Vorboten sind Wärmeabstrahlung und ein energetisches Pulsieren. Letzteres fühlt sich wie der Herzschlag an, nur dass die Geschwindigkeit deutlich höher ist und es nicht so »flüssig« ist wie beim Herzschlag, sondern deutlich »energetisch«.

Zum Schluss gibt es auch noch positive Folgen der Lösung, also dann, wenn die Entspannung bereits stattgefunden hat. Eine sehr bekannte ist die Zunahme von Fließaktivitäten. Unter Ihrer Hand, wo sich das Gewebe entspannt oder gelöst hat, können Flüssigkeit und Energie leichter fließen. Wenn Sie die Übungen regelmäßig durchführen, werden Sie automatisch nach einer Weile dieses verbesserte Fließen wahrnehmen.

Sobald Sie die Entspannung oder die Lösung wahrgenommen haben, sind Sie mit der Technik fertig. Sie können dann zur nächsten Technik wechseln oder die Übungen beenden.

Widerstände oder wenn das Gewebe sich (noch) nicht löst

Es passiert immer wieder, dass sich das Gewebe nicht lösen zu wollen scheint. Was können Sie jetzt tun? Im folgenden Abschnitt werde ich für diesen Fall einige Hilfestellungen anbieten.

Wiederholen einer Technik

Fangen Sie noch einmal von vorn an. Legen Sie Ihre Hände erneut ganz entspannt auf die zu behandelnde Stelle, verschmelzen Sie mit dem Gewebe, formulieren Sie die Absicht, geben Sie einen noch langsamer steigenden »Druck« in das Gewebe hinein, bis Sie ein »Einsacken« der Hand in das Gewebe hinein spüren.

Lenken von Energie

Falls Sie die Technik bereits wiederholt haben und erneut an dieselbe Barriere gelangen, fangen Sie bitte an, Energie in das Gewebe hineinzugeben. Sie können sich dabei vorstellen, dass diese Energie speziell dafür da ist, das Gewebe leichter zum Entspannen oder Lösen zu bringen.

Atmungstechniken durchführen (lassen)

Wenn auch das Lenken von Energie noch keine Wirkung gezeigt hat, können Atemübungen zur Lösung des Gewebes beitragen. Wenn Sie sich selbst behandeln, atmen Sie so tief wie möglich ein und bleiben Sie in dieser Position. Was passiert mit dem Gewebe? Gibt es einen Effekt auf die Spannung? Falls die Gewebespannung nachlässt, halten Sie so lange wie möglich diese Einatmungsposition. Wenn es nicht mehr geht, atmen Sie ein paarmal ein und aus, bis Sie wieder in der Lage sind, eine maximale Einatmung länger zu halten. Wiederholen Sie dies so oft, bis Sie das Gefühl haben, dass das Gewebe gut gelöst ist. Hat die Einatmung keinen positiven Effekt auf die Spannung gehabt? Dann atmen Sie bitte so tief wie möglich aus und bleiben in dieser Ausatmungsposition. Lässt das Gewebe jetzt nach? Wenn ja, dann halten Sie die Position so lange wie möglich und wiederholen Sie das, bis Sie eine gute Lösung des Gewebes fühlen.

Bei der Partnerbehandlung bitten Sie den Partner, diese Atmungstechniken durchzuführen. Sie beobachten die Spannung und ermutigen ihn wie oben beschrieben weiterzumachen, wenn die Spannung in einer Atemposition anfängt nachzulassen.

Beharrlich bleiben

Haben alle Hilfstechniken bislang nichts genützt? Dann bleiben Sie beharrlich an der Stelle, wo Sie jetzt sind. Sie spüren, dass das Gewebe sich etwas fest anfühlt und anscheinend viel Zeit braucht, um sich zu lösen. Warten Sie ab und bleiben Sie geduldig. Lassen Sie das Gewebe wissen, dass Sie verstanden haben, dass es mehr Zeit braucht, um sich lösen zu können. Schon allein das Vermitteln dieser Botschaft ist oft hilfreich. Dr. Upledger lässt uns hierzu wissen: »Zeit ist dein Verbündeter (Time is your allie).«

Sie können nach einiger Zeit auch einen leichteren, fast gedanklichen Druck von 5 Gramm hinzufügen. Dr. Upledger sagt dazu: »Wenn Sie auf einen Widerstand stoßen, fügen Sie 5 Gramm hinzu und warten Sie auf die Entspannung, die sich entfalten wird.«

So, nun haben Sie alle Informationen, die Sie brauchen, um mit den Übungen anfangen zu können. Ich empfehle Ihnen, zuerst mit den Selbst-Übungen des nächsten Kapitels zu beginnen. Wenn Sie Erfahrung mit und an sich selbst gemacht haben, wird sie Ihnen bei den Partner-Übungen und bei den Übungen für Neugeborene und Kleinkinder sehr helfen. Sie können aber auch gleich mit den Partner-Übungen oder mit den Übungen für Neugeborene und Kleinkinder beginnen, wenn das das Richtige für Sie ist. Wie auch immer, ich wünsche Ihnen viel Spaß bei und Erfolg mit den Übungen.

Selbst-Übungen für Erwachsene, Jugendliche und Kinder

Die Übungen, die in diesem Kapitel beschrieben sind, können gut von Erwachsenen und Jugendlichen durchgeführt werden. In manchen Fällen lassen sich auch Kinder motivieren, die Übungen zu machen, oder sind es von sich aus, wenn sie Ihnen zuschauen und die gemeinsame Zeit genießen.

Sie finden in diesem Kapitel vier große Übungsbereiche:
1. das Stimulieren des CranioSacralen Rhythmus
2. die Ruhepunkttechniken
3. die Verbesserung der Flexibilität und Mobilität des Bindegewebes
4. die Arbeit mit der Inneren Weisheit

Die ersten beiden Bereiche arbeiten direkt mit dem CranioSacralen Rhythmus. Es empfiehlt sich, diese Übungen vor denen zur Mobilitätsverbesserung durchzuführen. Die Übungen mit der Inneren Weisheit können Sie immer machen.

Stimulieren des CranioSacralen Rhythmus

Bevor Sie mit diesen Übungen beginnen, möchte ich Ihnen noch einige allgemeine Informationen geben. Die Übungen sollen das CranioSacrale System in seiner Arbeit unterstützen. Am leichtesten ist das, wenn Sie dabei den gefühlten Bewegungen des Systems direkt folgen und sie mit Körperbewegungen betonen.

Sollten Sie den CranioSacralen Rhythmus innerlich nicht fühlen, kein Problem. Sie können die Bewegungen mit den Armen oder dem Kopf und später mit den Beinen oder dem Becken auch entsprechend Ihrem Wohlbefinden durchführen oder nach der Uhr. Im letzteren Fall gehen Sie von einer idealen Situation mit einer Frequenz von 10 Zyklen pro Minute aus, deshalb dauert ein ganzer Zyklus aus Füllungs- und Entleerungsbewegung dann 6 Sekunden beziehungsweise es stehen für die Füllungs- und die Entleerungsbewegung jeweils 3 Sekunden zur Verfügung. Am einfachsten arbeiten Sie mit einer Quarzuhr, bei der Sie die Sekunden mithören können, oder Sie zählen innerlich »einundzwanzig, zweiundzwanzig, dreiundzwanzig« und ändern dann die Bewegungsrichtung. Fangen Sie mit den Bewegungen der Arme oder des Kopfes an und fügen Sie dann die Bewegungen der Beine oder des Beckens hinzu. Das Ziel ist, dass Sie sich wohlfühlen und das CranioSacrale System in seiner Arbeit unterstützt wird.

Egal ob Sie nun bei der Übung dem CranioSacralen Rhythmus direkt, oder nach eigenem Belieben gefolgt sind, bleiben Sie nach Beendigung bitte noch eine kurze Weile ohne Bewegung liegen und spüren Sie nach, wie sich Ihr Körper anfühlt, genießen Sie die Energie, Wärme, Weite und Leichtigkeit, die sich dann wahrscheinlich einstellen werden. Ich wünsche Ihnen viel Spaß beim Üben.

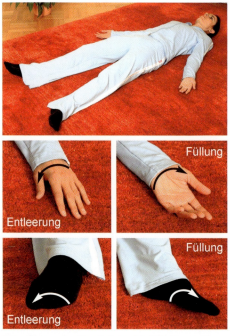

Stimulieren des CranioSacralen Rhythmus über Arme und Beine

Stimulieren über Arme und Beine

Wie Sie bereits wissen, bewegen sich Arme und Beine im CranioSacralen Rhythmus während der Entleerung nach innen und während der Füllung nach außen. Auf diese Bewegungen werden Sie sich innerlich einstellen und sie dann mit Ihren Armen und Beinen verstärken.

- Legen Sie sich bequem auf den Rücken, und zwar so, dass Sie in den kommenden Minuten in dieser Position bleiben können. Brauchen Sie noch etwas – eine Decke, eine Knierolle, ein Kissen unter Kopf, Lenden- oder Halswirbelsäule?
- Legen Sie die Arme so hin, dass die Handflächen in Richtung Decke zeigen, die Beine dürfen bequem nach außen hängen. Sie befinden sich mit dieser Haltung in der Füllungsposition des CranioSacralen Systems. Wenn Sie bereit sind, kann die Übung beginnen.
- Fühlen Sie sich in den CranioSacralen Rhythmus der Arme ein, wie Sie das bereits bei den vorbereitenden Übungen gelernt haben: bei der Entleerung in Innenrotation – wobei sich die Hände mit der Handfläche in Richtung Unterlage drehen – und bei der nachfolgenden Füllung wieder in Außenrotation – die Hände drehen sich mit den Handflächen wieder zurück in Richtung Decke.

- Sobald Sie den CranioSacralen Rhythmus innerlich fühlen, nehmen Sie sich die Zeit, sich auf ihn einzustellen. Folgen Sie ihm innerlich einige Zyklen lang.
- Sobald Sie sich eingestimmt haben, bewegen Sie die Arme mit: bei der Entleerung in Innenrotation und bei der nachfolgenden Füllung wieder in Außenrotation. Die Bewegung kann sowohl klein als auch groß sein, je nachdem, wie es angenehm ist. Das Bewegungsausmaß hat keinen Einfluss auf den Erfolg.
- Sobald Sie sich mit der Stimulation der Arme wohlfühlen und es für Sie leicht ist, den Bewegungen zu folgen, können Sie die Beine hinzunehmen. In der Entleerung, bei der sich die Handflächen in Richtung Unterlage bewegen, drehen Sie Ihre Füße nach innen, sodass sich die großen Zehen annähern. In der Füllung, bei der die Handflächen sich wieder zurück in Richtung Decke bewegen, drehen Sie Ihre Füße zurück nach außen, die großen Zehen entfernen sich voneinander.
- Führen Sie die Bewegung einige Minuten lang durch. Wichtig ist, dass Sie sich dabei wohlfühlen.

Wenn Sie den CranioSacralen Rhythmus nicht spüren, dann bewegen Sie Ihre Arme und Beine so schnell oder langsam nach innen und außen, wie es für Sie angenehm ist, oder nach der Uhr. Im letzteren Fall bewegen Sie Ihre Füße innerhalb von 3 Sekunden nach innen und innerhalb von 3 Sekunden wieder nach außen. Der gesamte Weg von außen nach innen und wieder nach außen dauert dann also 6 Sekunden. Spüren Sie, auch wenn Sie eine Uhr verwenden, nach, ob die Bewegungen sich für Sie gut anfühlen, zwingen Sie sich selbst den idealen Rhythmus nicht auf.

Sie können diese Übung prinzipiell auch im Stehen und Sitzen durchführen, doch sind die Bewegungen mit den Beinen dabei nicht so leicht möglich. Daher ziehe ich die Liegeposition vor. Probieren Sie es aus, möglicherweise fühlen Sie sich in den anderen Körperpositionen wohler. Auch hier führen Sie die Bewegungen einige Minuten lang durch, Hauptsache, es geht Ihnen gut.

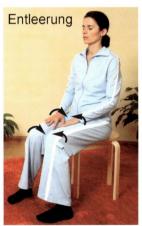
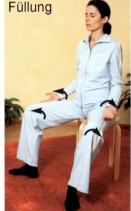

Entleerung   Füllung

Durchführung im Sitzen

Stimulieren über Kopf-Becken-Bewegung

Erinnern Sie sich daran, dass das Hinterhauptbein und das Kreuzbein über den Dural-schlauch miteinander verbunden sind und sich im CranioSacralen Rhythmus schaukelnd bewegen (siehe Seiten 23ff.). In der Füllung und Entleerung des Systems bewegen sich beide Knochen in Richtungen, die mit Kopf- und Beckenbewegungen nachvollziehbar und stimulierbar sind. Da das Hinterhauptbein sich bei Füllung mit seiner Hinterseite fußwärts bewegt (eine rückwärtige Kippung) und bei Entleerung scheitelwärts (eine Kip-pung vorwärts), liegt es auf der Hand, dass Kopfnickbewegungen diese Bewegungen sti-mulieren können. Fühlen Sie hinein, es ist, als fände eine dauernde leichte Ja-Bewegung statt. Bei der Füllung wird der Kopf dabei etwas mehr in den Nacken gelegt, bei der Ent-leerung etwas nach vorn in Richtung Brustbein. Das Kreuzbein macht prinzi-piell die gleichen Bewegungen wie das Hinterhauptbein, das heißt, bei der Fül-lung bewegt sich das Kreuzbein nach hin-ten, während sich das Hinterhauptbein nach rückwärts dreht, was eine Abfla-chung des Rückens mit sich bringt. Bei der Entleerung, bei der die Vorwärtsdrehung des Hinterhauptbeins stattfindet, bewegt sich das Kreuzbein nach vorn, was eine Verstärkung der Lendenlordose bedeutet.

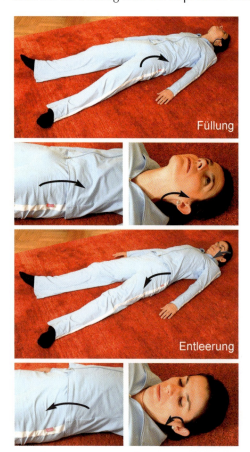

Füllung

Entleerung

Stimulieren über Kopf-Becken-Bewegung

• Legen Sie sich bequem auf den Rü-cken, und zwar so, dass Sie in den kommenden Minuten in dieser Position bleiben können. Brauchen Sie noch etwas – eine Decke, eine Knierolle, ein Kissen unter Kopf, Lenden- oder Hals-wirbelsäule? Da wir bei dieser Übung mit dem Becken Kippbewegungen durchführen werden, ist eine Knierolle oft angenehm. Auch eine Nackenrolle oder ein kleines Kissen unter dem Kopf kann für die durchzuführende Kopf-nickbewegung hilfreich sein. Probieren Sie es einfach aus.

- Fühlen Sie sich innerlich in den CranioSacralen Rhythmus des Kopfes ein: bei der Entleerung in die Vorbeugung – der Kopf bewegt sich in Richtung Brustbein – und bei Füllung in die Rückbeugung – der Kopf bewegt sich nach hinten in den Nacken.
- Sobald Sie den CranioSacralen Rhythmus innerlich fühlen, nehmen Sie sich die Zeit, sich auf den Rhythmus einzustellen. Folgen Sie ihm innerlich einige Zyklen lang.
- Sobald Sie sich eingestimmt haben, bewegen Sie den Kopf mit: bei der Entleerung durch Vorbeugen des Kopfes und bei der Füllung durch Rückneigen des Kopfes.
- Die Bewegungen dürfen groß oder klein ausgeführt werden, einfach so, wie es für Sie gerade am angenehmsten oder einfachsten ist.
- Wenn diese Bewegungen mühelos verlaufen, können Sie die Beckenbewegungen hinzunehmen. In der Entleerung, wenn der Kopf sich nach vorn bewegt, bewegen Sie das Becken ebenfalls nach vorn. Dabei wird die Lendenlordose etwas verstärkt. In der Füllung, bei der Sie den Kopf in den Nacken legen, flachen Sie den Rücken ab – oder Sie kippen das Becken nach hinten, je nachdem, was für Sie am einfachsten ist.
- Die Beckenbewegungen können Sie ebenfalls je nach Wohlgefühl groß oder klein ausführen, es spielt für den Effekt keine Rolle.
- Führen Sie die Bewegungen, wie auch schon bei der Übung mit den Armen und Beinen, einige Minuten lang durch. Wichtig ist, dass Sie sich dabei wohlfühlen.

Wenn Sie den CranioSacralen Rhythmus nicht spüren, dann bewegen Sie Kopf und Becken so schnell oder langsam nach vorn und hinten, wie es für Sie angenehm ist, oder nach der Uhr. Im letzteren Fall bewegen Sie Ihren Kopf und Ihr Becken innerhalb von 3 Sekunden nach hinten und innerhalb von 3 Sekunden wieder nach vorn. Der gesamte Weg von vorn nach hinten und wieder nach vorn dauert dann also 6 Sekunden. Fühlen Sie, auch wenn Sie eine Uhr verwenden, ob die Bewegungen sich für Sie gut anfühlen, zwingen Sie sich selbst den idealen Rhythmus nicht auf.

Sie können diese Übung auch im Stehen und Sitzen durchführen. Im Sitzen ist das Becken gut beweglich, im Stehen könnte es möglicherweise etwas schwieriger sein. Sie können ausprobieren, wie Sie sich beim Üben fühlen, wenn Sie im Stehen dabei die Knie leicht beugen. Auch hier führen Sie die Bewegungen einige Minuten lang durch, Hauptsache, Sie fühlen sich wohl.

Zusammenfassung der Technik zur Stimulierung des CranioSacralen Rhythmus:

- Fühlen Sie sich in die CranioSacrale Bewegung hinein
- Stimulieren Sie in Gedanken die Bewegung
- Fangen Sie an, der Bewegung aktiv zu folgen und sie zu vergrößern
- Die Bewegung kann groß oder klein sein
- Führen Sie die Übung einige Minuten lang durch

Ruhepunkttechniken

Ruhepunkttechniken dienen dazu, den CranioSacralen Rhythmus langsam, aber stetig zum Stillstand und damit zu einem Ruhepunkt zu bringen. Hierdurch bekommt das CranioSacrale System die Möglichkeit, eine »Auszeit« zu nehmen. Sie können sich das so vorstellen, dass ein Ruhepunkt für das CranioSacrale System so gut ist wie für Sie ein erholsamer Mittagsschlaf. Es erholt und regeneriert sich, bekommt frische Energien für die folgende Zeit und kann damit seine Arbeit einfacher und leichter ausführen. Wenn Sie jetzt denken: »Das hört sich ja genauso an wie bei den Übungen zur Stimulierung des CranioSacralen Rhythmus«, dann stimmt das irgendwie. Lassen Sie mich erneut zu einem Bild greifen. So wie der Ruhepunkt wie ein erholsamer Mittagsschlaf für das System ist, so ist die Stimulierung des CranioSacralen Rhythmus mit einem Spaziergang an der frischen Luft, im Wald oder am Strand vergleichbar. Sie merken, beides tut gut, beides ist erholsam.

Es gibt zwei Möglichkeiten, zu einem Ruhepunkt zu gelangen. Bei der Ersten müssen Sie den CranioSacralen Rhythmus fühlen können, denn der Ruhepunkt kann erreicht werden, wenn Sie den CranioSacralen Rhythmus bewusst ertasten und bremsen können. Der Vorteil dieser Methode ist, dass Sie sie in beliebiger Körperposition und fast jederzeit durchführen können. Falls Sie den CranioSacralen Rhythmus nicht spüren, brauchen Sie sich – und das ist die zweite Möglichkeit – nur hinzulegen; außerdem benötigen Sie einen sogenannten Ruhepunktauslöser, ein Hilfsmittel, das Sie selbst herstellen (siehe Seite 100) oder im Handel kaufen können. Beide funktionieren, es hängt nur davon ab, ob Sie es sich einfacher machen wollen, indem Sie einen Ruhepunktauslöser kaufen oder Sie sich die Mühe machen wollen, einen selbst, mithilfe von einer Socke und zwei Tennis- oder Jongierbällen, anzufertigen. Unten im Text finden Sie dazu noch einige Informationen. Ich wünsche Ihnen eine angenehme Zeit beim Üben.

Ruhepunkt mit den Händen auslösen

Ich möchte hier die Durchführung im Liegen beschreiben. Zum Schluss erkläre ich noch kurz das Üben in anderen Körperpositionen, die Durchführung ist jedoch grundsätzlich immer die gleiche.

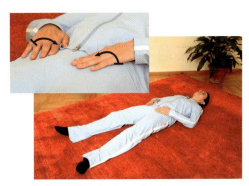

Ruhepunkttechnik am Becken

- Legen Sie sich bequem auf den Rücken, und zwar so, dass Sie in den kommenden Minuten in dieser Position bleiben können. Brauchen Sie noch etwas – eine Decke, eine Knierolle, ein Kissen unter Kopf, Lenden- oder Halswirbelsäule?
- Legen Sie Ihre beiden Hänwirbelsäule?
- Legen Sie Ihre beiden Händen auf die Beckenschaufeln, und zwar dort, wo die sogenannten vorderen Darmbeinstachel sind. Sie finden diese Stachel etwa in Höhe des Hosenbundes oder Gürtels, manchmal auch unterhalb. Es sind deutlich fühlbare Knochenvorsprünge. Schmiegen Sie sich mit den Händen in diesem Bereich an Ihr Becken an. Das ist wichtig, da Sie auf diese Art und Weise am einfachsten mit dem CranioSacralen Rhythmus in Kontakt kommen können.
- Entspannen Sie sich, lassen Sie Ihre Hände weich und entspannt werden, legen Sie sie ab.
- Fühlen Sie sich in den CranioSacralen Rhythmus ein, wie Sie das bereits bei den vorbereitenden Übungen gelernt haben. Wenn es für Sie am einfachsten ist, zuerst mit dem Atem- oder dem Herzrhythmus in Kontakt zu gehen und danach erst mit dem CranioSacralen Rhythmus, dann wählen Sie diese Reihenfolge.
- Wenn Sie sich auf den CranioSacralen Rhythmus einlassen, werden Sie merken, dass er die Beckenschaufeln nach innen und nach außen rotieren lässt. Bei Füllung bewegen sie sich nach außen, weg von der Körpermitte, bei Entleerung nach innen, zur Körpermitte hin. Sobald Sie den Rhythmus spüren, folgen Sie ihm einige Zyklen lang. Wie ist er in diesem Moment? Wie groß ist der Bewegungsausschlag, wie kräftig ist der Rhythmus? Ist er links und rechts gleich oder vergleichbar?
- Stellen Sie sich jetzt vor, der kleinen Bewegung mit den Händen zu folgen, ähnlich wie Sie mit den Augen dem Pendel einer Wanduhr folgen können.
- Nun können Sie mit der Technik anfangen. Wenn der CranioSacrale Rhythmus in Entleerung geht, bewegen sich die Beckenschaufeln nach innen, zur Körpermitte hin. Sie folgen nun dieser Bewegung mit Ihren Händen, bis sie sich umdreht und die Beckenschaufeln sich wieder nach außen drehen.

- An dieser Stelle folgen Sie der Bewegung nach außen nicht mehr. Stellen Sie sich vor, für diese Bewegung wie eine Wand zu sein. Der Rhythmus wird leicht gegen Ihre Hand drücken. Bleiben Sie beharrlich, denn nach einigen Sekunden wird die Bewegung sich wieder umdrehen und nach innen gehen.
- Wenn Sie dies merken, folgen Sie erneut der Entleerungsbewegung nach innen.
- Jetzt geht das Ganze von vorn los. Sie folgen der Entleerungsbewegung, bis sie sich zur Füllungsbewegung umdreht, verharren dort, bilden eine Wand und warten, bis die nächste Entleerungsbewegung wieder nach innen geht. Damit geht der Cranio-Sacrale Rhythmus immer weiter in die Entleerung hinein.
- Wiederholen Sie diesen Vorgang, bis Sie merken, dass die Bewegung nach außen nicht mehr passiert. Alle Bewegungen hören auf. Glückwunsch, Sie haben den Ruhepunkt erreicht. Jetzt brauchen Sie nur noch zu warten, bis der Rhythmus wieder anfängt. Halten Sie die Position der Hände. Während dieser Ruhepunktphase regeneriert sich das CranioSacrale System.
- Wenn Sie die Füllungsbewegung des CranioSacralen Rhythmus wieder spüren, geben Sie nach. Verfolgen Sie die Bewegung nach außen und innen noch einige Zyklen lang. Hat der Rhythmus sich verändert? Nun sind Sie mit der Technik fertig.

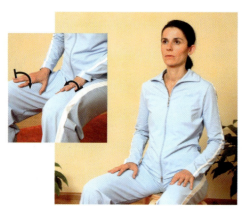

Ruhepunkttechnik an den Oberschenkeln

Sie können die Technik auch im Sitzen durchführen. Setzen Sie sich dafür auf einen Stuhl oder eine Couch und legen Sie Ihre Hände auf die Oberschenkel. Während der Füllung spüren Sie eine Außenrotation und während der Entleerung eine Innenrotation. Die Technik bleibt jedoch gleich. Sie verfolgen die Innenrotationsbewegung und begrenzen die Außenrotationsbewegung, bis Sie den Ruhepunkt erreicht haben. Verharren Sie dort und warten Sie ab. Wenn der Rhythmus wieder zurückkommt, beobachten Sie ihn einige Zyklen lang.

Wahrscheinlich haben Sie schon selbst daran gedacht: Diese Technik ist optimal, um sie in einer kurzen Pause am Arbeitsplatz, auf dem Parkplatz oder in einer ruhigen Minute zu Hause durchzuführen. Einfach des Wohlbefindens wegen.

Zusammenfassung der Technik zur Auslösung eines Ruhepunktes:

- Legen oder setzen Sie sich entspannt hin
- Legen Sie beide Hände am Körper an
- Entspannen Sie Ihre Hände und verschmelzen Sie
- Fühlen Sie sich in den CranioSacralen Rhythmus ein
- Folgen Sie dem Rhythmus einige Zyklen lang
- Folgen Sie dem Rhythmus in die Entleerungsbewegung hinein
- Behindern Sie die Füllungsbewegung dadurch, dass Sie eine »Wand« bilden
- Folgen Sie erneut der Entleerungsbewegung
- Behindern Sie erneut die Füllungsbewegung
- Wiederholen Sie den Vorgang, bis keine Füllungsbewegung mehr stattfindet
- Warten Sie, bis Sie die Füllungsbewegung wieder wahrnehmen, und geben Sie dann nach
- Verfolgen Sie die CranioSacrale Bewegung einige Zyklen lang

Ruhepunkt mit dem Ruhepunktauslöser (Still Point Inducer)

Die zweite Möglichkeit für Sie, zu einem Ruhepunkt zu gelangen, ist das Arbeiten mit einem »Ruhepunktauslöser«. Da Sie dieses Hilfsmittel auch selbst herstellen können, möchte ich das zuerst besprechen. Lassen Sie mich jedoch vorher kurz einen Blick auf diese Technik werfen.

Die Ruhepunkttechnik wurde ursprünglich von dem amerikanischen Osteopathen Dr. William Garner Sutherland entwickelt. Dr. Sutherland ging davon aus, dass das Gehirn sich kontrahieren und pumpen kann, ähnlich wie das Herz, nur dass das Gehirn dabei nicht Blut, sondern Hirn- und Rückenmarksflüssigkeit bewegen würde. Er wusste, dass in der Tiefe des Gehirns, direkt oberhalb der Halswirbelsäule, ein Gebiet in direkter Nähe zu einem größeren »Hirnflüssigkeitsbehälter« (die 4. Hirnkammer oder das 4. Hirnventrikel) gelegen war, der viele wichtige Hirnnervenkerne (Entstehungsbereiche der Nerven) trägt. Er ging nun davon aus, dass dieses Flüssigkeitssystem, sobald ein Therapeut den Behälter durch Druck oder Kompression am Hinterhaupt »auspressen« und lange genug halten würde, irgendwann wieder »frische und energetische« Flüssigkeit in den Behälter »pumpen« würde. Damit würde den Hirnnervenkernen neue Energie zur Verfügung stehen, die die Funktion der Nerven verbessern würde. Er nannte diese Technik »Kompression des 4. Ventrikels« – das war die Ur-Ruhepunkttechnik. Er stellte fest, dass die Technik tatsächlich eine sehr ausgleichende Wirkung auf das

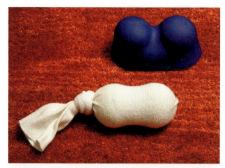

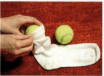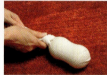

Oben: Ruhepunktauslöser
Unten: Erstellung eines Ruhepunktauslösers

Nervensystem hat. Dr. Upledger benutzt sie deshalb gern am Anfang und am Ende einer Behandlung. Bei Nervosität wird der Mensch dadurch ruhiger, bei Übermüdung fitter oder wacher. In den Partner-Übungen werden Sie die Technik noch weiter beschrieben bekommen (siehe Seiten 174ff.).

Basierend auf dieser Idee haben schlaue Therapeuten Hilfsmittel entwickelt, damit Patienten diese Technik zu Hause durchführen und somit unabhängig von einem Therapeuten von ihren Vorzügen profitieren können. Dr. Upledger entwickelte daraufhin einen mittlerweile industriell gefertigten Ruhepunktauslöser, den Sie im Handel oder über das Upledger Institut erwerben können (Anschrift im Anhang, Seite 280).

Der Ruhepunktauslöser

Um selbst einen Ruhepunktauslöser herzustellen, brauchen Sie nur zwei Dinge: eine Socke und zwei Jonglierbälle oder zwei alte Tennisbälle. Sie stopfen die Bälle in die Socke, machen direkt an den Bällen einen Knoten hinein und fertig ist Ihr Hilfsmittel. Wenn Sie sich einen Ruhepunktauslöser kaufen möchten, so finden Sie auf Seite 280 die Adresse des Upledger Instituts Deutschland. Der Vorteil des fertigen Ruhepunktauslösers ist, dass er eine plane Unterseite hat und damit deutlich stabiler ist. Wenn Ihnen die Anwendung Ihres selbst angefertigten Ruhepunktauslösers hilft, es aber für Sie unbequem ist, dass er immer wegrutscht, dann sollten Sie überlegen, ob Sie sich nicht doch einen angefertigten leisten möchten (Preis 2010: ca. 20 Euro).

Die Durchführung eines Ruhepunktes

• Sobald Sie einen Ruhepunktauslöser besitzen, kann es losgehen.
• Legen Sie sich bequem auf den Rücken, und zwar so, dass Sie 10 bis 20 Minuten in dieser Position bleiben können. Brauchen Sie noch etwas – eine Decke, eine Knierolle, ein Kissen unter Lenden- oder Halswirbelsäule?
• Wenn Sie eine angenehme Lage gefunden haben, platzieren Sie den Ruhepunktauslöser unter Ihrem Hinterkopf. Wichtig ist, dass Sie ihn nicht in den Nacken oder zu hoch zum Scheitel hin legen. Die »richtige« Position ist jedoch einfach zu finden. Sobald Ihr Kopf, wenn Sie sich entspannen, weder nach vorn in Richtung Brustbein

noch nach hinten in Richtung Nacken kippt, liegen Sie richtig.

- Bleiben Sie in dieser Position einige Minuten liegen, bis Sie eine wohlige Entspannung verspüren.
- Zu Beginn, wenn Sie diese Technik neu anwenden, werden Sie vielleicht einen deutlichen Druck am Hinterkopf verspüren, ein Schmerz darf jedoch nicht auftreten. Martern Sie sich nicht. Sobald der Druck unangenehm ist, nehmen Sie den Ruhepunktauslöser wieder weg. Bei regelmäßiger Anwendung werden Sie merken, dass Sie immer länger durchhalten. Nach einer gewissen Zeit werden Sie sogar nach 20 Minuten noch ein angenehmes Gefühl am Hinterkopf verspüren.

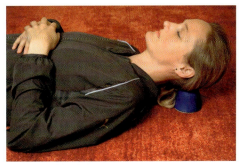

Durchführung eines Ruhepunkts mit einem Ruhepunktauslöser

- Sie dürfen auf dem Ruhepunktauslöser einschlafen, Sie können sich aber auch vorsichtshalber einen Wecker stellen, wenn Sie sich dabei wohler fühlen.

Im Allgemeinen spüren Sie tagsüber nach 10 bis 20 Minuten eine angenehme, erfrischende Entspannung und abends eine angenehme, wohlige Ruhe. Lassen Sie sich überraschen! Denken Sie noch mal daran: Diese Technik bewirkt eine erholsame Auszeit für das CranioSacrale System. Sie werden sich nach der Anwendung in der Mittagspause vermutlich frisch fühlen, abends werden Sie im Allgemeinen leicht einschlafen. Wachen Sie in der Nacht immer wieder auf und können nicht gut wieder einschlafen? Dann probieren Sie es ruhig auch in dieser Zeit. Hauptsache bei jeder Anwendung ist: Sie fühlen sich wohl!

Verbessern der Beweglichkeit und Flexibilität des Bindegewebes

Sie haben mit den bisherigen Übungen schon viel geschafft, denn das CranioSacrale System wurde von Ihnen direkt stimuliert. Damit haben Sie erreicht, dass die »Pumpe« des Systems einerseits kräftig angekurbelt und andererseits in eine entspanntere Ausgangslage gebracht wurde. Damit das System auf diesem Stand bleiben kann, ist es hilfreich, das umgebende Bindegewebe zu lösen. Sie können sich vielleicht vorstellen, dass die Pumpaktivität des Systems durch Spannungen in den Strukturen, die es als »Hülle« umgeben, eingeschränkt werden kann.

Im Grundlagen-Kapitel haben Sie bereits einiges über das Bindegewebe an sich und die Möglichkeit seiner Behandlung erfahren. Sie werden in diesem Kapitel Übungen lernen, die dazu dienen,

- eine Zunahme der Flexibilität der Muskeln zu erreichen, die den Knochen anhaften, die das CranioSacrale System umhüllen;
- eine Verbesserung der Beweglichkeit in den Gelenken zwischen diesen Knochen zu erzielen;
- eine Zunahme der Flexibilität der Hirn- und Rückenmarkshäute zu bekommen.

Die Techniken, die Sie zur Behandlung der bindegewebigen Strukturen anwenden, sind nicht immer gleich. Neben gleichmäßigen Dehnungen über Ihre Hände oder mit Ihrem Körper setzen Sie auch aktive Bewegungen nahe der Bewegungsgrenze ein. Die jeweilige zu benutzende Technik wird direkt beschrieben.

Es hat sich herausgestellt, dass es für die manuelle Behandlung aller bindegewebigen Strukturen hilfreich ist, von den jeweiligen Geweben oder Strukturen ein inneres Bild oder eine innere Vorstellung zu haben. Im Kapitel »Grundlagen« habe ich die Strukturen und Gewebe für Sie beschrieben (siehe Seiten 29ff.). Falls das nicht ausreichen sollte, besorgen Sie sich eventuell ein einfaches Anatomiebuch oder leihen Sie sich eines von Ihrem Arzt, Heilpraktiker oder Therapeuten.

Möglichkeit der Erfolgskontrolle über den CranioSacralen Rhythmus

Wenn es Ihnen gelungen ist, den CranioSacralen Rhythmus zu spüren, können Sie jederzeit für sich selbst schauen, was die Übungen für seine Freiheit bewirkt haben. Wie Sie wissen, schränkt die Spannung der Strukturen, die sich um das CranioSacrale System herum befinden oder die daran anhaften, die Möglichkeit des CranioSacralen Rhythmus ein, sich frei auszubreiten. Je freier und entspannter diese beschränkenden Strukturen werden, desto leichter hat es der Rhythmus, die Zellen des Gehirns und Rückenmarks und alle Körperzellen zu erreichen und damit die Zellernährung zu vereinfachen! Sie verfügen also über eine hervorragende Möglichkeit, den Erfolg Ihrer Übungen zu »messen«, wenn Sie nach einer Übung beurteilen, um wie viel die Freiheit für den Rhythmus in den behandelten Körperbereichen oder im CranioSacralen System zugenommen hat.

Die Behandlungsreihenfolge für das Bindegewebe

Folgende Reihenfolge zur Verbesserung der Beweglichkeit und Flexibilität hat sich in der täglichen Praxis bewährt:

1. Behandlung des quer verlaufenden Bindegewebes
2. Behandlung der Muskeln
3. Behandlung der Gelenke von Brustkorb, Schultergürtel und Becken
4. Behandlung der Wirbelsäulengelenke mit Kreuzbein und Hinterhauptbein
5. Behandlung der Rückenmarkshäute
6. Behandlung der Knochen des Hirnschädels und der Hirnhäute
7. Behandlung der bindegewebigen Verbindungen zwischen Hirnschädel und Gesichtsknochen

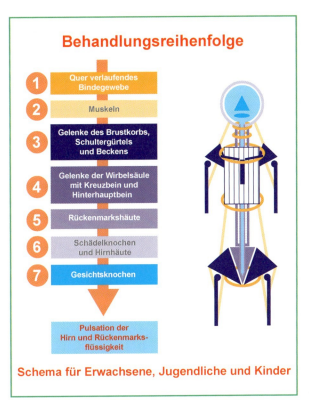

Behandlungsreihenfolge der Selbst-Übungen

Die Schritte bauen aufeinander auf. Zuerst sollten die quer verlaufenden bindegewebigen Strukturen gelöst werden, damit die Strukturen mit Längsverlauf danach gut behandelt werden können. Dann wird von außen nach innen gearbeitet, weil Spannungen oder Verhärtungen in oberflächlicheren Schichten die Beweglichkeit und Flexibilität der tieferen Schichten einschränken können. Obwohl die Gesichtsstrukturen oberflächlicher liegen als die Hirnhäute, hat sich in der Praxis gezeigt, dass die Hirnhäute zuerst behandelt werden müssen, da es sonst nicht zur befriedigenden Lösung der Gesichtsstrukturen kommen und diese dann wieder die Beweglichkeit der Hirnhäute beeinträchtigen kann.

Die Wichtigkeit eines Ruhepunktes

An dieser Stelle möchte ich noch einmal erwähnen, dass es wichtig sein kann, eine Ruhepunkttechnik am Anfang und am Ende der Übungszeit durchzuführen. Das Bindegewebe hat es gern, wenn es auf diese Weise gut vorbereitet und am Ende der Übungen dadurch in seiner Gesamtheit wieder ausgeglichen wird.

Harte Widerstände – Ergänzungen

Sie werden unter Umständen feststellen, dass Sie an manchen Punkten nur sehr zäh vorankommen. So lässt sich vielleicht eine Querstruktur kaum lösen, die Muskeln oder Gelenke bleiben fest, die Rücken- oder die Hirnhäute fühlen sich wie unverformbar an oder die Gesichtsknochen lassen sich kaum bewegen – auch nicht nach längerer Zeit. Dann ist es wirklich sinnvoll, eine der folgenden Vorgehensweisen zu wählen:

- einen »Schritt nach vorn« tun: Bleiben Sie nicht an der Härte hängen, sondern machen Sie mit der nächsten Struktur weiter
- einen »Schritt zurück« tun: Gehen Sie zurück zu einem vorherigen Behandlungspunkt – wenn zum Beispiel die Rückenmarkshäute sehr fest bleiben, dann behandeln Sie bitte noch einmal die Querstrukturen oder führen Sie eine Ruhepunkttechnik durch; lässt sich ein Gesichtsknochen nicht leicht befreien, dann wenden Sie noch einmal die Techniken für den Hirnschädel mit den Hirnhäuten an

In den meisten Fällen hat es sich als sehr hilfreich herausgestellt, neben der Behandlung des Bindegewebes vermehrt Entspannungsübungen durchzuführen.

Es ist für die Behandlung der bindegewebigen Strukturen vorteilhaft, wenn Sie ein Gefühl dafür haben, dass Sie die Atmungsbewegung in Ihrem Körper verfolgen oder lenken können. Die Kraft dieser gezielten Atmungsbewegung hilft Ihrem Gewebe zusammen mit der Kraft Ihrer Hände dabei, mögliche Verspannungen leichter zu lösen. Führen Sie dazu die Übung auf den Seiten 72ff. durch.

Die Behandlung des quer verlaufenden Bindegewebes

Im Bindegewebe gibt es quer verlaufende Strukturen, die eine »quetschende Kraft« auf die Bindegewebsschläuche ausüben können. Im Bereich des CranioSacralen Systems sind das folgende Strukturen:

- der Beckenboden
- das Zwerchfell
- die Schulter-Nacken-Hals-Strukturen
- das Zungenbein mit den daran haftenden Muskeln
- die Hinterhauptbasis – der Übergang von der Halswirbelsäule zum Kopf

Die ersten vier Bereiche können Sie wunderbar selbst behandeln, der letzte Bereich ist für Sie allein nur schwer erreichbar. Dafür brauchen Sie jemand anderen. Im nächsten Kapitel, in dem Sie die Partner-Übungen finden, ist die Technik dafür auf den Seiten178ff. beschrieben. Die Erfahrung von Dr. Upledger mit der Behandlung der quer verlaufenden bindegewebigen Strukturen hat gezeigt, dass das Einhalten der Reihenfolge von unten nach oben vorteilhaft ist. Das gesamte Bindegewebe um das CranioSacrale System herum wird dadurch langsam, aber stetig vom Becken zum Kopf hin weicher. Arbeiten Sie bei der Behandlung mit leichtem Druck Ihrer Hände, um eine gleichmäßige und harmonische Verformung des Bindegewebes zu bekommen, ohne dass dabei abweichende Bewegungen stattfinden.

Im vorherigen Kapitel sind auf den Seiten 83ff. die Grundlagen für die Übungen unter der Überschrift »Verbessern der Beweglichkeit und Flexibilität von Bindegewebe, Muskeln und Gelenken – Hintergrundinformationen« beschrieben. Es könnte hilfreich sein, den Text noch einmal zu lesen, bevor Sie mit den Übungen anfangen.

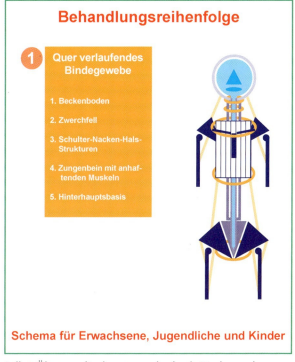

Selbst-Übungen für das quer verlaufende Bindegewebe

Erste Querstruktur: der Beckenboden

Technik zur Behandlung des Beckenbodens: Anwendung leichter Druckkräfte von vorn nach hinten mit dem Ziel, über das Lösen von Gewebespannungen oder Verhärtungen zu einer gleichmäßigen Verformbarkeit des Beckenbodens zu gelangen.

- Legen Sie sich bequem auf den Rücken. Machen Sie es sich gemütlich. Vielleicht brauchen Sie eine Abstützung unter Ihrem Kopf oder Nacken, vielleicht unter Ihrer Lendenwirbelsäule oder unter den Knien.
- Legen Sie beide Hände bequem seitlich in Höhe der Leisten ab. Wenn Sie ein inneres Bild vom Beckenboden haben, dann aktivieren Sie es jetzt bitte. Es kann Ihnen dabei helfen, auf die Gewebe des Beckenbodens konzentriert zu bleiben.
- Entspannen Sie Ihre Hände. Verschmelzen Sie mit dem Gewebe. Ihre Hände werden langsam einsinken und Sie bekommen das Gefühl, dass Hände und Leisten eins werden.
- Atmen Sie ruhig, konzentrieren Sie sich auf Ihre Hände und auf das Gewebe. Sie bestimmen nun den Zeitpunkt, da Sie mit der Übung beginnen werden.

- Formulieren Sie zuerst Ihre Absicht. Sagen Sie leise oder laut dazu: »Möge mein Beckenboden sich entspannen und mögen meine Hände tief einsacken.«
- Mit Ihren Händen üben Sie jetzt einen leichten Druck in das Beckengewebe aus. Erinnern Sie sich, es ist nur ein ganz geringer Druck. Sie werden das Gefühl bekommen, dass Ihre Hände tiefer in das Beckengewebe einsacken können. Ihre Hände bewegen sich in Richtung des Fußbodens oder der Unterlage.
- Sie werden sehr wahrscheinlich feststellen, dass diese Bewegung des Einsackens keine gerade Bewegung Richtung Boden ist. Es kann kleine abweichende Bewegungen geben, Drehungen, ein Kippen oder Gleitbewegungen. Lassen Sie diese abweichenden Bewegungen mit beiden Händen zu. Konzentrieren Sie sich weiter auf die zum Boden hin gerichtete Bewegung und auf Ihre Absicht.
- Nach einiger Zeit stellen Sie fest, dass das Gewebe Ihres Beckens sich löst. Es wird spürbar weicher und weiter. Möglicherweise haben Sie vorher deutliche Wärme oder ein energetisches Pulsieren unter Ihren Händen gespürt oder Sie merken nach dem Weicher- und Weiterwerden, dass Flüssigkeiten oder Energie freier fließen können. Jetzt ist diese Technik beendet.
- Lösen Sie Ihren Druck. Genießen Sie die Entspannung des Gewebes. Können Sie den CranioSacralen Rhythmus spüren und haben Sie auch noch etwas Zeit, bevor Sie weitermachen? Dann lassen Sie Ihre Hände noch einen kleinen Moment liegen und genießen Sie die Freiheit, die der CranioSacrale Rhythmus jetzt gewonnen hat. Das können Sie übrigens nach jeder Übung tun, bevor Sie zur nächsten Querstruktur wechseln.

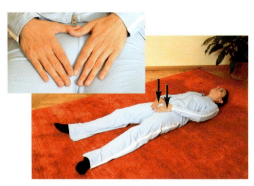

Behandlung des Beckenbodens

Umgang mit Widerstand:
- Sollten Sie auf einen »Widerstand« stoßen, halten Sie bitte an. Versuchen Sie nicht, ihn beiseitezudrücken. Das gelingt im Allgemeinen nicht.
- Lösen Sie den Druck und fangen Sie wieder von vorn an.
- Falls Sie wieder auf den Widerstand stoßen, schicken Sie Energie hinein oder atmen Sie in das Gewebe hinein.

- Wenn auch das nicht deutlich hilft, bleiben Sie bitte beharrlich und geben Sie eventuell 5 Gramm Druck hinzu.
- Warten Sie ab und bleiben Sie bei der Formulierung der Absicht. Das Gewebe wird sich lösen, es dauert nur ein bisschen länger als erwartet.

Zweite Querstruktur: das Zwerchfell

Technik zur Behandlung des Zwerchfells: Anwendung leichter Druckkräfte von vorn nach hinten mit dem Ziel, über das Lösen von Gewebespannungen oder Verhärtungen zu einer gleichmäßigen Verformbarkeit des Zwerchfells zu gelangen.

- Die Technik ist in ihrer Durchführung identisch mit der für den Beckenboden. Bleiben Sie bequem auf dem Rücken liegen.
- Legen Sie nun die Hände seitlich und vorn auf Ihren Rippenbogen. Wenn Sie ein inneres Bild vom Zwerchfell haben, dann aktivieren Sie es jetzt bitte. Es kann Ihnen dabei helfen, auf sein Gewebe konzentriert zu bleiben.
- Entspannen Sie Ihre Hände. Verschmelzen Sie mit dem Gewebe. Ihre Hände werden langsam einsinken und Sie bekommen das Gefühl, dass sie und Ihr Rippenbogen eins werden.
- Atmen Sie ruhig, konzentrieren Sie sich auf Ihre Hände und auf das Gewebe.
- Formulieren Sie Ihre Absicht: »Möge mein Zwerchfell sich entspannen und mögen meine Hände tief einsacken.«
- Üben Sie dann einen leichten Druck aus, warten Sie auf die einsackende Bewegung Richtung Boden und folgen Sie ihr.
- Wenn Sie abweichende Bewegungen – Drehungen, ein Kippen oder Gleitbewegungen – wahrnehmen, lassen Sie sie mit beiden Händen zu und bleiben Sie konzentriert auf die zum Boden hin gerichtete Bewegung und auf Ihre Absicht.
- Warten Sie auf die Lösung des Gewebes. Sie verspüren ein Weiter- und Weicherwerden. Möglicherweise haben Sie vorher deutliche Wärme oder ein energetisches Pulsieren unter Ihren Händen gespürt oder Sie merken nach dem Weiter- und Weicherwerden, dass Flüssigkeiten oder Energie freier fließen können. Jetzt ist diese Technik beendet.
- Lösen Sie Ihren Druck. Genießen Sie die Entspannung des Gewebes. Spüren Sie noch einmal den CranioSacralen Rhythmus dort, wo Ihre Hände jetzt liegen. Freuen Sie sich über den gewonnenen Freiraum. Verweilen Sie einen Moment, bevor Sie zur dritten Querstruktur wechseln.

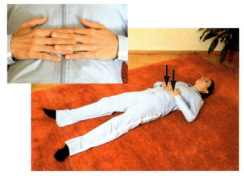

Behandlung des Zwerchfells

Umgang mit Widerstand:
- Falls Sie auf einen »Widerstand« stoßen, fangen Sie noch mal von vorn an.

- Sollte er erneut auftauchen, schicken Sie Energie hinein oder atmen Sie verstärkt in den Bereich hinein.
- Bleibt das Gewebe weiterhin fest, bleiben Sie beharrlich und geduldig an der Stelle, verstärken Sie den Druck eventuell um 5 Gramm und bleiben Sie bei Ihrer Formulierung der Absicht. Sie können sicher sein, das Gewebe wird weicher und weiter werden.

Dritte Querstruktur: die Schulter-Nacken-Hals-Strukturen
Technik zur Behandlung der Schulter-Nacken-Hals-Strukturen: Anwendung leichter Druckkräfte von vorn nach hinten mit dem Ziel, über das Lösen von Gewebespannungen oder Verhärtungen zu einer gleichmäßigen Verformbarkeit der Schulter-Nacken-Hals-Strukturen zu gelangen.

- Die Technik ist in ihrer Durchführung identisch mit der für den Beckenboden und das Zwerchfell. Ich wiederhole sie trotzdem, damit Sie sie sich leichter einprägen können.
- Sie liegen weiterhin entspannt auf dem Rücken.

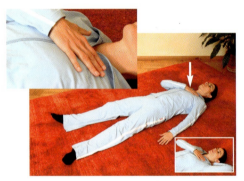

Behandlung der Schulter-Nacken-Hals-Strukturen

- Legen Sie eine Hand vorn so auf Ihren Brustkorb, dass Sie mit Daumen und Zeigefinger Schlüsselbeine und obere Rippen berühren. Die Handfläche liegt auf dem Brustbein. Wenn Sie ein inneres Bild von den Schulter-Nacken-Hals-Strukturen haben, dann aktivieren Sie es jetzt bitte. Es kann Ihnen dabei helfen, auf dieses Gewebe konzentriert zu bleiben.
- Entspannen Sie Ihre Hand. Verschmelzen Sie mit dem Gewebe. Ihre Hand wird langsam einsinken und Sie bekommen das Gefühl, dass sie und Ihre Halsstrukturen eins werden.
- Atmen Sie ruhig, konzentrieren Sie sich auf Ihre Hand und auf das Gewebe.
- Formulieren Sie Ihre Absicht: »Mögen meine Halsstrukturen sich entspannen und möge meine Hand tief einsacken.«
- Üben Sie dann einen leichten Druck aus und warten Sie auf die einsackende Bewegung Richtung Boden. Folgen Sie dieser Bewegung.
- Wenn Sie abweichende Bewegungen wahrnehmen, lassen Sie sie zu und bleiben Sie auf die zum Boden hin gerichtete Bewegung und auf Ihre Absicht konzentriert.
- Warten Sie auf die Lösung des Gewebes. Sie verspüren ein Weiter- und Weicherwerden. Möglicherweise haben Sie vorher deutliche Wärme oder ein energetisches Pul-

sieren unter Ihrer Hand gespürt oder Sie merken nach dem Weicher- und Weiterwerden, dass Flüssigkeiten oder Energie freier fließen. Jetzt ist diese Technik beendet.
* Lösen Sie Ihren Druck. Genießen Sie die Entspannung des Gewebes. Der CranioSacrale Rhythmus hat jetzt die Freiheit bekommen, sich leichter in diesem Bereich auszubreiten. Bleiben Sie einen Moment so, bevor Sie zur letzten Querstruktur wechseln.

Umgang mit Widerstand:
* Falls Sie auf einen »Widerstand« stoßen, fangen Sie noch einmal von vorn an.
* Sollte er erneut auftauchen, schicken Sie Energie hinein oder atmen Sie verstärkt in den Bereich hinein.
* Bleibt das Gewebe weiterhin fest, bleiben Sie beharrlich und geduldig an der Stelle, verstärken Sie den Druck eventuell um 5 Gramm und bleiben Sie bei Ihrer Formulierung der Absicht. Sie können beruhigt sein, auch hier wird das Gewebe weicher werden.

Sie können diese Technik auch mit beiden Händen durchführen. Legen Sie dazu Ihre zweite Hand in Höhe des Übergangs zwischen Hals- und Brustwirbelsäule in den Nacken. Diese Hand dient als Richtungsgeber für die Hand vorn auf dem Brustkorb und hilft mit beim Lenken von Energie, beim Spüren von Lösungs- oder Entspannungsphänomenen, beim Zulassen abweichender Bewegungen und beim Wahrnehmen des CranioSacralen Rhythmus.

Vierte Querstruktur: das Zungenbein mit den daran haftenden Muskeln
Technik zur Behandlung des Zungenbeins mit den daran haftenden Muskeln: Anwendung leichter Druckkräfte von vorn nach hinten mit dem Ziel, über das Lösen von Gewebespannungen oder Verhärtungen zu einer gleichmäßigen Verformbarkeit der Gewebe zu gelangen.
* Die Technik ist in ihrer Durchführung identisch mit der Technik für den Beckenboden, das Zwerchfell und die Halsstrukturen. Ich wiederhole sie auch hier trotzdem ein letztes Mal.
* Sie liegen entspannt auf dem Rücken.
* Legen Sie eine Hand mit Daumen und Zeigefinger seitlich und vorn auf Ihr Zungenbein, das Sie direkt oberhalb des »Adamsapfels« (spitzer vorderer Hubbel auf dem Knorpel in Ihrem Hals) finden können. Wenn Sie ein inneres Bild vom Zungenbein mit den daran haftenden Muskeln haben, dann aktivieren Sie es jetzt bitte. Es kann Ihnen dabei helfen, auf das Gewebe konzentriert zu bleiben.
* Entspannen Sie Ihre Hand. Verschmelzen Sie mit dem Gewebe. Ihre Hand wird lang-

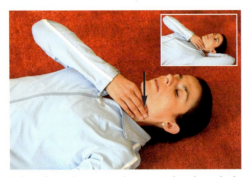

Behandlung des Zungenbeins mit den daran haftenden Muskeln

sam einsinken und Sie bekommen das Gefühl, dass sie und Ihr Zungenbein mit den daran haftenden Muskeln eins werden.

- Atmen Sie ruhig, konzentrieren Sie sich auf Ihre Hand und auf das Gewebe.
- Formulieren Sie Ihre Absicht: »Mögen meine Halsmuskeln sich entspannen und möge meine Hand tief einsacken.«
- Üben Sie dann einen leichten Druck

aus und warten Sie auf die einsackende Bewegung Richtung Boden. Folgen Sie dieser Bewegung.
- Wenn Sie abweichende Bewegungen wahrnehmen, lassen Sie sie zu und bleiben Sie konzentriert auf die zum Boden hin gerichtete Bewegung und auf Ihre Absicht.
- Warten Sie auf die Lösung des Gewebes. Sie verspüren ein Weiter- und Weicherwerden. Möglicherweise haben Sie vorher deutliche Wärme oder ein energetisches Pulsieren unter Ihrer Hand gespürt oder Sie merken nach dem Weicher- und Weiterwerden, dass Flüssigkeiten oder Energie freier fließen. Jetzt ist diese Technik beendet.
- Lösen Sie Ihre angewandte Kraft. Genießen Sie die Entspannung des Gewebes. Bleiben Sie einen Moment so, genießen Sie, wenn möglich, die Freiheit, die der Cranio-Sacrale Rhythmus jetzt gewonnen hat. Spüren Sie, um wie viel leichter es dem Rhythmus jetzt fällt, sich in diesem Bereich auszubreiten. Jetzt sind Sie mit allen Techniken zur Behandlung des quer verlaufenden Bindegewebes fertig.

Umgang mit Widerstand:
- Falls Sie auf einen »Widerstand« stoßen, fangen Sie von vorn an.
- Sollte er erneut auftauchen, schicken Sie Energie hinein oder atmen Sie verstärkt in den Bereich hinein.
- Bleibt das Gewebe weiterhin fest, bleiben Sie beharrlich an der Stelle, verstärken Sie eventuell den Druck um etwa 5 Gramm und bleiben Sie bei Ihrer Formulierung der Absicht. Bleiben Sie ganz gelassen, das Gewebe wird nachgeben.

Sie können diese Technik, wie eben schon die vorherige, auch mit beiden Händen durchführen. Legen Sie dazu Ihre zweite Hand ebenfalls auf den Nacken, jetzt jedoch in Höhe des Übergangs zwischen Kopf und Halswirbelsäule. Diese Hand dient wieder als Richtunggeber für die Hand vorn auf dem Zungenbein und hilft mit beim Lenken von Energie, beim Spüren von Lösungs- oder Entspannungsphänomenen, beim Zulassen abweichender Bewegungen und beim Wahrnehmen des CranioSacralen Rhythmus.

Zusammenfassung der Technik zur Behandlung der Querstrukturen

- Sie liegen, wenn möglich, bei allen Übungen zur Behandlung der quer verlaufenden bindegewebigen Strukturen auf dem Rücken
- Sie benutzen eine Hand oder beide Hände
- Die Hand oder die Hände liegen hauptsächlich auf der Vorderseite des Körpers
- Sie verschmelzen mit dem Gewebe, das Sie gerade berühren, hilfreich dabei ist die bildhafte Vorstellung vom Gewebe (als Unterstützung können Abbildungen aus einem Anatomiebuch dienen)
- Formulieren Sie Ihre Absicht: »Mögen meine Strukturen sich entspannen und möge meine Hand tief darin einsacken«
- Üben Sie nun einen leichten Druck ins Gewebe aus
- Der Druck, den Sie mit Hand oder Händen ausführen, geht immer in Richtung des Fußbodens (wenn Sie sich in Rückenlage befinden)
- Folgen Sie der Bewegung der Hand oder der Hände und lassen Sie die spürbaren abweichenden Bewegungen zu
- Warten Sie auf die Entspannung des Gewebes
- Wiederholen Sie unter Umständen die Technik, wenden Sie das Lenken von Energie durch das Gewebe an, atmen Sie in das Gewebe hinein oder bleiben Sie geduldig und beharrlich an einem Widerstand und verstärken Sie den Druck eventuell um 5 Gramm
- Genießen Sie die Effekte der Entspannung
- Spüren Sie die Freiheit, die der CranioSacrale Rhythmus gewonnen hat

Wie bereits gesagt, die ganz obere Querstruktur können Sie allein nicht wirklich gut behandeln, das Sinnvollste hier ist, jemanden um Hilfe zu bitten. Die Technik, mit der der Partner arbeiten sollte, finden Sie auf Seite 193. Jetzt haben Sie alle quer verlaufenden bindegewebigen Strukturen so gut wie möglich für den heutigen Tag entspannt und Sie haben sich gut auf die Übungen zur Dehnung der Muskeln, die in Längsrichtung des Körpers verlaufen, vorbereitet.

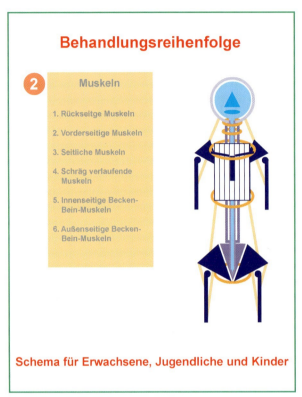

Behandlungsreihenfolge

2   **Muskeln**

1. Rückseitge Muskeln

2. Vorderseitige Muskeln

3. Seitliche Muskeln

4. Schräg verlaufende Muskeln

5. Innenseitige Becken-Bein-Muskeln

6. Außenseitige Becken-Bein-Muskeln

Schema für Erwachsene, Jugendliche und Kinder

Selbst-Übungen zur Muskeldehnung

Muskeldehnungen

Ich weiß aus meiner eigenen Studienzeit, dass Muskeldehnungen stets mit großer Kraft, viel Spannung und »Schmerz« verbunden waren. Das war damals die Lehrmeinung, obwohl es auch schon einzelne Therapeuten gab, die mit weniger Kraft arbeiteten. Mittlerweile wissen wir, dass große Kraftanwendung für die Muskulatur nicht gut ist. Übungen zur »Dehnung« der Muskeln sollen kein Unbehagen auslösen; leichte Spannungsgefühle dürfen auftreten, müssen aber während der Übung nachlassen und in ein wohliges Gefühl übergehen. Nur so kann der Muskel wirklich nachgeben und lässt das Nervensystem zu, dass die Spannung abnimmt.

Um dieses Ziel zu erreichen, bewegen Sie Ihren gesamten Körper oder Körperteile in eine Richtung bis zur ersten Spannungsgrenze. Hier angelangt, arbeiten Sie mit vertiefter Atmung, um zu einer Spannungslösung zu kommen. Das tiefe Einatmen bereitet das Lösen vor, das vertiefte Ausatmen bietet den Muskeln an, die vorhandene Spannung zu lösen, nachzugeben und sich etwas zu verlängern. Dabei entsteht auf Dauer eine sogenannte plastische Reaktion im Bindegewebe, das damit wirklich etwas länger wird (siehe Seite 84). Dafür braucht das Gewebe jedoch Zeit und Regelmäßigkeit. Wenn Sie die Übungen täglich durchführen, werden Sie recht bald merken, dass Sie »lockerer und weicher« werden.

Es gibt in zahlreichen Büchern viele Muskeldehnungsübungen. Ich habe hier für Sie einige in der Reihenfolge zusammengestellt, die aus meiner Sicht für die Behandlung des CranioSacralen Systems am sinnvollsten sind. Die Muskelgruppen, die Sie jetzt dehnen werden, verlaufen in Längsrichtung, befinden sich in großen Bereichen und bestehen aus vielen einzelnen Muskeln, die ich jedoch im Einzelnen nicht beschreiben oder benennen werde, weil es für die Übung nicht notwendig ist. Sie werden die folgenden Muskelgruppen dehnen lernen:

- Muskeln der gesamten Körperrückseite
- Muskeln der gesamten Körpervorderseite
- seitliche Muskeln
- schräg verlaufende Muskeln
- innenseitige Becken-Bein-Muskeln
- außenseitige Becken-Bein-Muskeln

Vielleicht machen Sie schon Dehnungsübungen und brauchen gar nicht viel umzustellen. Falls Sie gern weitere machen wollen, lade ich Sie herzlich dazu ein, es zu tun. Sie können die Prinzipien der Dehnung auf alle weiteren speziellen Körperbereiche übertragen.

Muskeln der gesamten Körperrückseite
Die erste Übung betrifft die Muskeln der gesamten Körperrückseite, von den Wadenmuskeln bis zu den Muskeln, die am Hinterkopf enden.

- Stellen Sie sich hin, die Füße ungefähr hüftbreit auseinander, und belasten Sie beide gleichmäßig.
- Führen Sie beide Hände hinter Ihrem Rücken zusammen und haken Sie die Daumen ineinander.
- Rollen Sie sich vom Kopf nach unten hin ab. Fangen Sie damit an, dass Sie den Kopf mit dem Kinn zur Brust hin bewegen, beugen Sie sich dann weiter nach vorn und stellen Sie sich dabei vor, dass Sie mit Ihrem Scheitel zwischen Ihre Knie kommen werden. Nehmen Sie dabei die Hände auf Ihrer Rückenseite nach oben und vorn und stellen Sie sich vor, dass Ihre Hände vor Ihren Füßen den Boden berühren könnten.
- Gehen Sie nicht zu weit, sondern nur bis zur ersten fühlbaren Spannungsgrenze. Es darf kein ziehendes Gefühl dabei entstehen. Die erste gefühlte Spannung reicht aus.

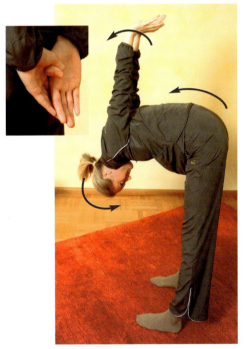

Dehnung der Muskeln der gesamten Körperrückseite

- Verharren Sie an der Stelle.
- Atmen Sie nun tief ein, während Sie Ihre Körperposition beibehalten.
- Atmen Sie aus und »sacken« Sie währenddessen mit Ihrem Scheitel in Richtung Knie und mit den Händen in Richtung Fußboden. Zwingen Sie sich nicht. Pressen Sie nicht. Sacken Sie einfach entspannt in die Bewegung hinein. Es soll locker sein. Lassen Sie los.
- Wenn Sie das Gefühl haben, dass ein Ziehen entsteht, gehen Sie ein wenig zurück.
- Am Ende der Ausatmung verharren Sie in der neuen Position. Genießen Sie die Lockerheit und die Entspannung.
- Atmen Sie langsam wieder ein und verharren Sie weiterhin in der erreichten Körperposition.
- Atmen Sie wieder aus und verfahren Sie wie eben. Lassen Sie sich in die Bewegung hinein-»sacken«. Der Scheitel bewegt sich locker und einfach Richtung Knie, die Hände Richtung Fußboden. Es ist, als ob die Ausatmungsbewegung den Weg für Sie frei macht, es fühlt sich ganz mühelos an.
- Am Ende der Ausatmung verharren Sie wieder und genießen die Entspannung. Wiederholen Sie den Vorgang noch 5-mal, sodass Sie insgesamt 7 Ein- und Ausatmungsphasen durchlaufen haben.
- Sie können gern noch 1 oder 2 Atmungsphasen lang in der Endposition bleiben, wenn Ihnen das angenehm ist.
- Wenn Sie wieder aus der Position herausgehen möchten, dann atmen Sie langsam ein und stellen sich dabei vor, dass der Atem Sie wieder aufrichtet. Spüren Sie nach, wie einfach das geht.
- Sobald Sie wieder aufrecht stehen, spüren Sie die Lockerheit und Entspannung aller Muskeln auf der Rückseite Ihres Körpers und genießen Sie dieses Gefühl. Wie fühlt sich der CranioSacrale Rhythmus in dem gesamten Bereich innerlich an? Fühlen Sie das verstärkte Pulsieren, auch wenn Sie dort nicht mit Ihren Händen hinspüren können? – Kein Problem, wenn Ihnen das jetzt nicht sofort gelingen sollte, es wird im Laufe der Zeit ganz einfach.

Muskeln der gesamten Körpervorderseite

Die zweite Übung – für alle Muskeln der Körperseite, die vom Schienbein bis zum Mundboden verlaufen – können Sie im Stehen, im Sitzen auf einer Couch oder im Fersensitz durchführen. Probieren Sie einfach alle Möglichkeiten aus und schauen Sie für sich, was für Sie am besten funktioniert.

- Im Stehen können Sie in der Position bleiben, die Sie eben bei den Dehnungen der rückseitigen Muskeln innehatten. Wenn Sie die Übung auf der Couch machen möchten, setzen Sie sich auf das vordere Drittel, Sie müssen unter Umständen einige

Kissen zwischen Gesäß und Rücken-lehne legen, um später Ihren Körper abzustützen. Beim Fersensitz brauchen Sie wahrscheinlich auch einige Kissen zum Abstützen Ihres Körpers.

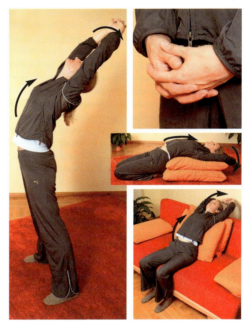

Dehnung der Muskeln der gesamten Körpervorderseite

- Gleich, in welcher Position Sie die Übung durchführen: Verschränken Sie die Finger beider Hände ineinander und nehmen Sie die Hände vor dem Körper nach oben und über den Kopf nach hinten. Legen Sie dabei den Kopf in den Nacken und strecken Sie den gesamten Rücken. Stellen Sie sich dabei vor, dass Ihr Körper mühelos einen Bogen nach hinten bilden kann, so wie ein frisch geschnittener junger Ast eines Baumes.
- Wie bereits bei der ersten Übung erwähnt: Es darf auf gar keinen Fall wehtun oder ziehen, sondern soll immer angenehm sein. Sie möchten nur die Spannung der Muskulatur verringern, die Verlängerung kommt mit der Zeit von allein.
- Bei der Übung können Sie Spannungen in allen Muskeln der Körpervorderseite spüren, von den Oberschenkeln über Bauch und Brust bis zum Hals.
- Gehen Sie nur bis zur ersten Spannungsgrenze und verharren dort.
- Atmen Sie tief ein, ohne Ihre Körperposition zu verändern.
- Atmen Sie jetzt langsam und tief aus. Erlauben Sie Ihrem Körper, sich in den entstehenden Freiraum hineinzubewegen oder hineinzusacken. Spüren Sie, wie leicht das gehen kann. Genießen Sie die Entspannung und das Loslassen der Muskeln.
- Wenn Sie am Ende der Ausatmung angekommen sind, bleiben Sie einen Moment so, bevor Sie wieder einatmen. Registrieren Sie den Weg, den Sie zurückgelegt und wie Ihre Muskeln dabei nachgegeben haben.
- Atmen Sie nun wieder ein, ohne den Körper dabei zu bewegen.
- Am Ende der Einatmung atmen Sie wieder aus und sacken in den Freiraum hinein.
- Wiederholen Sie den Vorgang insgesamt 7-mal.
- Wenn Sie damit fertig sind, können Sie gern noch 1 oder 2 Atemzüge lang in der Endposition bleiben.

- Um in die aufrechte Position zurückzukehren, atmen Sie langsam und tief ein und stellen sich dabei vor, dass die Atmungsbewegung Ihren Körper mühelos aufrichten lässt.
- Stehen oder sitzen Sie wieder gerade? Dann genießen Sie jetzt das Ergebnis der Übung. Spüren Sie innerlich nach, wie gut sich Ihr Körper anfühlt, wie angenehm die Muskeln der Vorderseite entspannt sind und wie leicht der CranioSacrale Rhythmus sich hier jetzt ausbreiten kann.

Seitliche Muskeln

Die dritte Übung ist für die seitlichen Muskeln des Körpers, die an der Körperaußenseite vom Unterschenkel bis zum Hals verlaufen. Diese Übung wird am einfachsten im Stehen durchgeführt.

- Stellen Sie sich etwas breitbeinig hin, sodass Sie einen guten Stand haben, wenn Sie sich nachher mit dem Körper zur Seite beugen. Obwohl es nicht darauf ankommt, fangen Sie jetzt erst einmal mit den Muskeln auf der linken Körperseite an.
- Neigen Sie Ihren Kopf zur rechten Seite und führen Sie dabei Ihren linken Arm so über Ihren Kopf, als sollte der Daumen Richtung Fußboden gehen. Gleiten Sie mit Ihrer rechten Hand außen über Ihren rechten Oberschenkel. Ihr gesamter Körper beugt sich nun nach rechts, die Muskeln der linken Seite entfalten sich.

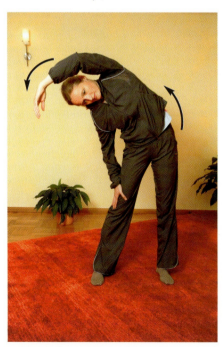

Dehnung der seitlichen Muskeln

- Sobald Sie eine leichte wohlige Spannung spüren, verharren Sie an der Stelle und stützen sich mit der rechten Hand auf Oberschenkel, Knie oder Unterschenkel. Diese Hand bewegt sich ab jetzt nicht mehr von der Stelle. Sie dient als Stütze für das Körpergewicht!
- Gehen Sie jetzt vor wie bei den vorherigen Übungen. Atmen Sie ein, während Sie die Position halten, danach atmen Sie aus und bewegen sich mühelos in die seitliche Richtung weiter, wobei Sie sich vorstellen, dass Ihr Kopf, Ihr Arm und Ihr Rumpf sich problemlos weiterbewegen, der Daumen geht in Richtung Fußboden.

- Achten Sie darauf, dass keine unangenehmen Gefühle entstehen. Sollte das doch mal der Fall sein, bewegen Sie sich ein wenig zurück.
- Wiederholen Sie das Ein- und Ausatmen für die linke Seite 7-mal. Falls es Ihnen die Bewegung vereinfacht, dürfen Sie gern im rechten Ellenbogen leicht einknicken – Sie müssen aber nicht. Die rechte Hand und der rechte Arm sollen als stabile Stütze dienen und dürfen diese Funktion nicht verlieren.
- Um aus der Endposition zurück in die aufrechte Körperposition zu gelangen, atmen Sie wieder langsam tief ein und lassen Ihren Körper sich wie von allein aufrichten.
- Dann wechseln Sie die Seite und führen alles genau andersherum durch, damit auch die Muskeln der rechten Körperseite sich lösen können.
- Bleiben Sie noch einen Moment stehen und genießen Sie innerlich das angenehme Gefühl der gelösten Strukturen auf den beiden Körperseiten. Möglicherweise merken Sie auch, dass der CranioSacrale Rhythmus einen wohlig vergrößerten Raum vorfindet.

Schräg verlaufende Muskeln
Nachdem Sie nun alle Muskeln auf der Vorder- und Rückseite sowie auf beiden Seiten des Körpers gelöst haben, werden bei dieser vierten Übung alle schräg verlaufenden Muskeln behandelt. Ihr Körper bewegt sich im Alltag sehr viel in diesen schrägen Ebenen. Denken Sie nur daran, dass Sie beim normalen Gehen Ihren linken Arm gleichzeitig mit dem rechten Bein nach vorn bewegen und umgekehrt. Dabei dreht sich also der Schultergürtel zur einen und das Becken zur anderen Seite.
- Um die schräg verlaufenden Muskeln zu lösen, legen Sie sich auf eine Seite. Fangen Sie mit der rechten Seitenlage an.
- Beugen Sie Ihr linkes Bein und legen Sie die Innenseite des linken Knies vor dem rechten Knie auf den Fußboden, den linken Fuß legen Sie in die Kniekehle des rechten Beins.
- Nehmen Sie Ihre rechte Hand und legen Sie ihre Innenseite auf die Außenseite des linken Kniegelenks.
- Jetzt nehmen Sie Ihren gestreckten linken Arm schräg seitlich nach oben, drehen Sie dabei Kopf und Rumpf zur linken Seite, sodass Sie auf die Innenfläche der linken Hand schauen können. Nun haben Sie es geschafft, Ihr Becken zur rechten und Ihren Rumpf zur linken Seite zu drehen. Das ist ja die Voraussetzung für die Behandlung der schräg verlaufenden Muskeln. Erinnern Sie sich daran, dass Sie auch hier keine unangenehmen Gefühle haben sollten. Bitte gehen Sie in der Drehung und in der Bewegung mit Arm und Bein nur so weit, dass nur eine geringe Spannung entsteht.
- Sie haben es bereits erraten, die Übung läuft ab wie die vorherigen. Sie bleiben in der Position, während Sie tief einatmen, beim Ausatmen sacken Sie in den Raum hi-

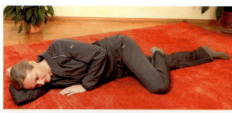

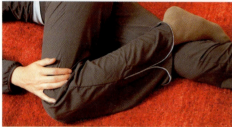

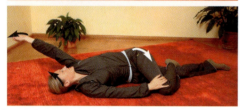

Dehnung der schräg verlaufenden Muskeln

nein, der dann entsteht, wobei die Drehung etwas zunimmt.

- Wiederholen Sie den Vorgang 7-mal.
- Am Ende atmen Sie noch einmal tief ein, um zurück zur Seiten- oder Rückenlage zu gelangen. Dann wiederholen Sie bitte die Übung in der linken Seitenlage.
- Wenn Sie beide Seiten behandelt haben, bleiben Sie noch einen Moment in Seiten- oder Rückenlage liegen und beobachten innerlich, wie angenehm Ihr Körper sich jetzt anfühlt. Die Muskeln sind entspannt und gelöst und der CranioSacrale Rhythmus hat viel Raum, um sich auszubreiten.

Innenseitige Becken-Bein-Muskeln

Die letzten beiden Übungen betreffen die Muskeln, die an der Außen- und der Innenseite des Beckens zum Bein verlaufen. Obwohl diese Muskeln auch bereits bei den anderen Übungen gelöst worden sind, hat die Praxis gezeigt, dass es sinnvoll ist, sie auch getrennt zu behandeln.

- Für die innenseitigen Becken-Bein-Muskeln setzen Sie sich mit gestreckten und gespreizten Beinen auf den Fußboden. Ihr Rücken ist so weit wie möglich locker aufrecht. Der Kopf bleibt während der gesamten Übung gerade. Bitte fangen Sie nicht an, den Rücken mit Kraft zu strecken, die Aufrichtung wird im Laufe der Zeit einfacher.
- Legen Sie nun die Fingerspitzen beider Hände vor sich auf den Fußboden und bewegen Sie sie von Ihrem Becken nach vorn, bis Sie eine leichte Spannung spüren.
- Verharren Sie dort, atmen Sie tief ein, ohne sich zu bewegen.
- Dann atmen Sie aus, sacken in die Lösung hinein und dabei bewegen sich die Fingerspitzen langsam, wie von allein, weiter nach vorn.
- Auch hier wiederholen Sie bitte 7-mal – wie bei allen anderen Muskeldehnungen.
- Am Ende atmen Sie langsam tief ein und lassen Ihren Körper durch diese Atmungsbewegung sich aufrichten.

Außenseitige Becken-Bein-Muskeln

Führen Sie die Übung von eben erneut durch, jedoch jetzt in einer Schneidersitzposition. Falls Sie damit Schwierigkeiten haben, dann setzen Sie sich auf einige Kissen oder auf einen niedrigen Hocker vor eine Couch, einen Couchtisch oder einen Stuhl und führen Sie die Bewegung mit den Fingerspitzen darauf durch.

Die Übung kann für die Knie etwas belastend wirken und deshalb ist es wichtig, dass Sie sich stets wohlfühlen und innerhalb der angenehmen Spannungsgefühle bleiben. Das wichtigste ist, dass Sie auch hier die Muskeldehnung mit der Atmung durchführen, wobei Sie in der Einatmungsphase in der erreichten Position verharren und in der Ausatmungsphase in den »Freiraum hineinsacken«, wobei Sie dann mit den Fingern über die Unterlage nach vorne gleiten. Wiederholen Sie auch hier, wie bei den anderen Übungen, den Vorgang sieben Mal. Spüren Sie am Ende innerlich nach, wie der CranioSacrale Rhythmus sich im Bereich der Becken-Bein-Muskeln ausbreiten kann, und genießen Sie diese Freiheit.

Wenn Sie diese Übung auch beendet haben, sind Sie mit den Muskeldehnungen fertig! Beglückwünschen Sie sich, setzen oder legen Sie sich noch einmal entspannt hin und spüren Sie, wie angenehm Ihr gesamter Körper sich anfühlt und um wie viel freier der CranioSacrale Rhythmus fließen kann.

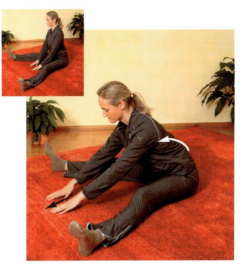

Dehnung der innenseitigen Becken-Bein-Muskeln

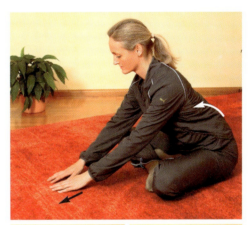

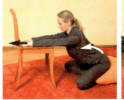 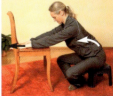

Dehnung der außenseitigen Becken-Bein-Muskeln

Zusammenfassung der Technik zur Dehnung der Muskulatur:
- Bewegen Sie Ihren Körper in einer Richtung bis zur ersten Spannungsgrenze
- Verharren Sie dort und atmen Sie tief ein
- Beim Ausatmen sacken Sie in den gewonnenen Freiraum hinein
- Wiederholen Sie den Vorgang 7-mal
- Am Ende atmen Sie tief ein und lassen Ihren Körper durch die Atmungsbewegung in die Mitte zurückführen
- Genießen Sie innerlich den Erfolg der Bewegungszunahme
- Spüren Sie innerlich die Freiheit, die der CranioSacrale Rhythmus gewonnen hat

Bitte beachten Sie Folgendes: Wenn Sie die Dehnungsübungen im Gesamtprogramm durchführen, wie auf den Seiten153ff., beschrieben, wiederholen Sie jede Dehnung bitte nur 3- bis 4-mal.

Nun können Sie sich den Gelenken der Wirbelsäule und des Beckens zuwenden. Im folgenden Abschnitt erkläre ich, wie Sie mit einfachen Übungen diese Gelenke in ihrer Beweglichkeit verbessern oder die vorhandene Beweglichkeit erhalten können.

Die Behandlung der Gelenke von Wirbelsäule, Brustkorb, Schultergürtel und Becken

Nachdem Sie das quer verlaufende Bindegewebe und die Muskeln entspannt und gedehnt haben, sind Sie optimal vorbereitet, um Gelenke zu behandeln. Die Übungen zur Verbesserung der Beweglichkeit der Gelenke von Wirbelsäule, Brustkorb und Schultergürtel sowie des Beckens werden im Prinzip stets gleich durchgeführt. Das macht es für Sie einfacher, weil Sie nicht immer Verschiedenes berücksichtigen müssen. Bei allen Übungen bewegen Sie sich langsam, aber stetig 10-mal in entgegengesetzte Richtungen, ohne dabei anzuhalten. Das im Gegensatz zu den Muskelübungen, bei denen Sie gerade länger in einer bestimmten Position bleiben, ohne deutliche Bewegungen durchzuführen. Für die Gelenke müssen Sie nicht ganz bis zur allerletzten Bewegungsgrenze gelangen, es wäre sogar eher von Nachteil, wenn Sie krampfhaft versuchen würden an der Bewegungsgrenze zu üben. Es reicht also, wenn Sie die Bewegungen so weit durchführen, wie Sie es mit Leichtigkeit schaffen. Das Geheimnis ist die regelmäßige Wiederholung, am besten täglich.

Die Übungen werden durchgeführt für:

- die obere Halswirbelsäule mit oberen und unteren Kopfgelenken
- die untere Halswirbelsäule
- den Übergang von Hals- und Brustwirbelsäule
- die Brust- und Lendenwirbelsäule
- die Gelenke zwischen dem Kreuzbein und den beiden Beckenschaufeln

Hier hat sich ebenfalls eine bestimmte Reihenfolge bewährt. Vorhin haben Sie die quer verlaufenden Strukturen von unten nach oben behandelt, jetzt fangen Sie oben an und arbeiten sich langsam nach unten hin vor.

Auch hier bewirken die Übungen eine Verbesserung der Beweglichkeit, eine Zunahme der Elastizität und ein Loslassen oder eine Entspannung der Gewebe und damit eine Ausbreitung des CranioSacralen Rhythmus in dem behandelten Bereich. Sie haben die Möglichkeit, nach jeder Übung diese Effekte ganz bewusst wahrzunehmen. Falls Sie etwas Zeit haben, nutzen Sie diese Chance, Ihren Erfolg zu »messen«. Ich wünsche Ihnen gutes Gelingen!

Behandlungsreihenfolge

3 Gelenke des Brustkorbs, Schultergürtels und Beckens, der Wirbelsäule mit Kreuzbein und Hinterhauptbein **4**

1. Obere Halswirbelsäule

2. Untere Halswirbelsäule

3. Obere Brustwirbelsäule

4. Brust- und Lendenwirbelsäule, Brustkorb und Schultergürtel

5. Kreuzbein mit Iliosacralgelenken

Schema für Erwachsene, Jugendliche und Kinder

Selbst-Übungen zur Behandlung der Gelenke

Obere Halswirbelsäule, Kopfnicken

Die Gelenke zwischen Hinterkopf und oberem Halswirbel heißen obere Kopfgelenke und erlauben dem Kopf, sich nach vorn und nach hinten zu bewegen. Wenn Sie nicken, bewegen Sie also genau diese Gelenke. Das machen wir uns nun zunutze, um die Gelenke in ihrer Beweglichkeit zu verbessern. Damit die Nickbewegung ganz speziell in den oberen Gelenken der Halswirbelsäule ankommt, müssen Sie Ihren Kopf in einer gedrehten Position halten. Die Drehung sorgt dafür, dass die Gelenke der unteren Halswirbelsäule etwas »verschlossen« werden, sodass dort eine Bewegung nicht so leicht stattfinden kann.

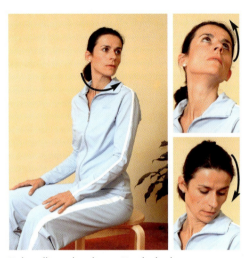

Behandlung der oberen Kopfgelenke

- Setzen Sie sich bequem auf einen Hocker oder auf einen stabilen Couchtisch. Strecken Sie sich, ohne das Gefühl zu haben, sich dabei verspannen zu müssen – Sie werden merken, dass das im Laufe der Zeit für Sie immer leichter wird.
- Drehen Sie den Kopf so weit nach links, wie es für Sie immer noch angenehm ist, Sie sollten jedoch eine leichte Spannung in den Muskeln der Halswirbelsäule spüren.
- Schmerzen oder andere unangenehme Gefühle (z.B. Schwindel oder Übelkeit) dürfen nicht auftreten; sollte es doch der Fall sein, drehen Sie sich etwas zurück oder hören Sie mit der Übung auf.
- In der bequemen Endposition der Kopfdrehung führen Sie nun leichte Nickbewegungen nach oben und unten aus, und zwar in einer Geschwindigkeit, wie Sie beim normalen Sprechen »einundzwanzig, zweiundzwanzig, dreiundzwanzig … dreißig« sagen würden. Dabei bewegen Sie bei »ein«, »zwei« oder »drei« und so weiter den Kopf nach oben zur Decke hin und jeweils bei »undzwanzig« oder »ßig« den Kopf nach unten zum Fußboden hin. Falls Ihnen das zu schnell sein sollte, bewegen Sie den Kopf so, dass Sie bei der Aufwärts- und bei der Abwärtsbewegung jeweils eine Zahl sagen können.
- Drehen Sie nun den Kopf zur rechten Seite und wiederholen Sie das Ganze wie eben, nur in der Linksdrehung.

Obere Halswirbelsäule, Kopfdrehen

Die Gelenke zwischen erstem und zweitem Halswirbel werden als untere Kopfgelenke bezeichnet und haben eine enorme Drehfähigkeit. Wenn Sie den Kopf in eine Richtung drehen, findet davon ungefähr 50 Prozent in diesen Gelenken statt! Damit die Drehbewegung bei den Übungen zur Verbesserung der Beweglichkeit weitestgehend nur in den unteren Kopfgelenken durchgeführt wird, neigen Sie bitte den Kopf nach vorn mit dem Kinn in Richtung Brust. Dieses Nach-vorn-Beugen sorgt ebenfalls dafür, dass die Gelenke der unteren Halswirbelsäule so weit wie möglich »verriegelt« werden.

- Bleiben Sie bequem in aufrechter Position auf Hocker oder Couchtisch sitzen.

- Beugen Sie den Kopf so weit nach vorn, dass es Ihnen immer noch angenehm ist, Sie jedoch eine leichte wohlige Spannung um die Halswirbelsäule und eventuell auch zwischen den Schulterblättern merken.
- Auch hier dürfen keine Schmerzen oder Gefühle von Unbehagen auftreten.
- Aus der angenehmen Endposition des Kopfes heraus drehen Sie nun den Kopf locker und langsam 10-mal nach links und nach rechts. Üben Sie mit derselben Geschwindigkeit wie bei den oberen Kopfgelenken.

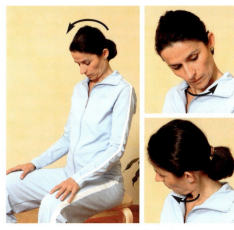

Behandlung der unteren Kopfgelenke

- Sobald Sie die Übung beendet haben und der Kopf wieder zurück in der Mitte ist, haben Sie die Gelegenheit, den Erfolg Ihrer Übung zu spüren. Wie entspannt oder gelöst fühlt sich Ihre gesamte obere Halswirbelsäule an? Können Sie die gewonnene Leichtigkeit des CranioSacralen Rhythmus am Hinterkopf oder im oberen Bereich der Halswirbelsäule wahrnehmen, auch wenn Sie diesen Bereich nicht unbedingt mit den Händen berühren? – Macht nichts, wenn Ihnen das jetzt noch nicht möglich ist, mit der Zeit wird das ein Kinderspiel sein!

Untere Halswirbelsäule, Kopfdrehen mit Armdrehungen

Um die Gelenke der unteren Halswirbelsäule zu behandeln, sind Kopfdrehungen am einfachsten. Dafür gibt es einen hilfreichen Trick: Wenn Sie den Kopf normal drehen, dreht sich die gesamte Halswirbelsäule, aber auch der obere Teil der Brustwirbelsäule. Um einen gezielteren Übungseffekt in der unteren Halswirbelsäule zu erreichen, behindern Sie nun mittels Armdrehungen die Bewegung der oberen Brustwirbelsäule. Strecken Sie dafür die beiden Arme parallel zum Fußboden nach der Seite. Wenn Sie einen geraden, seitlich gehaltenen Arm so drehen, dass die Handfläche zur Decke schaut, findet in der oberen Brustwirbelsäule eine kleine Drehung in Richtung dieses Armes statt. Führen Sie das also mit dem rechten Arm durch, drehen sich die oberen Brustwirbel ein bisschen nach rechts. Das Entgegengesetzte passiert, wenn Sie den Arm so drehen, dass die Handfläche nach unten zeigt. Dann drehen sich die oberen Brustwirbel leicht in die andere Richtung. Bleiben wir beim rechten Arm: Führen Sie diese Bewegung mit der rechten Hand durch, drehen sich Ihre oberen Brustwirbel etwas nach links! Sie haben es bereits erahnt: Wenn Sie am rechten Arm die Handfläche nach oben drehen und beim linken Arm die Handfläche nach unten, stimulieren beide Arme die oberen Brustwirbel, sich nach rechts zu drehen. Dies machen Sie sich nun sowohl bei der nächsten aus auch bei der darauffolgenden Übung zunutze.

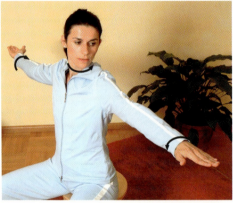

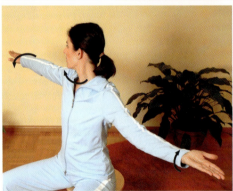

Behandlung der Gelenke der unteren Halswirbelsäule

- Strecken Sie bitte im Sitzen beide Arme seitlich parallel zum Fußboden aus
- Drehen Sie die rechte Hand zur Decke und die linke zum Boden.
- Drehen Sie nun den Kopf langsam nach links, sodass Sie auf den Handrücken der linken Hand schauen können. Die kleine Rechtsdrehung der oberen Brustwirbel hilft Ihnen, die Kopfdrehung genauer in der unteren Halswirbelsäule stattfinden zu lassen.
- Wechseln Sie jetzt die Drehrichtung der beiden Hände, also die rechte Hand zum Boden und die linke Hand zur Decke, und drehen Sie gleichzeitig den Kopf zur rechten Seite. Nun schauen Sie also auf den rechten Handrücken!
- Die Bewegung von Kopf und Armen in eine Richtung dauert etwa 2 bis 3 Sekunden.
- Wiederholen Sie dies, bis Sie 10-mal auf den linken und 10-mal auf den rechten Handrücken geschaut haben.

- Drehen Sie Arme und Kopf nur so weit mit, dass es für Sie angenehm und bequem ist. Schmerzen sind immer ein Zeichen dafür, dass Sie etwas ändern sollten.
- Sie können das Ganze noch leicht dadurch verstärken, dass Sie beim Einatmen die Drehrichtung von Kopf und Armen ändern und beim Ausatmen mit der Kopfdrehung zum Bewegungsende gelangen.
- Nehmen Sie die Arme herunter und entspannen Sie sie jetzt für einen Moment. Vielleicht ist es angenehm, leicht mit den Armen zu schwingen oder die Hände in Ihren Schoß zu legen. Nehmen Sie sich einen kleinen Moment, um die Effekte der Übung innerlich wahrzunehmen, die Entspannung oder Lösung der Halswir-

belsäulenstrukturen und die für den CranioSacralen Rhythmus gewonnene Freiheit.

Obere Brustwirbelsäule, Kopfdrehen mit Armdrehungen

Sind Sie schon wieder so weit, dass Sie die Arme seitlich heben können? Dann kann es mit der nächsten Übung weitergehen.

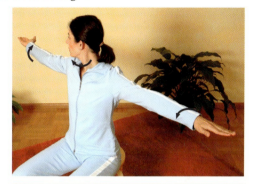

- Strecken Sie erneut beide Arme seitlich parallel zum Fußboden aus.
- Drehen Sie wieder die rechte Hand zur Decke und die linke Hand zum Boden. Ihre oberen Brustwirbel drehen sich etwas nach rechts.
- Nun drehen Sie den Kopf zur rechten Seite und schauen auf die Handinnenfläche der rechten Hand. Die Kopfdrehung verstärkt die Drehung der oberen Brustwirbel noch etwas. Dadurch können Sie diese Wirbel ganz speziell in ihrer Beweglichkeit verbessern.
- Drehen Sie Hände und Kopf in die andere Richtung: Sie schauen dann auf die Handinnenfläche der linken Hand.
- Die Bewegung von Kopf und Armen in eine Richtung dauert etwa 2 bis 3 Sekunden.

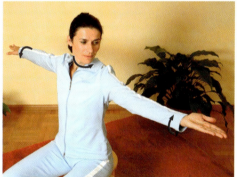

Behandlung der Gelenke der oberen Brustwirbelsäule

- Wiederholen Sie, wie bei der vorherigen Übung, bis Sie 10-mal auf beide Handinnenflächen geschaut haben. Es soll bequem und angenehm bleiben.
- Wenn Sie möchten, verstärken Sie den mobilisierenden Effekt noch dadurch, dass Sie beim Ausatmen die Drehrichtung ändern und beim Einatmen mit der Kopfdrehung zum Bewegungsende gelangen.
- Sobald Sie fertig sind, nehmen Sie die Arme wieder herunter und den Kopf in die Mitte. Bevor Sie mit der nächsten Übung weitermachen, gönnen Sie sich die Zeit, Ihren Erfolg innerlich wahrzunehmen – die Entspannung und Weichheit der Strukturen und den Raum für den CranioSacralen Rhythmus.

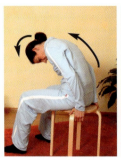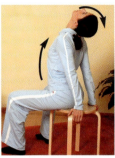

Behandlung der Gelenke von Brust- und Lendenwirbelsäule, Brustkorb und Schultergürtel

Brust- und Lendenwirbelsäule, Brustkorb und Schultergürtel, Vor- und Rückbeugen

Die nächsten beiden Übungen helfen Ihnen dabei, Brust- und Lendenwirbelsäule sowie Brustkorb und Schultergürtel zu mobilisieren.

- Setzen Sie sich gerade hin und nehmen Sie beide Hände nach hinten, die Hände sind deutlich, aber nicht maximal nach außen gedreht. Sie bleiben während der gesamten Übung in dieser Position.
- Beugen Sie sich nun nach vorn. Rollen Sie dabei den Kopf ein und machen Sie den gesamten Rücken rund, die Schultern können nach vorn hängen.
- Gehen Sie nur so weit vor, wie es Ihnen angenehm ist.
- Dann richten Sie sich wieder auf, legen dabei den Kopf in den Nacken und machen den gesamten Rücken hohl, die Schultern nehmen Sie dabei nach hinten. Vielleicht ist es für Sie am leichtesten, wenn Sie das Gefühl haben, dass Sie die Schulterblätter zusammenziehen.
- Auch hier bitte nur so weit gehen, wie es für Sie gut ist.
- Die Bewegung nach vorn wie die nach hinten dauert jeweils ungefähr 2 bis 3 Sekunden.
- Wiederholen Sie, wie bei allen anderen Übungen für die Gelenke, bis Sie Ihren Rücken 10-mal rund und 10-mal hohl gemacht haben.
- Wenn Sie den Rücken beim Ausatmen rund und beim Einatmen hohl machen, verstärken Sie den Effekt der Übung noch ein bisschen.

Brust- und Lendenwirbelsäule, Brustkorb und Schultergürtel, Drehungen

- Entspannen Sie Ihren Körper einen Moment.
- Setzen Sie sich dann wieder gerade hin und drehen Sie Ihren Oberkörper nach links.
- Nehmen Sie dabei die Arme mit, sodass die linke Hand in Richtung der rechten Gesäßhälfte und die rechte Hand in Richtung der linken Hüfte geführt wird. Versuchen Sie, die Arme nicht schwingen zu lassen, sie bewegen sich lediglich mit der Drehung des Körpers mit.
- Am Ende der Bewegung stellen Sie die Finger der linken Hand leicht auf die Unterlage. Drehen Sie die linke Schulter noch etwas weiter nach hinten.
- Gehen Sie nur so weit, wie es Ihnen angenehm ist.

- Nun drehen Sie sich auf dieselbe Art zur rechten Seite, der Körper dreht sich, die Arme bewegen sich mit, die rechte Hand in Richtung der linken Gesäßhälfte und die linke Hand in Richtung der rechten Hüfte.
- Stellen Sie am Ende der Bewegung die Finger der rechten Hand auf die Unterlage und drehen Sie die rechte Schulter etwas weiter nach hinten.

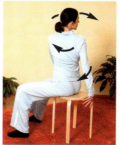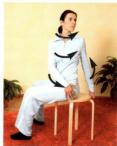

Behandlung der Gelenke von Brust- und Lendenwirbelsäule, Brustkorb und Schultergürtel

- Jede der beiden Drehbewegungen dauert etwa 2 bis 3 Sekunden.
- Wiederholen Sie die Bewegungen 10-mal nach rechts und 10-mal nach links.
- Kehren Sie am Ende der Übung in die aufrechte Körperposition zurück. Auch diese Übungen haben Ihre Strukturen gut sich lösen lassen. Spüren Sie innerlich die Entspannung und den Raum, der jetzt für den CranioSacralen Rhythmus zur Verfügung steht.

Iliosacralgelenke, Übung im Sitzen

Die letzten beiden Übungen werden die Beweglichkeit der beiden Iliosacralgelenke (Kreuz-Darmbein-Gelenke) verbessern. Sie befinden sich links und rechts neben dem Kreuzbein und verbinden es mit den beiden Beckenschaufeln.

- Setzen Sie sich bitte mit gestreckten Beinen auf den Boden und stützen Sie sich mit den Händen leicht hinter Ihrem Gesäß ab. Ihr Rücken bleibt entspannt gerade.

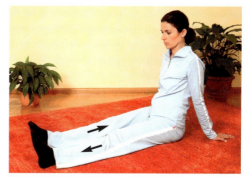

- Schieben Sie nun das gestreckte linke Bein weg und ziehen Sie das gestreckte rechte Bein zu sich hin. Ihr Becken rotiert und Ihre Iliosacralgelenke werden dabei mobilisiert.
- Wechseln Sie jetzt die Richtung, ziehen Sie also jetzt das gestreckte linke Bein zu Ihnen hin und schieben das gestreckte rechte Bein von sich weg.

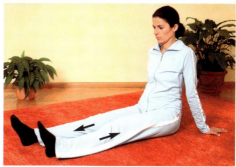

Behandlung der Iliosacralgelenke im Sitzen

- Das Hochziehen und gleichzeitige Wegschieben dauert ungefähr 2 Sekunden, dann folgt der Wechsel. Wiederholen Sie das Ganze 10-mal.

Iliosacralgelenke, Übung im Liegen

- Legen Sie sich auf den Rücken und führen Sie die letzte Übung nun mit denselben

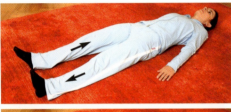

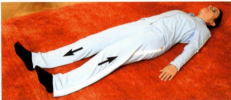

Behandlung der Iliosacralgelenke im Liegen

Beinbewegungen durch, wie Sie das eben im Sitzen gemacht haben. Dabei kippt das Becken nach oben und nach unten. Auch hierbei werden die Iliosacralgelenke mobilisiert.
- Wie bei allen vorherigen Übungen zur Verbesserung der Gelenkbeweglichkeit werden 10 Wiederholungen durchgeführt.
- Bleiben Sie noch einen Moment liegen und genießen Sie innerlich die Effekte Ihrer Übungen, die Gelöstheit der Strukturen im Beckenbereich und die Weite des CranioSacralen Rhythmus.

Zusammenfassung der Technik zur Verbesserung der Gelenkbeweglichkeit:
- Bewegen Sie sich rhythmisch von einer Seite zur anderen, ohne an die maximale Bewegungsgrenze zu gehen
- Wiederholen Sie 10-mal
- Genießen Sie innerlich den Erfolg der Bewegungsverbesserung
- Spüren Sie innerlich die Freiheit, die der CranioSacrale Rhythmus gewonnen hat

---

Bitte beachten Sie Folgendes: Wenn Sie die Übungen zur Verbesserung der Gelenkbeweglichkeit im Gesamtprogramm durchführen, wie auf den Seiten 153ff. beschrieben, wiederholen Sie jede Übung bitte nur 4- bis 5-mal.

Sie haben damit alle Strukturen, die von außen auf das CranioSacrale System einwirken können, schichtweise von außen nach innen behandelt. Jetzt können Sie mit den Strukturen des CranioSacralen Systems selbst beginnen.

Dehnungen der Rückenmarkshäute

Die Behandlung der Rückenmarkshäute läuft ab wie die Behandlung der Muskeln. Sie bewegen Ihren Körper in eine ganz bestimmte Richtung bis zur ersten Spannungsgrenze, dort verharren Sie, atmen tief ein und danach tief aus. Während der Ausatmung lassen Sie Ihren Körper in den entspannten Raum hineinsacken. Die Rückenmarkshäute reagieren im Allgemeinen etwas langsamer auf das Verlängerungsangebot als die Muskeln, deshalb brauchen Sie ein wenig mehr Geduld. Üben Sie deshalb am Anfang möglichst täglich. Sie können sowohl die Rückseite als auch die Vorderseite der Rückenmarkshäute dehnen.

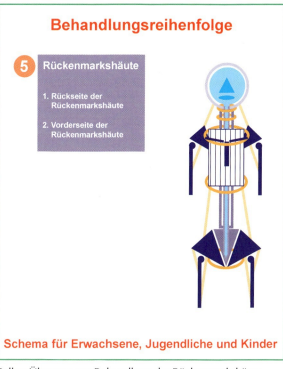

Behandlungsreihenfolge

5 Rückenmarkshäute

1. Rückseite der Rückenmarkshäute

2. Vorderseite der Rückenmarkshäute

Schema für Erwachsene, Jugendliche und Kinder

Selbst-Übungen zur Behandlung der Rückenmarkshäute

Rückseite der Rückenmarkshäute

Um die Rückseite der Rückenmarkshäute zu dehnen, machen Sie Ihren gesamten Rücken so rund wie möglich. Sie können das sowohl im Sitzen als auch im Stehen durchführen, probieren Sie einfach aus, was Ihnen am meisten zusagt. Ich werde für Sie die Übung im Sitzen ausführlich beschreiben.

• Setzen Sie sich im sogenannten Langsitz hin, mit gestreckten und geschlossenen Beinen. Sie können die Hände neben Ihrem Becken auf den Boden oder auf Ihre Oberschenkel legen, das spielt hier keine Rolle.

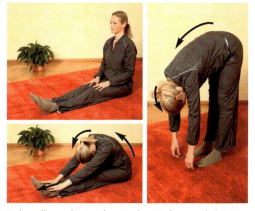

Behandlung der Rückseite der Rückenmarkshäute

- Rollen Sie sich mit dem Kopf langsam ein, so wie Sie das beim Dehnen der Muskeln auf der Rückseite des Körpers im Stehen gemacht haben.
- Gehen Sie, wie bei den Muskeldehnungen, nicht weiter als bis zur ersten Spannung.
- Sollte die Spannung recht schnell recht hoch sein, winkeln Sie bitte die Beine etwas an oder legen etwas unter die Knie.
- Atmen Sie tief ein, ohne die Körperposition zu verändern.
- Atmen Sie nun tief aus und lassen Sie Ihren Körper in den entstehenden Freiraum nach vorn hineinsacken. Erzwingen Sie nichts! Die Atemkraft räumt Ihnen den Weg frei. Stellen Sie sich vor, Sie könnten Ihren Kopf am Scheitel zwischen Ihre Knie legen.
- Wiederholen Sie den Vorgang 7-mal.
- Am Ende atmen Sie wieder langsam und tief ein und lassen Ihren Körper von dieser Einatmungsbewegung aufrichten.

Wenn Sie die Übung im Stehen durchführen, machen Sie dieselben Bewegungen mit Kopf und Rumpf wie im Sitzen, die Arme lassen Sie locker hängen, der Ablauf ist genau wie im Sitzen.

Vorderseite der Rückenmarkshäute
Das Dehnen der Vorderseite der Rückenmarkshäute ist am einfachsten im Sitzen durchzuführen und ähnelt sehr der Dehnung der Muskeln auf der Vorderseite des Körpers (Seiten 114ff.).
- Setzen Sie sich dazu auf einen Hocker oder einen Couchtisch. Stützen Sie sich mit den Händen hinter Ihrem Gesäß ab. Behalten Sie diese Position bei.
- Legen Sie den Kopf in den Nacken und beugen Sie dabei den Rücken nach hinten. Stellen Sie sich dabei vor, Ihr Rücken wäre biegsam wie ein frisch geschnittener Weidenzweig.

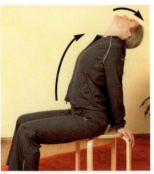

Behandlung der Vorderseite der Rückenmarkshäute

- Gehen Sie nur so weit, wie Ihr Wohlbefinden es erlaubt, eine leichte Spannung reicht vollkommen aus.
- Atmen Sie nun, ohne dabei die Position zu verändern, langsam tief ein.
- Dann atmen Sie langsam tief aus und lassen Kopf und Köper dabei nach hinten in den freien Raum hineinsacken.
- Am Ende der Ausatmung verharren Sie in der Position, in der Sie jetzt angekommen sind, und atmen wieder tief ein.
- Gehen Sie weiter vor wie gehabt und wiederholen Sie das Ganze 7-mal.

- Zum Schluss atmen Sie langsam tief ein und lassen den Körper von der Atemkraft aufrichten.
- Bleiben Sie nun einen Moment in der aufrechten Position sitzen und spüren Sie in Ihren Rücken hinein. Stellen Sie sich den Rhythmus und den Fluss der Rückenmarksflüssigkeit vor und genießen Sie die Freiheit und Leichtigkeit, die Sie durch die beiden Übungen erlangt haben.

Zusammenfassung der Technik zur Dehnung der Rückenmarkshäute:
- Bewegen Sie Ihren Körper in eine Richtung bis zur ersten Spannungsgrenze
- Verharren Sie dort und atmen Sie tief ein
- Beim Ausatmen sacken Sie in den gewonnenen Freiraum hinein
- Wiederholen Sie den Vorgang 7-mal
- Am Ende atmen Sie tief ein und lassen Ihren Körper durch die Atmungsbewegung in die Mitte zurückführen
- Genießen Sie innerlich den Erfolg der Bewegungszunahme
- Spüren Sie innerlich die Freiheit, die der CranioSacrale Rhythmus gewonnen hat

---

Sie haben einen wirklich wichtigen Schritt geschafft. Nachdem Sie die Körperstrukturen – Querstrukturen, Muskeln und Gelenke – und die Rückenmarkshäute behandelt haben, können Sie nun die Hirnhäute lösen. Vielleicht erinnern Sie sich noch: Das sind die zentralen Teile des CranioSacralen Systems!

Dehnungen der Knochen des Hirnschädels und der Hirnhäute

Sie sind am Kern des Geschehens angekommen – an den Hirnhäuten. Bereits auf den Seiten 27ff. und 43ff. wurden sie ausführlich besprochen. Durch ihre Behandlung entlasten Sie die gesamten Hirnschädelstrukturen. Dazu gehören:
- die Knochen des Hirnschädels an sich
- die Schädelnähte, die die Verbindungen zwischen den einzelnen Knochen darstellen
- die Knochenhäute, die an der Innenseite des Schädels zur harten Hirnhaut gehören
- alle Muskeln, die am Hirnschädel anhaften
- und natürlich sämtliche Hirnhäute selbst

Durch die Entlastung dieser Strukturen entsteht im Hirnschädel mehr »Bewegungsspielraum« für das Gehirn und die Hirnnerven an sich. Das Nachgeben der Spannun-

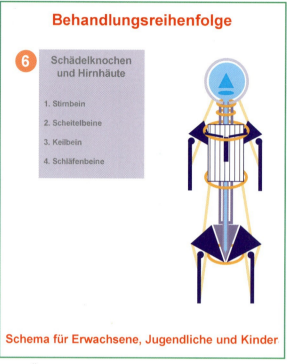

Behandlungsreihenfolge

6   **Schädelknochen und Hirnhäute**

1. Stirnbein
2. Scheitelbeine
3. Keilbein
4. Schläfenbeine

Schema für Erwachsene, Jugendliche und Kinder

Selbst-Übungen zur Behandlung der Schädelknochen und Hirnhäute

gen oder Verhärtungen in den Schädelnähten und Hirnhäuten sorgt außerdem für eine Entlastung der vielen Löcher im Schädel, die als Durchtritt für Nerven und Blutgefäße fungieren. Diese bekommen somit auch mehr Spielraum. Wie Sie bereits wissen, bedeutet eine Raumvergrößerung eine Möglichkeit für den CranioSacralen Rhythmus, sich besser auszubreiten, was unmittelbar zu einer Verbesserung des rhythmischen »Melkens« aller Zellen beiträgt. Diese fühlen sich dann viel wohler, weil ihre Ernährung und Reinigung optimiert wird. Die Technik, die Sie zur Behandlung der Hirnschädelknochen und der Hirnhäute verwenden, sind sogenannte Abhebetechniken. Sie wenden dabei leichte Zugkräfte direkt an den folgenden Knochen an:

- Stirnbein
- Scheitelbeine
- Keilbein
- Schläfenbeine

Abheben des Stirnbeins

Technik zum Abheben des Stirnbeins: Anwendung leichter Zugkräfte mit dem Ziel, über das Lösen von Gewebespannungen oder Verhärtungen zu einer gleichmäßigen Gleitbewegung des Stirnbeins zu gelangen. Um die Schädelnähte rund um das Stirnbein und die Teile der Großhirnsichel der harten Hirnhaut zu behandeln, die von hinten nach vorn verlaufende Fasern besitzen, müssen Sie das Stirnbein nach vorn »abheben«, es also vorsichtig nach vorn ziehen.

- Am einfachsten ist, Sie setzen sich an einen Tisch und lehnen sich mit den Ellenbogen darauf.
- Legen Sie die Fingerbeeren beider Hände direkt oberhalb Ihrer Augenbrauen an die Stirn. Mit den Fingerbeeren der beiden Zeigefinger können Sie jetzt ganz deutlich einen Knochenrand in Höhe des äußeren Augenbrauenrandes spüren. Legen Sie die

Fingerbeeren der Zeigefinger hinter diesen Rand, also mehr hinterkopfwärts. Wenn Sie ein inneres Bild vom Stirnbein und seinen Schädelnähten sowie von der Großhirnsichel haben, dann aktivieren Sie es jetzt bitte. Es kann Ihnen dabei helfen, auf die Gewebe konzentriert zu bleiben.

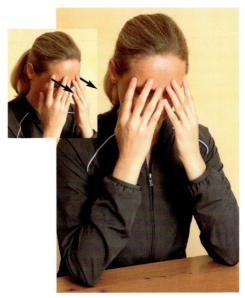

Abhebetechnik für das Stirnbein

- Atmen Sie ruhig, konzentrieren Sie sich auf Ihre Finger und auf das Gewebe.
- Entspannen Sie jetzt Ihre Finger und schauen Sie, ob eine noch leichtere Berührung möglich ist. Nehmen Sie den Druck weg. Verschmelzen Sie mit dem Stirnbein.
- Sobald Sie das Gefühl haben, dass Ihre Finger so gut wie möglich mit dem Knochen verschmolzen sind, formulieren Sie Ihre Absicht: »Mögen die Schädelnähte rund um das Stirnbein und die Hirnhäute nachgeben und möge mein Stirnbein sich nach vorn abheben können.«
- Fangen Sie dann an, einen leichten Zug nach vorn auszuüben. Dieser Zug ist sehr, sehr gering. Nicht viel mehr als gedacht oder vorgestellt. Sie werden fühlen, dass Ihr Stirnbein sich mehr oder minder gut nach vorn mitbewegt.
- Im Allgemeinen wird der Knochen bei den ersten Versuchen sicher nicht gerade Ihrem Zug nach vorn folgen. Das Stirnbein kann etwas zur Seite kippen, sich drehen oder gleiten.
- Lassen Sie diese abweichenden Bewegungen mit beiden Händen zu und konzentrieren Sie sich weiter auf die Bewegung nach vorn und auf Ihre Absicht.
- Nach einer gewissen Zeit werden Sie merken, dass das Stirnbein sich weicher und weiter anfühlt und die Bewegung nach vorn leichter und nachgiebiger wird. Bis dahin hat es sich angefühlt, als sei es an festen Bändern oder an Gummibändern aufgehängt. Möglicherweise haben Sie vorher schon eine deutliche Wärme oder ein energetisches Pulsieren an Ihren Fingerbeeren festgestellt oder merken jetzt nach dem Weicher- und Weiterwerden, dass Flüssigkeiten oder Energie besser fließen können. Damit ist die Technik abgeschlossen.

- Lösen Sie Ihre angewandte Kraft. Lassen Sie Ihre Finger noch einen Moment liegen. Genießen Sie den entspannenden Effekt und spüren Sie, wie der CranioSacrale Rhythmus sich in den entspannten Bereich hinein ausbreiten kann.

Umgang mit Widerstand:
- Sollte das Gewebe sehr hart bleiben und sollten Sie das Gefühl haben, dass es nur »Stahldrähte« gibt, an denen das Stirnbein aufgehängt ist, dann lösen Sie erst einmal den Zug und fangen dann von vorn an.
- Legen Sie die Finger an, verschmelzen Sie, benennen Sie Ihre Absicht und fangen Sie ganz langsam und behutsam an, das Stirnbein nach vorn zu ziehen.
- Falls Sie trotzdem wieder auf die Härte stoßen, lenken Sie bitte Energie in das Stirnbein hinein oder lassen Sie Energie zwischen den Fingerbeeren beider Hände hin- und herströmen.
- Atmen Sie in das Stirnbein hinein. Das hört sich vielleicht komisch an, aber versuchen Sie es einmal. Stellen Sie sich vor, dass die Atmungsbewegung auch in Ihrem Schädel ankommen kann.
- Sollte auch das nicht wirklich genügen, dann bleiben Sie beharrlich und verstärken in Gedanken den Zug um 5 Gramm.
- Warten Sie nun ab und bleiben Sie auf die Formulierung der Absicht konzentriert. Das Gewebe wird sich lösen, wird weiter und weicher werden. Sie brauchen jetzt nur ein wenig mehr Geduld.

Das Befreien der Schädelnähte rund um das Stirnbein und das Lösen der großen Hirnsichel bieten den »Raum« für die Scheitelbeine, damit sie abgehoben werden können.

Abheben der Scheitelbeine
Technik zum Abheben der Scheitelbeine: Anwendung leichter Zugkräfte mit dem Ziel, über das Lösen von Gewebespannungen oder Verhärtungen, zu einer freien, gleichmäßigen und harmonischen Gleitbewegung der Scheitelbeine zu gelangen. Um die Schädelnähte rund um die Scheitelbeine und die Teile der Großhirnsichel der harten Hirnhaut zu behandeln, die von oben nach unten verlaufende Fasern besitzen, müssen Sie die Scheitelbeine nach oben »abheben«, sie also vorsichtig in Richtung Decke, also scheitelwärts ziehen.
- Lassen Sie Ihre Ellenbogen weiter auf dem Tisch ruhen, wie eben schon beim Abheben des Stirnbeins.
- Legen Sie die Fingerbeeren Ihrer beiden Hände auf den oberen Rand Ihrer Ohren. Gleiten Sie nun mit den Fingerbeeren ungefähr 5 bis 6 Zentimeter oder 3 Querfinger-

breit nach oben und etwas nach hinten. Halten Sie Ihre Finger in einem leichten Bogen. Sie befinden sich nun auf den beiden Scheitelbeinen und können mit der Technik anfangen. Wenn Sie ein inneres Bild von den Scheitelbeinen und Ihren Schädelnähten sowie von der Großhirnsichel haben, dann aktivieren Sie es jetzt bitte. Es kann Ihnen dabei helfen, auf die Gewebe konzentriert zu bleiben.

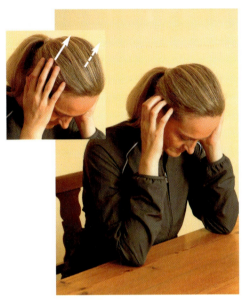

Abhebetechnik für die Scheitelbeine

- Atmen Sie ruhig, konzentrieren Sie sich auf Ihre Finger und auf das Gewebe.
- Entspannen Sie Ihre Finger. Verschmelzen Sie mit den Scheitelbeinen. Ihre Finger werden langsam einsinken und Sie bekommen das Gefühl, dass sie und die Scheitelbeine eins werden.
- Formulieren Sie Ihre Absicht: »Mögen die Schädelnähte rund um die Scheitelbeine und die Hirnhäute nachgeben und mögen meine Scheitelbeine sich nach oben abheben können.«
- Dann fangen Sie an, mit sehr geringer Kraft nach oben zu ziehen. Bedenken Sie: Sie brauchen nur ganz wenig zu tun. Konzentrieren Sie sich auf diese nach oben gerichtete Bewegung. Ihre beiden Scheitelbeine werden Ihrem geringen Zug nach einer gewissen Zeit folgen.
- Dabei können sie Dreh-, Kipp- oder Gleitbewegungen in andere Richtungen durchführen. Lassen Sie diese abweichenden Bewegungen mit beiden Händen zu und bleiben Sie mit Ihrer Aufmerksamkeit auf die Bewegung nach oben und auf Ihre Absicht gerichtet.
- Bleiben Sie beharrlich, denn nach einiger Zeit wird das Gewebe nachgeben, die Scheitelbeine fühlen sich weicher und weiter an. Die beiden Scheitelbeine, die sich vorher noch wie »angeheftet« angefühlt haben, bewegen sich nun leicht und weich nach oben. Möglicherweise haben Sie vorher eine deutliche Wärme oder ein energetisches Pulsieren unter Ihren Händen gespürt oder Sie merken nach dem Weicher- und Weiterwerden, dass Flüssigkeiten oder Energie freier fließen. Jetzt ist diese Technik beendet.

- Lösen Sie Ihre angewandte Kraft. Genießen Sie die Entspannung des Gewebes. Bleiben Sie noch einen Moment da, wo Sie jetzt sind, und beobachten Sie, wie der CranioSacrale Rhythmus auch diesen neu gewonnen Raum mühelos einnehmen kann.

Umgang mit Widerstand:
- Wenn das Gewebe sehr hart bleibt, dann lösen Sie erst einmal den Zug und fangen Sie von vorn an:
- Legen Sie die Finger erneut an, lassen Sie sie mit den Knochen verschmelzen, benennen Sie Ihre Absicht und fangen Sie ganz langsam und behutsam an, die Scheitelbeine nach oben zu ziehen.
- Falls Sie trotzdem wieder auf die Härte stoßen sollten, lenken Sie bitte Energie in die Scheitelbeine hinein oder lassen Sie Energie zwischen den Fingerbeeren beider Hände hin- und herströmen.
- Atmen Sie in die Scheitelbeine hinein. Stellen Sie sich vor, dass die Atmungsbewegung auch die Scheitelbeine erreichen kann.
- Sollte auch das nicht wirklich genügen, dann bleiben Sie beharrlich und verstärken in Gedanken den Zug um 5 Gramm.
- Warten Sie nun ab und bleiben Sie auf die Formulierung der Absicht konzentriert. Das Gewebe wird nachgeben, wird weiter und weicher werden, wenn Sie geduldig dranbleiben.

Das Befreien der Schädelnähte rund um das Stirnbein und der beiden Scheitelbeine sowie das Lösen der großen Hirnsichel bietet den »Raum« für das Keilbein, damit es abgehoben werden kann.

Abheben des Keilbeins
Technik zum Abheben des Keilbeins: Anwendung leichter Zugkräfte mit dem Ziel, über das Lösen von Gewebespannungen oder Verhärtungen zu einer freien, gleichmäßigen und harmonischen Gleitbewegung des Keilbeins zu gelangen. Um die Schädelnähte rund um das Keilbein und die Teile des Kleinhirnzelts der harten Hirnhaut zu behandeln, die von vorn nach hinten verlaufende Fasern besitzen, müssen Sie das Keilbein nach vorn »abheben«, es also vorsichtig nach vorn ziehen.
- Sie sitzen dafür weiterhin am Tisch und Ihre Ellenbogen sind aufgestützt.
- Legen Sie die Fingerbeeren von Zeige- und Mittelfinger seitlich direkt hinter den Augenrand in Höhe des äußeren Augenwinkels. Wenn Sie mit Ihrem Zeigefinger von diesem äußeren Augenwinkel nach außen und hinten gleiten, spüren Sie unmittelbar einen knöchernen Rand. Genau dahinter müssen Sie Ihre Finger hinlegen. Viele Menschen mit Kopfschmerzen massieren dort, weil es gerade an der Stelle guttut. Sie

befinden sich nun an der Außenseite des Keilbeins und können mit der Technik anfangen. Wenn Sie ein inneres Bild vom Keilbein und Ihren Schädelnähten sowie vom Kleinhirnzelt haben, dann aktivieren Sie es jetzt bitte. Es kann Ihnen dabei helfen, auf das Gewebe konzentriert zu bleiben.

- Atmen Sie ruhig, konzentrieren Sie sich auf Ihre Finger und auf das Gewebe.
- Entspannen Sie Ihre Finger. Verschmelzen Sie mit dem Keilbein. Ihre Finger werden langsam einsinken und Sie bekommen das Gefühl, dass sie und das Keilbein eins werden.

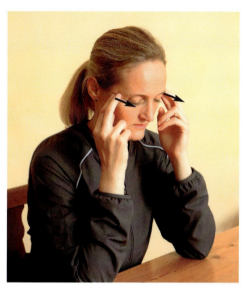

Abhebetechnik für das Keilbein

- Formulieren Sie Ihre Absicht: »Mögen die Schädelnähte rund um das Keilbein und die Hirnhäute nachgeben und möge mein Keilbein sich nach vorn bewegen können.«
- Fangen Sie jetzt an, mit sehr leichter Kraft nach vorn zu ziehen, Sie dürfen sich die Kraft auch nur vorstellen. Konzentrieren Sie sich auf diese nach vorn gerichtete Bewegung und auf Ihre Absicht und spüren Sie, dass das Keilbein dieser Bewegung nach einiger Zeit folgen wird.
- Vielleicht finden abweichende Bewegungen im Sinne von Dreh-, Kipp- und Gleitbewegungen statt. Lassen Sie diese Bewegungen mit den Fingern zu und bleiben Sie auf die nach vorn gerichtete Bewegung und auf Ihre Absicht konzentriert.
- Nach einer gewissen Zeit werden Sie merken, dass das Keilbein sich weicher und weiter anfühlt und die Bewegung nach vorn leichter und einfacher wird. Bis dahin hat sich das Keilbein angefühlt, als sei es an festen Bändern oder an Gummibändern aufgehängt. Möglicherweise haben Sie vorher schon eine deutliche Wärme oder ein energetisches Pulsieren an Ihren Fingerspitzen festgestellt oder merken jetzt, nach dem Weicher- und Weiterwerden, dass Flüssigkeiten oder Energie besser fließen können. Damit ist die Technik beendet.
- Lösen Sie Ihre angewandte Kraft. Lassen Sie Ihre Finger noch einen Moment liegen. Genießen Sie die Entspannung und fühlen Sie, wie der CranioSacrale Rhythmus Raum hat, um sich auszubreiten.

Umgang mit Widerstand:
- Bleibt das Gewebe trotz Ihrer bisherigen Bemühungen sehr hart, dann lösen Sie erst einmal den Zug und fangen dann von vorn an:
- Entspannen Sie Ihre Hände und legen Sie die Finger wieder an.
- Verschmelzen Sie mit dem Keilbein, benennen Sie Ihre Absicht und fangen Sie ganz langsam und behutsam an, das Keilbein nach vorn zu ziehen.
- Falls Sie trotzdem wieder auf die Härte stoßen, lenken Sie bitte Energie in das Keilbein hinein oder lassen Sie Energie zwischen den Fingern beider Hände hin- und herströmen.
- Atmen Sie in das Keilbein hinein. Stellen Sie sich vor, dass die Atmungsbewegung auch Ihr Keilbein bewegen kann.
- Sollte auch das nicht genügen, dann üben Sie sich in Geduld und verstärken Ihren Zug in Gedanken um 5 Gramm.
- Warten Sie nun ab und bleiben Sie auf die Formulierung der Absicht konzentriert. Das Gewebe wird sich weiten und wird weicher werden, haben Sie Geduld.

Das Befreien der Schädelnähte rund um das Stirnbein, der beiden Scheitelbeine und des Keilbeins sowie die Lösung der großen Hirnsichel und des Kleinhirnzelts bieten den »Raum« für die Schläfenbeine, damit sie abgehoben werden können.

Abheben der Schläfenbeine
Technik zum Abheben der Schläfenbeine: Anwendung leichter Zugkräfte mit dem Ziel, über das Lösen von Gewebespannungen oder Verhärtungen zu einer freien, gleichmäßigen und harmonischen Gleitbewegung der Schläfenbeine zu gelangen. Um die Schädelnähte rund um das Schläfenbein und die Teile des Kleinhirnzelts der harten Hirnhaut zu behandeln, die von links nach rechts verlaufende Fasern besitzen, müssen Sie die Schläfenbeine seitlich »abheben«, sie also vorsichtig nach außen ziehen.
- Sie sitzen mit aufgestützten Ellenbogen am Tisch.
- Legen Sie die Fingerkuppen beider Mittel- oder Zeigefinger in die beiden äußeren Gehörgänge hinein. Die Fingerkuppen der beiden Daumen kommen jeweils auf der Rückseite der Ohren zu liegen. Nehmen Sie beide Ohren und verschmelzen Sie damit und auch mit den beiden Schläfenbeinen. Sie werden die beiden Knochen gleich leicht nach außen bringen, um so die Hirnhäute zu lösen. Wenn Sie ein inneres Bild von den Schläfenbeinen und ihren Schädelnähten sowie vom Kleinhirnzelt haben, dann aktivieren Sie es jetzt bitte. Es kann Ihnen dabei helfen, auf das Gewebe konzentriert zu bleiben.
- Atmen Sie ruhig, konzentrieren Sie sich auf Ihre Finger und Daumen sowie auf das Gewebe.

- Entspannen Sie Ihre Finger und Daumen. Verschmelzen Sie mit dem Gewebe.
- Ihre Finger und Daumen werden langsam einsinken und Sie bekommen das Gefühl, dass sie und die Schläfenbeine eins werden.
- Formulieren Sie Ihre Absicht: »Mögen sich die Schädelnähte rund um die Schläfenbeine und die Hirnhäute so lösen, dass meine Schläfenbeine zur Seite hin abgehoben werden können.«
- Fangen Sie jetzt an, mit sehr wenig Kraft gerade nach außen zu ziehen, eine leichte Abweichung zum Hinterkopf hin kann dabei sein. Sie dürfen sich die Kraft, die Sie anwenden, auch nur vorstellen. Konzentrieren Sie sich auf diese seitlich gerichteten Bewegungen und auf Ihre Absicht und spüren Sie, dass die Schläfenbeine diesen Bewegungen nach einiger Zeit folgen werden.

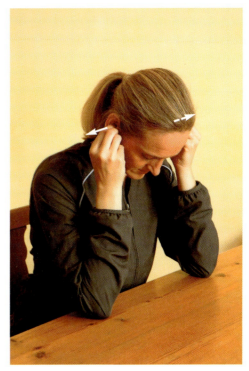

Abhebetechnik für die Schläfenbeine

- Vielleicht finden abweichende Dreh-, Kipp- oder Gleitbewegungen statt. Lassen Sie sie mit Fingern und Daumen zu und bleiben Sie auf die seitlich gerichteten Bewegungen und auf Ihre Absicht konzentriert.
- Nach einer gewissen Zeit werden Sie merken, dass die Schläfenbeine sich weicher und weiter anfühlen und die Bewegungen zur Seite hin leichter und einfacher werden. Bis dahin haben sich die Schläfenbeine möglicherweise angefühlt, als seien sie fest aufgehängt. Eventuell haben Sie vorher schon eine deutliche Wärme oder ein energetisches Pulsieren an Ihren Fingerspitzen festgestellt oder merken jetzt, nach dem Weicher- und Weiterwerden, dass Flüssigkeiten oder Energie besser fließen können. Damit ist die Technik beendet.
- Lösen Sie Ihre angewandte Kraft. Lassen Sie Ihre Finger noch einen Moment liegen. Genießen Sie die Entspannung und spüren Sie, wie der CranioSacrale Rhythmus sich im gesamten Schädel ausbreiten kann.

Umgang mit Widerstand:

- Bleibt das Gewebe trotz Ihrer bisherigen Bemühungen sehr hart, dann lösen Sie erst einmal den Zug und fangen dann von vorn an.
- Lösen Sie Ihre Hände und legen Sie die Finger und Daumen wieder an die Ohren an. Verschmelzen Sie mit den Ohren und den Schläfenbeinen.
- Formulieren Sie Ihre Absicht noch einmal laut oder leise und fangen Sie ganz langsam und behutsam an, die Schläfenbeine zur Seite zu ziehen.
- Falls Sie trotzdem wieder auf die Härte stoßen, lenken Sie bitte Energie in das Schläfenbein oder die Schläfenbeine hinein oder lassen Sie Energie zwischen der Finger- und der Daumenspitze der einen Hand und der Finger- und der Daumenspitze der anderen Hand hin- und herströmen.
- Atmen Sie in die Schläfenbeine hinein. Stellen Sie sich vor, dass die Atmungsbewegung die Schläfenbeine in Bewegung setzt.
- Sollte auch das nicht genügen, dann bleiben Sie geduldig und verstärken Sie Ihren Zug in Gedanken um 5 Gramm.
- Warten Sie nun ab und bleiben Sie auf die Formulierung der Absicht konzentriert. Das Gewebe wird weicher und weiter werden.

Zusammenfassung der Abhebetechniken am Hirnschädel:

- Sie sitzen am Tisch, die Ellenbogen sind aufgestützt
- Sie benutzen beide Hände, um Zug ausüben zu können
- Sie verschmelzen mit dem Gewebe, das Sie berühren, hilfreich dabei ist die bildhafte Vorstellung vom Gewebe (als Unterstützung können Abbildungen aus einem Anatomiebuch dienen)
- Formulieren Sie Ihre Absicht
- Üben Sie nun einen leichten Zug am Knochen oder an den Knochen aus
- Folgen Sie mit den Händen der Absichtsbewegung und lassen Sie die wahrnehmbaren abweichenden Bewegungen zu
- Warten Sie auf die Entspannung des Gewebes
- Wiederholen Sie unter Umständen die Technik, wenden Sie das Lenken von Energie durch das Gewebe an, atmen Sie in das Gewebe hinein oder bleiben Sie geduldig und beharrlich an einem Widerstand und verstärken Sie Ihren Zug um 5 Gramm
- Genießen Sie die Effekte der Entspannung
- Spüren Sie die Freiheit, die der CranioSacrale Rhythmus gewonnen hat

Glückwunsch, Sie haben jetzt alle Techniken zur Behandlung der Schädelnähte des Hirnschädels und der Hirnhäute durchgeführt und damit Ihre Hirnhäute für heute so gut wie möglich entspannt. Wenn Sie das Gefühl haben, es wäre gut für Sie, alle Hirnhäute noch ein zweites Mal zu behandeln, dann ist jetzt dafür der richtige Moment. Achten Sie beim zweiten Durchgang einmal darauf, wie verändert die Spannung durch den ersten Durchgang bereits ist. Außerdem haben Sie Ihren Hirnschädel so weit befreit, dass Sie die Verbindungen der Gesichtsschädelknochen mit dem Hirnschädel behandeln können.

Die Behandlung der Verbindungen zwischen Hirn- und Gesichtsschädel

Um die Schädelnähte zwischen den Knochen des Hirn- und des Gesichtsschädels oder innerhalb des Gesichtsschädels behandeln zu können, müssen Sie die jeweiligen Knochen, ähnlich wie bei der Behandlung der Hirnhäute im Hirnschädel, »abheben« oder »abziehen«. Führen Sie die Techniken an folgenden Knochen durch:

- Nasenbeine
- Jochbeine
- Oberkieferknochen und Gaumenbeine
- Pflugscharbein
- Unterkiefer

Hierzu ist es wichtig, dass Sie genauso vorgehen wie bei den eben durchgeführten Abhebetechniken für die Knochen des Hirnschädels.

Die Reihenfolge ist so gewählt, weil sie gewährleistet, dass alle Schädelnähte rund um den harten Gaumen – das sind Oberkieferknochen und Gaumenbeine – Stück für Stück befreit werden, damit diese so wichtigen zentralen Knochenstrukturen des harten Gaumens zum Schluss gelöst werden und eine gute Basis für eine bleibende Lösung des Unterkiefers bilden können.

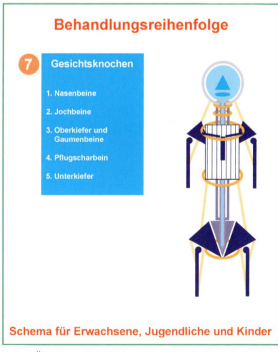

Behandlungsreihenfolge

7 **Gesichtsknochen**

1. Nasenbeine
2. Jochbeine
3. Oberkiefer und Gaumenbeine
4. Pflugscharbein
5. Unterkiefer

Schema für Erwachsene, Jugendliche und Kinder

Selbst-Übung zur Behandlung der Gesichtsknochen

Zu den Techniken im Mund

Gleiten Sie bitte langsam und behutsam mit Ihrem Daumen oder Finger in den Mund hinein, denn sowohl der Kontakt mit der Schleimhaut als auch mit den Zähnen, mit dem harten Gaumen sowie mit dem weiter hinten befindlichen weichen Gaumen kann einen sogenannten Würgereflex auslösen – Sie haben dann das Gefühl, würgen zu müssen, Sie können einfach nicht anders. Sollte das passieren, dann beenden Sie die Technik für heute und probieren Sie es zu einem späteren Zeitpunkt wieder. In der Zwischenzeit können Sie immer wieder mit einem Finger den Bereich »desensibilisieren«, was bedeutet, dass Sie ihn immer wieder kurz berühren oder massieren – damit eine Art von Gewöhnung eintreten kann.

Abheben der Nasenbeine

Technik zum Abheben der Nasenbeine: Anwendung leichter Zugkräfte mit dem Ziel, über das Lösen von Gewebespannungen oder Verhärtungen zu einer freien, gleichmäßigen und harmonischen Gleitbewegung der Nasenbeine zu gelangen. Um die Verbindungen der Nasenbeine mit dem Stirnbein und die beiden Oberkieferknochen zu behandeln, müssen Sie die beiden Nasenbeine nach unten und vorn »abheben«, sie also in Richtung Nasenspitze ziehen.

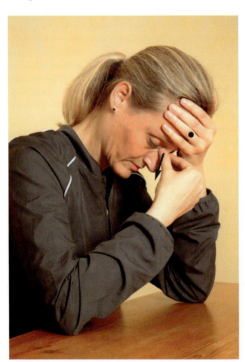

- Setzen Sie sich an einen Tisch und stützen Sie sich mit beiden Ellenbogen darauf.
- Legen Sie Ihre Stirn in Ihre linke Hand und lassen Sie Ihren Kopf darin ruhen. Daumen und Zeigefinger der rechten Hand legen Sie rechts und links seitlich an die Nasenwurzel, ganz nahe an der Stirn. Wenn Sie ein inneres Bild von den Nasenbeinen und ihren Schädelnähten haben, dann aktivieren Sie es jetzt bitte. Es kann Ihnen dabei helfen, auf die Strukturen konzentriert zu bleiben.
- Atmen Sie ruhig, konzentrieren Sie sich auf Ihre Hände und Finger sowie auf das Gewebe.

Abhebetechnik für die Nasenbeine

- Entspannen Sie Hände und Finger. Verschmelzen Sie mit dem Gewebe. Ihre Hände und Finger werden langsam einsinken und Sie bekommen das Gefühl, dass Ihre Finger und die Nasenbeine eins werden.
- Formulieren Sie Ihre Absicht: »Mögen die Schädelnähte nachgeben und möge die Bewegung meiner Nasenbeine nach unten stattfinden können.« Fangen Sie dann an, einen leichten Zug nach unten, von Nasenwurzel in Richtung Nasenspitze auszuüben. Dieser Zug ist sehr gering. Nicht viel mehr als gedacht oder vorgestellt. Sie werden fühlen, dass sich Ihre Nasenbeine mehr oder minder gut mitbewegen.
- Im Allgemeinen werden die Knochen bei den ersten Versuchen sicher nicht gerade Ihrem Zug nach unten folgen. Die Nasenbeine können, wie alle anderen Knochen auch, ein wenig zur Seite kippen, sich drehen oder gleiten. Lassen Sie diese abweichenden Bewegungen mit beiden Händen zu und konzentrieren Sie sich weiter auf die Bewegung nach unten und auf Ihre Absicht.
- Nach einer gewissen Zeit werden Sie merken, dass die Nasenbeine sich weicher und weiter anfühlen und die Bewegung nach unten leichter und nachgiebiger wird. Bis dahin haben sich die Nasenbeine womöglich angefühlt, als seien sie an festen Bändern oder an Gummibändern aufgehängt. Es kann sein, dass Sie kurz vor der Lösung schon eine deutliche Wärme oder ein energetisches Pulsieren an Ihren Fingerspitzen festgestellt haben oder Sie merken jetzt, nach dem Weicher- und Weiterwerden, dass Flüssigkeiten oder Energie besser fließen können. Damit ist die Technik beendet.
- Lösen Sie Ihre angewandte Kraft. Lassen Sie Kopf und Finger noch einen Moment anliegen. Genießen Sie den entspannenden Effekt und spüren Sie, wie der CranioSacrale Rhythmus sich in den entspannten Bereich hinein ausbreiten kann.

Umgang mit Widerstand:
- Sollte das Gewebe sehr hart bleiben und sollten Sie das Gefühl haben, dass es nur »Stahldrähte« gibt, an denen die Nasenbeine aufgehängt sind, dann lösen Sie erst den Zug und fangen dann von vorn an.
- Legen Sie die Finger erneut an die Nasenwurzel, verschmelzen Sie, formulieren Sie Ihre Absicht und fangen Sie ganz langsam und behutsam an, die Nasenbeine nach unten zu ziehen.
- Falls Sie trotzdem wieder auf die Härte stoßen, lenken Sie bitte Energie in die Nasenbeine hinein oder lassen Sie Energie von den Fingerspitzen der rechten Hand zur Handfläche der linken Hand strömen.
- Atmen Sie in die Nasenbeine hinein. Stellen Sie sich vor, dass die Atmungsbewegung auch in Ihren Nasenbeinen ankommen und sie befreien kann.
- Sollte auch das nicht genügen, dann bleiben Sie beharrlich und verstärken in Gedanken den Zug um 5 Gramm.

- Warten Sie nun ab und bleiben Sie auf die Formulierung der Absicht konzentriert. Das Gewebe wird sich lösen, wird weiter und weicher werden. Sie brauchen jetzt nur ein wenig mehr Geduld.

Damit haben Sie die ersten Schädelnähte, die möglicherweise den harten Gaumen einschränken können, gelöst und können jetzt zum zweiten Bereich wechseln, zu den Schädelnähten rund um die Jochbeine.

Abheben der Jochbeine

Technik zum Abheben der Jochbeine: Anwendung leichter Zugkräfte mit dem Ziel, über das Lösen von Gewebespannungen oder Verhärtungen zu einer freien, gleichmäßigen und harmonischen Gleitbewegung der Jochbeine zu gelangen. Um die Verbindungen der Jochbeine mit Schläfenbein und Oberkieferknochen sowie mit dem Stirn- und Keilbein zu behandeln, müssen Sie die Jochbeine seitlich »abheben«, sie also nach außen ziehen.

- Bleiben Sie am Tisch sitzen und stützen Sie sich mit beiden Ellenbogen darauf.
- Öffnen Sie Ihren Mund und gleiten Sie mit beiden Daumen seitlich hinein. Die beiden Daumenbeeren gleiten auf der Innenseite der Wange die Schleimhaut entlang, die Nagelseiten Ihrer Daumen zeigen zu den Außenflächen der Zähne hin. Gleiten Sie langsam mit den Daumen nach oben und hinten, bis Sie mit den Daumenspitzen in eine kleine »Höhle« gelangen. Die Daumenspitzen und die oberen Teile der Daumenbeeren liegen nun auf der Innenseite der Jochbeine. Legen Sie Ihre Stirn auf die Fingerkuppen Ihrer Finger und lassen Sie Ihren Kopf darauf ruhen.

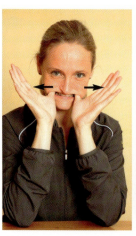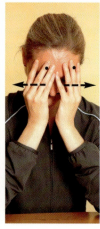

Wenn Sie ein inneres Bild vom Jochbein mit seinen Schädelnähten haben, dann aktivieren Sie es jetzt bitte. Es kann Ihnen dabei helfen, auf die Strukturen konzentriert zu bleiben.

- Atmen Sie ruhig, konzentrieren Sie sich auf Ihre Daumen und auf das Gewebe.
- Entspannen Sie Ihre Hände und Daumen. Verschmelzen Sie mit dem Gewebe. Ihre Daumen werden langsam einsinken und Sie bekommen das Gefühl, dass Daumen und Jochbein eins werden.

Abhebetechnik für die Jochbeine

- Formulieren Sie Ihre Absicht: »Mögen die Schädelnähte nachgeben und möge die Bewegung meiner Jochbeine nach außen stattfinden können.«
- Fangen Sie dann an, mit den Daumen einen leichten seitlichen Zug auszuüben. Sie dürfen dabei etwas nach vorn, also nasenwärts gehen. Dieser Zug ist sehr, sehr gering. Nicht viel mehr als gedacht oder vorgestellt. Sie werden fühlen, dass Ihre Jochbeine sich mehr oder minder gut seitlich mitbewegen.
- Im Allgemeinen werden die Knochen bei den ersten Versuchen sicher nicht gerade Ihrem Seitwärtszug folgen. Die Jochbeine können, wie alle anderen Knochen auch, ein wenig zur Seite kippen, sich drehen oder gleiten. Lassen Sie diese abweichenden Bewegungen mit beiden Daumen zu und konzentrieren Sie sich weiter auf die seitliche Bewegung und auf Ihre Absicht.
- Nach einer gewissen Zeit werden Sie merken, dass die Jochbeine sich weicher und weiter anfühlen und die seitliche Bewegung leichter und nachgiebiger wird. Bis dahin haben sich die Jochbeine womöglich angefühlt, als seien sie an festen Bändern oder an Gummibändern aufgehängt. Es kann sein, dass Sie kurz vor der Lösung schon eine deutliche Wärme oder ein energetisches Pulsieren an Ihren Daumen festgestellt haben, oder Sie merken jetzt, nach dem Weicher- und Weiterwerden, dass Flüssigkeiten oder Energie besser fließen können. Damit ist die Technik beendet.
- Lösen Sie Ihre angewandte Kraft. Lassen Sie Kopf und Daumen noch einen Moment liegen. Genießen Sie den entspannenden Effekt und spüren Sie, wie der CranioSacrale Rhythmus sich in den entspannten Bereichen der beiden Jochbeine hinein ausbreiten kann.

Umgang mit Widerstand:
- Sollte das Gewebe sehr hart bleiben und sollten Sie das Gefühl haben, dass es nur »Stahldrähte« gibt, an denen die Jochbeine aufgehängt sind, dann lösen Sie erst den Zug und fangen dann von vorn an.
- Legen Sie die Daumen erneut an die Innenseite der Jochbeine, verschmelzen Sie sie miteinander, formulieren Sie Ihre Absicht und fangen Sie ganz langsam und behutsam an, die Jochbeine zur Seite zu ziehen.
- Falls Sie trotzdem wieder auf die Härte stoßen, lenken Sie bitte Energie in die Jochbeine hinein oder lassen Sie Energie von den Daumen zu den Fingerspitzen beider Hände strömen.
- Atmen Sie in die Jochbeine hinein. Stellen Sie sich vor, dass die Atmungsbewegung auch in Ihren Jochbeinen ankommen und sie lösen kann.
- Sollte auch das nicht genügen, so bleiben Sie beharrlich und verstärken in Gedanken den Zug um 5 Gramm.

- Warten Sie nun ab und bleiben Sie auf die Formulierung der Absicht konzentriert. Das Gewebe wird sich lösen, wird weiter und weicher werden. Sie brauchen jetzt nur ein wenig mehr Geduld.

Damit haben Sie die Schädelnähte rund um die Nasen- und Jochbeine behandelt. Beide Bereiche können die Beweglichkeit der Oberkieferknochen einschränken. Jetzt ist der richtige Moment, um direkt die zentralen Knochen im Gesichtsschädel, die Oberkieferknochen und Gaumenbeine – eben den harten Gaumen – zu behandeln. Obwohl es noch weitere Nähte rund um das Pflugscharbein gibt, müssen trotzdem zuerst die Oberkieferknochen und Gaumenbeine ein erstes Mal gelöst werden, damit danach das Pflugscharbein gelöst werden kann. Ganz zum Schluss prüfen Sie Oberkieferknochen und Gaumenbeine noch einmal und behandeln Sie gegebenenfalls ein zweites Mal.

Abheben der Oberkieferknochen und Gaumenbeine

Technik zum Abheben der Oberkieferknochen und Gaumenbeine: Anwendung leichter Zugkräfte mit dem Ziel, über das Lösen von Gewebespannungen oder Verhärtungen zu einer freien, gleichmäßigen und harmonischen Gleitbewegung der Oberkieferknochen und Gaumenbeine zu gelangen. Um deren Verbindungen mit dem Stirn-, Pflugschar- und Siebbein zu behandeln, müssen Sie die Oberkieferknochen nach vorn abheben, sie also behutsam nach vorn ziehen.

- Bleiben Sie am Tisch sitzen und stützen Sie sich mit beiden Ellenbogen darauf.
- Legen Sie Ihre beiden Daumenbeeren im Mund auf die Kauflächen der Zähne im Oberkiefer. Legen Sie Ihre Stirn auf die Fingerkuppen Ihrer Finger und lassen Sie Ihren Kopf darauf ruhen. Wenn Sie ein inneres Bild von den Oberkieferknochen und den Gaumenbeinen mit den Schädelnähten haben, dann aktivieren Sie es jetzt bitte. Es kann Ihnen dabei helfen, auf die Strukturen konzentriert zu bleiben.
- Atmen Sie ruhig, konzentrieren Sie sich auf Ihre Hände und auf das Gewebe.
- Entspannen Sie jetzt Ihre Daumen ganz bewusst und schauen Sie, ob eine noch leichtere Berührung der Zähne von innen und damit der Oberkiefer möglich ist. Nehmen Sie den Druck weg. Verschmelzen Sie mit den Zähnen und dem Oberkiefer.
- So bald Sie das Gefühl haben, dass Ihre Daumen so gut wie möglich mit den Knochen verschmolzen sind, formulieren Sie Ihre Absicht: »Mögen die Schädelnähte nachgeben und möge die Bewegung meines Oberkiefers und meiner Gaumenbeine nach vorn stattfinden können.«
- Fangen Sie dann an, einen leichten Zug nach vorn auszuüben. Dieser Zug ist sehr, sehr gering. Nicht viel mehr als gedacht oder vorgestellt. Sie werden fühlen, dass Ihr Oberkiefer und Ihre Gaumenbeine sich mehr oder minder gut nach vorn mitbewegen.

Wenn Sie das Gefühl haben, dass Sie dabei von den Zähnen hinuntergleiten, dann geben Sie etwas mehr Druck auf die Kauflächen.

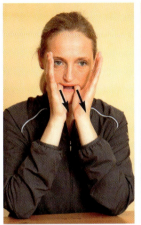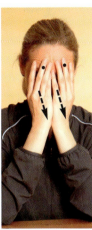

Abhebetechnik für den Oberkiefer und die Gaumenbeine

- Im Allgemeinen werden die Knochen bei den ersten Versuchen sicher nicht gerade Ihrem Zug nach vorn folgen. Der Oberkiefer und die Gaumenbeine können, wie alle anderen Knochen auch, ein wenig zur Seite kippen, sich drehen oder gleiten. Lassen Sie diese abweichenden Bewegungen mit den Daumen zu und konzentrieren Sie sich weiter auf die Bewegung nach vorn und auf Ihre Absicht.
- Nach einer gewissen Zeit werden Sie merken, dass die Zähne, der Oberkiefer und die Gaumenbeine sich weicher und weiter anfühlen und die Bewegung nach vorn leichter und nachgiebiger wird. Bis dahin haben sich die Knochen womöglich angefühlt, als seien sie an festen Bändern oder an Gummibändern aufgehängt. Es kann sein, dass Sie kurz vor der Lösung schon eine deutliche Wärme oder ein energetisches Pulsieren an Ihren Daumen festgestellt haben, oder Sie merken jetzt, nach dem Weicher- und Weiterwerden, dass Flüssigkeiten oder Energie besser fließen können. Damit ist die Technik beendet.
- Lösen Sie Ihre angewandte Kraft. Lassen Sie Kopf und Daumen noch einen Moment liegen. Genießen Sie den entspannenden Effekt und spüren Sie, wie der CranioSacrale Rhythmus sich in den entspannten Bereich hinein ausbreiten kann.

Umgang mit Widerstand:
- Sollte das Gewebe sehr hart bleiben und sollten Sie das Gefühl haben, dass es nur »Stahldrähte« gibt, an denen der Oberkiefer und die Gaumenbeine aufgehängt sind, dann lösen Sie erst den Zug und fangen dann von vorn an.
- Legen Sie die Daumen erneut auf die Kauflächen der Zähne des Oberkiefers, verschmelzen Sie, formulieren Sie Ihre Absicht und fangen Sie ganz langsam und behutsam an, Oberkiefer und Gaumenbeine nach vorn zu ziehen.
- Falls Sie trotzdem wieder auf die Härte stoßen, lenken Sie bitte Energie in den Oberkiefer und die Gaumenbeine hinein oder lassen Sie Energie von den Daumen zu den Fingerspitzen beider Hände strömen.

- Atmen Sie in den Oberkiefer und die Gaumenbeine hinein. Stellen Sie sich vor, dass die Atmungsbewegung auch in diesen Knochen ankommen und sie befreien kann.
- Sollte auch das nicht genügen, dann bleiben Sie beharrlich und verstärken in Gedanken den Zug um 5 Gramm.
- Warten Sie nun ab und bleiben Sie auf die Formulierung der Absicht konzentriert. Das Gewebe wird sich lösen, wird weiter und weicher werden. Sie brauchen jetzt nur ein wenig mehr Geduld.

Sie haben es fast geschafft, nur die Schädelnähte rund um das Pflugscharbein fehlen noch, damit alle Nähte von ihren momentanen Spannungen befreit sind.

Abheben des Pflugscharbeins

Technik zum Abheben des Pflugscharbeins: Anwendung leichter Zugkräfte mit dem Ziel, über das Lösen von Gewebespannungen oder Verhärtungen zu einer freien, gleichmäßigen und harmonischen Gleitbewegung des Pflugscharbeins zu gelangen. Um seine Verbindungen mit den Oberkieferknochen, den Gaumenbeinen sowie mit dem Sieb- und Keilbein zu behandeln, müssen Sie das Pflugscharbein nach vorn und unten »abheben«, es also Richtung Nasenspitze nach unten ziehen.

- Bleiben Sie am Tisch sitzen und stützen Sie sich mit beiden Ellenbogen darauf.
- Legen Sie Ihre Stirn in Ihre linke Hand und lassen Sie Ihren Kopf darin ruhen. Die Daumenbeere der rechten Hand wird im Mund in die Mitte des Gaumens gelegt, die Innenfläche des rechten Daumens nimmt nahe der Handinnenfläche Kontakt mit der Rückseite der beiden mittleren Oberkieferschneidezähne auf. Der Zeigefinger der rechten Hand wird gebeugt so auf den Nasenrücken gelegt, dass seine Innenfläche sich bequem an den Nasenrücken anschmiegen kann. Wenn Sie ein inneres Bild vom Pflugscharbein mit den Schädelnähten haben, dann aktivieren Sie es jetzt bitte. Es kann Ihnen dabei helfen, auf die Strukturen konzentriert zu bleiben.
- Atmen Sie ruhig, konzentrieren Sie sich auf Ihre Hände und auf das Gewebe.
- Entspannen Sie jetzt Daumen und Zeigefinger der rechten Hand ganz bewusst und schauen Sie, ob eine noch leichtere Berührung möglich ist. Nehmen Sie den Druck weg. Verschmelzen Sie mit Gaumen und Nasenrücken und damit mit dem in der Tiefe liegenden Pflugscharbein.
- Sobald Sie das Gefühl haben, dass Daumen und Zeigefinger so gut wie möglich mit dem Knochen verschmolzen sind, formulieren Sie Ihre Absicht: »Mögen die Schädelnähte nachgeben und möge die Bewegung meines Pflugscharbeins nach unten stattfinden können.«
- Fangen Sie dann an, einen leichten Zug nach unten in Richtung Nasenspitze auszuüben. Dieser Zug ist sehr, sehr gering. Nicht viel mehr als gedacht oder vorgestellt.

Sie werden fühlen, dass Ihr Pflugscharbein sich mehr oder minder gut
nach unten mitbewegt.

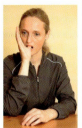

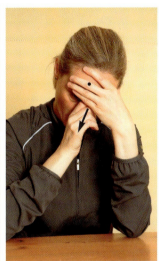

- Im Allgemeinen wird der Knochen
  bei den ersten Versuchen sicher nicht
  gerade Ihrem Zug nach unten folgen.
  Das Pflugscharbein kann, wie alle
  anderen Knochen auch, ein wenig
  zur Seite kippen, sich drehen oder
  gleiten. Lassen Sie diese abweichenden Bewegungen mit beiden Händen
  zu und konzentrieren Sie sich weiter
  auf die Bewegung nach unten und
  auf Ihre Absicht.

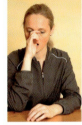

- Nach einer gewissen Zeit werden
  Sie merken, dass das Pflugscharbein
  sich weicher und weiter anfühlt und

Abhebetechnik für das Pflugscharbein

die Bewegung nach unten leichter und nachgiebiger wird. Bis dahin hat sich das
Pflugscharbein womöglich angefühlt, als sei es an festen Bändern oder an Gummibändern aufgehängt. Es kann sein, dass Sie kurz vor der Lösung schon eine deutliche Wärme oder ein energetisches Pulsieren an Ihrem Daumen und Zeigefinger
festgestellt haben, oder Sie merken jetzt, nach dem Weicher- und Weiterwerden,
dass Flüssigkeiten oder Energie besser fließen können. Damit ist die Technik beendet.

- Lösen Sie Ihre angewandte Kraft. Lassen Sie Kopf und Hände noch einen Moment
  liegen. Genießen Sie den entspannenden Effekt und spüren Sie, wie der CranioSacrale Rhythmus sich in den entspannten Bereich hinein ausbreiten kann.
- Lösen Sie Ihren Daumen der rechten Hand vom Gaumen und die linke Hand von
  der Stirn. Jetzt können Sie noch einmal zu den Oberkieferknochen und den Gaumenbeinen wechseln, bevor Sie mit der Behandlung der Kiefergelenke fortfahren.

Umgang mit Widerstand:
- Sollte das Gewebe sehr hart bleiben und sollten Sie das Gefühl haben, dass es nur
  »Stahldrähte« gibt, an denen das Pflugscharbein aufgehängt ist, dann lösen Sie erst
  den Zug und fangen dann von vorn an.
- Legen Sie Daumen und Zeigerfinger der rechten Hand erneut an, verschmelzen Sie,
  formulieren Sie Ihre Absicht und fangen Sie ganz langsam und behutsam an, das
  Pflugscharbein nach unten zu ziehen.

- Falls Sie trotzdem wieder auf die Härte stoßen, lenken Sie bitte Energie in das Pflugscharbein hinein oder lassen Sie Energie von Daumen und Zeigefinger der rechten Hand zur Handfläche der linken Hand strömen.
- Atmen Sie in das Pflugscharbein hinein. Stellen Sie sich vor, dass die Atmungsbewegung auch in Ihrem Pflugscharbein ankommen und es lösen kann.
- Sollte auch das nicht genügen, dann bleiben Sie beharrlich und verstärken in Gedanken den Zug um 5 Gramm.
- Warten Sie nun ab und bleiben Sie auf die Formulierung der Absicht konzentriert. Das Gewebe wird sich lösen, wird weiter und weicher werden. Sie brauchen jetzt nur ein wenig mehr Geduld.

Nun haben Sie wirklich alle Schädelnähte rund um den harten Gaumen behandelt und befreit. Es ist sinnvoll, zum Abschluss die Technik für die Oberkieferknochen und Gaumenbeine zu wiederholen, bevor Sie mit dem Unterkiefer fortfahren.

Die Behandlung des Unterkiefers schließt die Behandlungsreihe für den Gesichtsschädel ab. Da der Unterkiefer als einziger Schädelknochen über die Kiefergelenke mit dem Hirnschädel verbunden und mit Muskeln bewusst aktiv zu bewegen ist, ist es sinnvoll, ihn erst jetzt zu behandeln. Sie können es sich vielleicht so vorstellen, dass mit der Behandlung der Hirn- und Gesichtsschädelknochen für die Oberkieferknochen ein »Freiraum« entstanden ist und sich damit eine andere »Position« ergeben hat, die vom beweglichen Unterkiefer jetzt auch eingenommen werden muss, denn der Unterkiefer muss zum Oberkiefer passen.

Lösen der Kiefergelenke – Abheben des Unterkiefers

Technik zum Abheben des Unterkiefers: Anwendung leichter Zugkräfte mit dem Ziel, über das Lösen von Gewebespannungen oder Verhärtungen zu einer freien, gleichmäßigen und harmonischen Gleitbewegung des Unterkiefers zu gelangen. Um die beiden Kiefergelenke – die Verbindungen des Unterkiefers mit den Schläfenbeinen – zu behandeln, müssen Sie den Unterkiefer nach unten abheben, ihn also fußwärts ziehen.

- Setzen Sie sich bequem hin, die Ellenbogen sind nicht abgestützt, Sie dürfen sich gern an die Stuhllehne anlehnen.
- Schließen Sie die Finger beider Hände, ohne dabei Kraft anzuwenden. Legen Sie die Innenfläche aller Finger auf Ihre Wangen, die Zeigefinger befinden sich direkt unterhalb und leicht vor den Ohrläppchen. Die Daumen dürfen den Hals berühren, sie können jedoch auch ohne Körperkontakt sein. Wenn Sie ein inneres Bild von den Kiefergelenken haben, dann aktivieren Sie es jetzt bitte. Es kann Ihnen dabei helfen, auf die Strukturen konzentriert zu bleiben.

- Atmen Sie ruhig, konzentrieren Sie sich auf Ihre Hände und auf das Gewebe.
- Entspannen Sie jetzt Ihre Finger ganz bewusst und schauen Sie, ob eine noch leichtere Berührung möglich ist. Nehmen Sie den Druck weg. Verschmelzen Sie mit dem Unterkiefer, der sich unter der Haut und direkt unterhalb der Kaumuskeln befindet.
- Sobald Sie das Gefühl haben, dass Ihre Finger so gut wie möglich mit dem Knochen verschmolzen sind, formulieren Sie Ihre Absicht: »Mögen die Kiefergelenke nachgeben und möge die Bewegung meines Unterkiefers nach unten stattfinden können.«

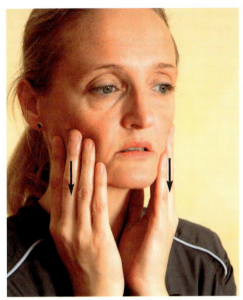

Abhebetechnik für den Unterkiefer

- Fangen Sie dann an, einen leichten Zug in Richtung Fußboden auszuüben. Dieser Zug ist sehr, sehr gering. Nicht viel mehr als gedacht oder vorgestellt. Sie werden fühlen, dass Ihr Unterkiefer sich mehr oder minder gut nach unten mitbewegt.
- Im Allgemeinen wird der Knochen sicher bei den ersten Versuchen nicht gerade Ihrem Zug nach unten folgen. Der Unterkiefer kann, wie alle anderen Knochen auch, ein wenig zur Seite kippen, sich drehen oder gleiten. Lassen Sie diese abweichenden Bewegungen mit beiden Händen zu und konzentrieren Sie sich weiter auf die Bewegung nach unten und auf Ihre Absicht.
- Nach einer gewissen Zeit werden Sie merken, dass der Unterkiefer sich weicher und weiter anfühlt und die Bewegung nach unten leichter und nachgiebiger wird. Bis dahin hat sich der Unterkiefer womöglich angefühlt, als sei er an festen Bändern oder an Gummibändern aufgehängt. Es kann sein, dass Sie kurz vor der Lösung schon eine deutliche Wärme oder ein energetisches Pulsieren an Ihren Fingern festgestellt haben, oder Sie merken jetzt, nach dem Weicher- und Weiterwerden, dass Flüssigkeiten oder Energie besser fließen können. Damit ist die Technik beendet.
- Lösen Sie Ihre angewandte Kraft. Lassen Sie Ihre Finger noch einen Moment liegen. Genießen Sie den entspannenden Effekt und spüren Sie, wie der CranioSacrale Rhythmus sich in den entspannten Bereich hinein ausbreiten kann.

Umgang mit Widerstand:

- Sollte das Gewebe sehr hart bleiben und sollten Sie das Gefühl haben, dass es nur »Stahldrähte« gibt, an denen der Unterkiefer aufgehängt ist, dann lösen Sie erst den Zug und fangen dann von vorn an.
- Legen Sie die Finger erneut an die Wangen an, verschmelzen Sie, formulieren Sie Ihre Absicht und fangen Sie ganz langsam und behutsam an, den Unterkiefer nach unten zu ziehen.
- Falls Sie trotzdem wieder auf die Härte stoßen, lenken Sie bitte Energie in den Unterkiefer hinein oder lassen Sie Energie zwischen den Fingern beider Hände hin- und herströmen.
- Atmen Sie in den Unterkiefer hinein. Stellen Sie sich vor, dass die Atmungsbewegung auch in Ihrem Unterkiefer ankommen und ihn befreien kann.
- Sollte auch das nicht genügen, dann bleiben Sie beharrlich und verstärken in Gedanken den Zug um 5 Gramm.
- Warten Sie nun ab und bleiben Sie auf die Formulierung der Absicht konzentriert. Das Gewebe wird sich lösen, wird weiter und weicher werden. Sie brauchen jetzt nur ein wenig mehr Geduld.

Die Behandlung der beiden Kiefergelenke schließt die Übungsreihe nicht nur für die Gesichtsknochen, sondern für alle Bindegewebsstrukturen (quer verlaufendes Bindegewebe, Muskeln, Gelenke, Rückenmarkshäute, Hirnschädel mit Hirnhäuten und die Gesichtsschädelknochen) ab. Falls Sie keine weiteren Übungen mehr durchführen werden, entspannen Sie sich bitte noch einen Moment und führen eine Ruhepunkttechnik durch. Sie hilft dabei, alle behandelten Teile und die Effekte der Gewebelösung miteinander in Einklang zu bringen.

Zusammenfassung der Abhebetechniken am Gesichtsschädel:
- Sie sitzen auf einem Stuhl
- Sie arbeiten mit einer Hand oder mit beiden Händen, um Zug auszuüben
- Sie verschmelzen mit dem Gewebe, das Sie berühren, hilfreich dabei ist die bildhafte Vorstellung vom Gewebe (als Unterstützung können Abbildungen aus einem Anatomiebuch dienen)
- Formulieren Sie Ihre Absicht
- Üben Sie nun einen leichten Zug am Knochen oder an den Knochen aus
- Folgen Sie mit der Hand oder den Händen der Absichtsbewegung und lassen Sie die wahrnehmbaren Ausweichbewegungen zu
- Warten Sie auf die Entspannung des Gewebes

- Wiederholen Sie unter Umständen die Technik, wenden Sie das Lenken von Energie durch das Gewebe an, atmen Sie in das Gewebe hinein oder bleiben Sie geduldig und beharrlich an einem Widerstand und verstärken den Druck eventuell um 5 Gramm
- Genießen Sie die Effekte der Entspannung
- Spüren Sie die Freiheit, die der CranioSacrale Rhythmus gewonnen hat

Das waren alle Übungen, die Sie für die Befreiung oder Lösung des CranioSacralen Systems durchführen können. Ich hoffe, Sie hatten und haben Spaß daran und sind motiviert, die Übungen fortzuführen.

Behandlungsvorschläge

Es ist zu Beginn sinnvoll, einzelne Übungen durchzuführen, ohne über Kombinationsmöglichkeiten oder Dauer nachzudenken. In der Phase machen Sie sich mit den Übungen vertraut und lernen die »Schwierigkeiten« kennen, denn anfangs werden Sie noch damit zu tun haben, sich auf die Ausführung der Übungen zu konzentrieren. Das gibt sich jedoch sicher recht schnell, wenn Sie ab und zu im Buch lesen oder auch mal nur die Übungen mit jemandem durchsprechen. Im Allgemeinen sind feste Übungszeiten hilfreich. Das sollte selbstverständlich nicht zu rigide sein. Trotzdem ist die Regelmäßigkeit der Schlüssel zum Erfolg.

Hier zum Schluss noch einige Möglichkeiten, wie Sie die Übungen kombinieren können. Ich schlage hier eine Einteilung vor, bei der Sie jeweils eine Stunde üben. Das mag sich erst einmal vielleicht sehr lange anhören, im Laufe der Zeit werden Sie jedoch erleben, dass die Zeit sehr erholsam ist, denn sie bedeutet nicht nur Üben, sondern auch Nähe zu sich selbst und innere Ruhe. Wenn Sie alle Techniken, die ich hier für Sie aufgelistet habe, innerhalb ungefähr einer Stunde durchführen, werden Sie merken, dass das nicht so einfach ist und Sie deshalb auf die »komplette Befreiung« während einer Technik verzichten müssen – die Zeit reicht sonst nicht. Das Wichtige ist jedoch, dass das ganze Programm die lösende Kraft auch in sich trägt, nicht nur die einzelnen Übungen. Sobald Sie mit einem guten Gefühl die Übungen einer Gruppe innerhalb einer Stunde durchführen können, wechseln Sie bitte zur nächsten Gruppe.

Erste Gruppe
Rhythmustechniken und Lösen der Querstrukturen

- Führen Sie die Techniken zur Stimulierung des CranioSacralen Rhythmus durch und schließen Sie mit einer Ruhepunkttechnik ab
- Befreien Sie alle Querstrukturen von ihren momentanen Spannungen
- Führen Sie eine Ruhepunkttechnik durch

Zweite Gruppe
Rhythmustechniken, Lösen der Querstrukturen und Entspannung der Muskeln

- Führen Sie eine Technik zur Stimulierung des CranioSacralen Systems oder eine Ruhepunkttechnik durch
- Befreien Sie alle Querstrukturen von ihren momentanen Spannungen
- Entspannen Sie die Muskeln (drei bis vier Wiederholungen)
- Führen Sie eine Ruhepunkttechnik durch

Dritte Gruppe
Rhythmustechniken, Lösen der Querstrukturen, Entspannung der Muskeln und Mobilisierung der Gelenke

- Führen Sie eine Technik zur Stimulierung des CranioSacralen Systems oder eine Ruhepunkttechnik durch
- Befreien Sie alle Querstrukturen von ihren momentanen Spannungen
- Entspannen Sie die Muskeln (drei bis vier Wiederholungen)
- Mobilisieren Sie die Gelenke (vier bis fünf Wiederholungen)
- Führen Sie eine Ruhepunkttechnik durch

Vierte Gruppe
Rhythmustechniken, Lösen der Querstrukturen, Entspannung der Muskeln, Mobilisierung der Gelenke und Lösen der Rückenmarkshäute

- Führen Sie eine Technik zur Stimulierung des CranioSacralen Systems oder eine Ruhepunkttechnik durch
- Befreien Sie alle Querstrukturen von ihren momentanen Spannungen
- Entspannen Sie die Muskeln (drei bis vier Wiederholungen)
- Mobilisieren Sie die Gelenke (vier bis fünf Wiederholungen)
- Lösen Sie die Rückenmarkshäute
- Führen Sie eine Ruhepunkttechnik durch

Fünfte Gruppe

Rhythmustechniken, Lösen der Querstrukturen, Entspannung der Muskeln, Mobilisierung der Gelenke, Lösen der Rückenmarks- und der Hirnhäute

- Führen Sie eine Technik zur Stimulierung des CranioSacralen Systems oder eine Ruhepunkttechnik durch
- Befreien Sie alle Querstrukturen von ihren momentanen Spannungen
- Entspannen Sie die Muskeln (drei bis vier Wiederholungen)
- Mobilisieren Sie die Gelenke (vier bis fünf Wiederholungen)
- Lösen Sie die Rückenmarkshäute
- Lösen Sie die Hirnhäute
- Führen Sie eine Ruhepunkttechnik durch

Sechste Gruppe

Rhythmustechniken, Lösen der Querstrukturen, Entspannung der Muskeln, Mobilisierung der Gelenke, Lösen der Rückenmarks- und der Hirnhäute sowie der Gesichtsschädelknochen

- Führen Sie eine Technik zur Stimulierung des CranioSacralen Systems oder eine Ruhepunkttechnik durch
- Befreien Sie alle Querstrukturen von ihren momentanen Spannungen
- Entspannen Sie die Muskeln (drei bis vier Wiederholungen)
- Mobilisieren Sie die Gelenke (vier bis fünf Wiederholungen)
- Lösen Sie die Rückenmarkshäute
- Lösen Sie die Hirnhäute
- Lösen Sie die Gesichtsschädelknochen
- Führen Sie eine Ruhepunkttechnik durch

Jetzt haben Sie einen klaren Überblick über die Bereiche, die bei Ihnen noch nicht so gelöst sind. Sie können mit dem Programm der sechsten Gruppe fortfahren oder sich in den nächsten Übungsstunden mehr auf einen noch nicht so gut gelösten Bereich konzentrieren, zum Beispiel durch mehrfaches Ausführen einer Technik. Wenn Sie das Gefühl haben, dass ein einzelner Bereich viel mehr Zeit bräuchte, dann nehmen Sie sich dafür extra Zeit. Das ist durchaus empfehlenswert wie auch, das Programm öfter durchzuführen. Wie gesagt, es sind nur Vorschläge, ich bitte Sie, auf Ihre Intuition und innere Stimme zu hören. Fragen Sie auch Ihren begleitenden Arzt, Heilpraktiker oder Therapeuten. Möglicherweise hat er, aus seiner therapeutischen Sicht oder persönlichen Erfahrung heraus, noch gute Ideen.

Arbeiten mit der Inneren Weisheit

Im Alltag betrachtet sich normalerweise jeder von uns als eine untrennbare Einheit. Beim genaueren Hinsehen erkennen wir jedoch, dass wir aus vielen Milliarden Zellen und außer aus dem Körper auch aus Geist und Seele bestehen. Alles arbeitet zusammen, um eine gut abgestimmte Funktion und um Zufriedenheit zu erlangen. Gibt es jedoch Kommunikationsprobleme innerhalb dieses wunderschönen Ganzen, so treten Störungen und gegebenenfalls auch Symptome oder Krankheiten auf. Häufig sind wir nicht damit vertraut, all unsere Einzelteile als solche mit einem eigenständigen Bewusstsein oder einer eigenen Bewusstheit zu betrachten, und verzichten somit darauf, die Informationen, die diese Teile uns liefern können, für unsere Zwecke nutzbar zu machen. Dr. Upledger jedoch sieht darin eine große Chance. Aus seiner Erfahrung heraus entwickelte er die Arbeit mit Therapeutischen Bildern und dem Therapeutischen Gespräch. Diese Arbeit hat zum Ziel, dem Patienten diese verborgenen Informationen zugänglich zu machen. Neben dem Dialog mit Symptomen, Organen, Zellen oder anderen Teilen strebt Dr. Upledger auch das Gespräch mit der sogenannten Inneren Weisheit an. Es gibt, neben der Arbeit in der therapeutischen Praxis, auch Möglichkeiten für Sie, zu Hause mit Ihrer Inneren Weisheit in Kontakt zu treten. Ich biete Ihnen hier eine Möglichkeit über eine »Traumreise« an, eine Alternative, die von Dr. Upledger in seinen Fortbildungen gelehrt wird.

Traumreise zur Inneren Weisheit

Sie werden eine Traumreise machen, deren Anfang Sie bereits bei den vorbereitenden Übungen durchgeführt haben (siehe Seiten 70ff.). Der Vollständigkeit halber werde ich die gesamte Traumreise zur Inneren Weisheit hier beschreiben. Falls Sie bereits viel Erfahrung damit haben, Ihren Inneren Lieblingsplatz zu besuchen, so können Sie in der Mitte der Übung beim »Kontakt mit der Inneren Weisheit« einsteigen.

Ich möchte Sie darum bitten, in einen Raum zu gehen, in dem Sie vorläufig nicht gestört werden. Vielleicht müssen Sie dafür einiges mit Ihren Familienmitgliedern oder Mitbewohnern klären, das Telefon ab- oder leiser stellen, die Klingel ausschalten oder Stoppschilder aufhängen. Sorgen Sie nur dafür, dass Sie mit einem sicheren Gefühl in den Übungsraum gehen können. Sobald alles geklärt ist und Sie sich im Raum befinden, legen oder setzen Sie sich so bequem hin, dass Sie in den kommenden 20 bis 30 Minuten gut in dieser Position bleiben können. Ist Ihr Körper genug unterstützt? Brauchen Sie noch irgendwo ein Kissen oder eine Decke? Wenn Sie sich organisiert haben, kann die Übung losgehen.

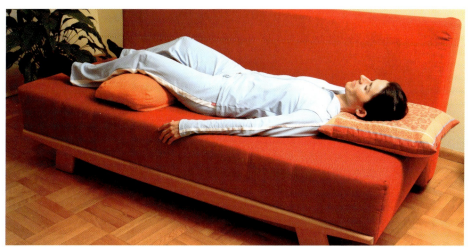

Machen Sie es sich bequem bei der Traumreise zur Inneren Weisheit.

Die Spannungsreinigungsübung

- Schließen Sie die Augen.
- Konzentrieren Sie sich auf Ihren Atem. Spüren Sie, wie die Atmungsbewegung Ihren Körper bewegen lässt. Genießen Sie die beruhigende Wirkung. Verfolgen Sie mit Ihrem Inneren Auge und mit dem Inneren Gefühl den Weg der Atemluft – von der Nase in den Brustkorb und wieder heraus. Spüren Sie, dass die Einatmungsluft etwas kühler ist als die Ausatmungsluft.
- Beobachten Sie, wo überall die Atmungsbewegung Ihren Körper erreicht. Vielleicht ist es einfacher, wenn Sie Ihre Hände zu Hilfe nehmen. Kommt die Atmungsbewegung im Bauch an? Im Becken? Im Rücken? In Gesäß und Hüften? In den Oberschenkeln? In den Knien? In den Unterschenkeln? In den Füßen und Zehen? Wie ist es mit den Schultern? Den Oberarmen? Den Ellenbogen? Wie mit den Unterarmen? Den Händen und Fingern? Kommt sie in Hals und Nacken an? Im Kopf?
- Stellen Sie sich nun vor und beobachten Sie, dass nicht nur die Atmungsbewegung, sondern auch die Atemluft dort hingehen kann.
- Sobald Sie den Weg der Atemluft nach innen und außen gut beobachten können, stellen Sie sich vor, dass bei jeder Ausatmung Spannungsmoleküle aus Ihrem Körper abgegeben werden können – die Atmung lässt die Spannung aus Ihrem Körper herausfließen. Beobachten Sie nur, wie Ihr Körper das macht. Was wird an die Atemluft abgegeben? Seien Sie begeistert und fasziniert von dem Vorgang.
- Fangen Sie beim Brustkorb an. Stellen Sie sich vor, dass die Einatmungsbewegung alle Zellen in Ihrem Brustkorb erreichen kann. Wo gibt es Spannungen, die am Ende

der Einatmung an die Einatmungsluft abgegeben werden können? Stellen Sie sich vor, diese Spannungen geben kleine Päckchen oder Teilchen oder Moleküle ab. Atmen Sie diese dann aus. Sie brauchen dafür nichts zu tun, außer zu beobachten. Schauen Sie dabei zu, während Ihr Körper dies für Sie tut. Konzentrieren Sie sich so lange auf den Brustkorb, bis Sie das Gefühl haben, dass für heute keine weiteren Spannungen mehr abgegeben werden. Jetzt richten Sie Ihre Aufmerksamkeit auf Ihren Bauch. Lassen Sie, wie eben beim Brustkorb, beim Einatmen die Atemluft im gesamten Bauchraum ankommen und beobachten Sie dabei, wie Ihr Bauch die Spannungsteilchen an die Luft abgibt. Machen Sie so lange weiter, bis Sie merken, dass keine weiteren Teilchen mehr abgegeben werden.

- Führen Sie diesen Vorgang nach unten, bis zu den Füßen hin fort. Gehen Sie langsam voran. Beeilen Sie sich nicht, es ist sinnvoll, dass Sie Ihre Spannung so gut wie möglich loswerden.
- Wenn Sie bei den Füßen angekommen sind, fahren Sie mit Schultern, Armen und Händen bis zu den Fingern hin fort. Auch hier ist keine Eile angesagt. Sie haben alle Zeit der Welt – »Zeit ist mein Verbündeter«.
- Nachdem nun alle Spannungsteilchen, Päckchen oder Moleküle aus Rumpf, Beinen und Armen abgegeben worden sind, richten Sie Ihre Aufmerksamkeit auf Hals und Nacken und wandern Sie nach oben, bis ganz oben in den Kopf.

Besuch des Inneren Lieblingsplatzes

- Genießen Sie Ihre Entspannung. Ihr Körper ist ganz entspannt und weich. Stellen Sie sich nun vor, Sie wären an Ihrem Lieblingsplatz. Ein sicherer und wohliger Platz, der Geborgenheit vermittelt. Es kann in Ihrer Vorstellung überall sein. Vielleicht ist es in einem Haus, an einem Strand oder auf einer Waldlichtung. Es spielt keine Rolle, gehen Sie in Ihrer Vorstellung dorthin. Spüren Sie die Wärme und Geborgenheit dieses Ortes. An diesem Inneren Ort kann Ihnen nichts passieren.
- Beobachten Sie jetzt: Was können Sie alles sehen, hören, riechen, schmecken oder fühlen? Leben Sie sich in diesem Ort ein. Geben Sie sich die Zeit, die Sie brauchen. Wichtig ist, dass Sie sich wohl und geborgen fühlen und das Gefühl haben, sich dort frei bewegen zu können.
- Begeben Sie sich an Ihrem Lieblingsplatz nun zu einer Stelle, an der Sie sich ganz entspannt hinsetzen oder hinlegen können. Genießen Sie dort die große Entspannung Ihres Körpers.
- Bleiben Sie dort einige Minuten.

Der Kontakt mit der Inneren Weisheit

- Nun stellen Sie sich vor, dass ein Gast an Ihren Ort kommen könnte. Wie ist das für Sie? Fühlen Sie nach, ob Sie eine Einladung aussprechen können. Es ist wichtig, dass Sie sich darin frei fühlen. Sie *möchten* einladen, Sie müssen überhaupt nicht.
- Wenn Sie die innere Zustimmung verspüren, dann laden Sie Ihre Innere Weisheit ein. Wie ist das für Sie am einfachsten? – per E-Mail, Brief, SMS, mit einem Anruf oder einem Ruf? Oder vielleicht noch ganz anders?
- Bitten Sie Ihre Innere Weisheit darum, Sie in den kommenden Minuten zu besuchen. Machen Sie klar, dass es Ihnen ein echtes Anliegen ist. Wenn Sie sich leicht mulmig dabei fühlen, ist das ganz in Ordnung – man trifft ja nicht alle Tage die eigene Innere Weisheit! Wenn es Ihnen bei der Vorstellung jedoch nicht gut geht, dann lassen Sie die Einladung für heute einfach sein. Genießen Sie nur Ihren sicheren Inneren Ort und kehren dann nach einigen Minuten wieder in Ihren Übungsraum und in die Realität zurück. Spüren Sie mit offenen Augen noch einen Moment Ihren angenehm entspannten Körper und beobachten Sie eventuell die Freiheit des CranioSacralen Rhythmus.
- Wenn es weitergehen kann, bleiben Sie ganz entspannt. Beobachten Sie einfach weiter den Platz, an dem Sie sich innerlich befinden. Von irgendwoher wird Ihre Innere Weisheit auftauchen, der Weg zu Ihnen ist einzigartig und nicht mit anderen vergleichbar. Ihre Gestalt und Form ist nicht immer gleich. Ich habe erlebt, dass es menschliche Gestalten, Tiere, Energiewesen, ja sogar manchmal nur eine Stimme oder ein Geruch ist, um nur die häufigsten Erscheinungsformen zu nennen.
- Versenden Sie Ihre Einladung weiter ohne Nachdruck. Seien Sie sich sicher: Ihre Innere Weisheit wird auftauchen!
- Es gibt Momente, wo es nicht ganz klar sein wird, ob das, was Sie gerade wahrnehmen, schon Ihre Innere Weisheit darstellt. Dann ist es am einfachsten, Sie bleiben bei der ersten Wahrnehmung. Falls das auch nicht klappt, dann bleiben Sie bei dem, was gerade da ist. Funktioniert das ebenfalls nicht, dann ist es vielleicht nicht der richtige Zeitpunkt, um sich mit der Inneren Weisheit zu treffen. Sie dürfen dann in Ruhe die Übung beenden.
- Sobald Ihre Innere Weisheit erscheint, begrüßen Sie sie wie einen noch unbekannten Gast, indem Sie ihr Achtung, Freude und Freundlichkeit entgegenbringen. Stellen Sie sich vor und bitten Sie Ihre Innere Weisheit darum, sich selbst auch vorzustellen. Das kann mit lauter Stimme gesprochen oder auch leise innerlich sein. Hat sie einen Namen oder eine Bezeichnung – wie möchte sie gern genannt und angesprochen werden? Aufgrund der Möglichkeit des Deutschen, jemanden mit »Du« oder mit »Sie« anzusprechen, ist es hier sinnvoll, die Innere Weisheit zu fragen, ob sie das »Sie« vorzieht (was meistens der Fall ist) oder ob auch das »Du« in Ordnung ist.

- Stabilisieren und entspannen Sie nun die Begegnung durch entsprechend zugewandtes Verhalten, ähnlich wie Sie das aus Alltagsbegegnungen kennen, wenn zwei Personen sich noch nicht kennen. Sprechen Sie von sich, von Ihrem Alltag, von Ihren Freuden und Problemen – teilen Sie sich mit. Dieses Sich-Öffnen ist nicht immer so einfach, zumindest nicht im Alltag. Denken Sie jedoch bewusst daran, dass Sie sich nicht im Alltag, sondern an Ihrem sicheren Inneren Ort befinden und dass Ihr Gast nicht irgendjemand Fremder, sondern Ihre eigene Innere Weisheit ist.
- Bitten Sie Ihre Innere Weisheit darum, das Gleiche zu tun – fragen Sie nach, zum Beispiel, wie es ihr geht oder ob sie das, was Sie ihr gerade sagen, verstehen kann.
- Hat sich die Begegnung gefestigt? Dann schauen Sie, ob Sie für die Innere Weisheit direkte Fragen in Bezug auf sich selbst haben. Vielleicht möchten Sie etwas über Ihre Symptome oder Krankheiten erfahren. Im Allgemeinen bekommen Sie klare Antworten. Überstrapazieren Sie jedoch diesen Punkt nicht, manchmal braucht es einige Treffen, bevor es an diesem Punkt zu klaren Informationen kommt.
- Um die Begegnung zu beenden, teilen Sie genau dies Ihrer Inneren Weisheit mit. Bedanken Sie sich für die Begegnung, für die gemeinsame Zeit und für die Informationen, die Sie erhalten durften. Drücken Sie Ihre Freude und Dankbarkeit aus! Fragen Sie gegebenenfalls noch nach einem nächsten Termin. Ansonsten sind Sie fertig.
- Lösen Sie sich aus dem Inneren Raum und kehren Sie in die Realität zurück. Öffnen Sie Ihre Augen, spüren Sie mit offenen Augen noch einen Moment Ihren angenehm entspannten Körper und beobachten Sie eventuell die Freiheit des CranioSacralen Rhythmus.

Sie können diese Traumreise nach Belieben Ihren eigenen Bedürfnissen und Zwecken anpassen. Sie werden erleben, dass sie sich im Laufe der Zeit schon dadurch verändern wird, dass die Innere Weisheit für Sie ja immer bekannter und vertrauter wird. Ich wünsche Ihnen angenehme und lehrreiche Begegnungen!

Partner-Übungen für Erwachsene, Jugendliche und Kinder

Um die Partner-Übungen in diesem Kapitel gegenseitig durchführen zu können, müssen sich beide vorher mit den Grundlagen und den vorbereitenden Übungen und Informationen vertraut gemacht haben. Sie sind die Basis für ein sinnvollen Üben. Sie finden in diesem Kapitel ähnliche Texte wie im vorherigen. Falls Sie also schon die Selbst-Übungen durchgeführt haben, wird es für Sie einfach sein, den Texten der Übungsbeschreibungen in diesem Kapitel zu folgen. Haben Sie die Selbst-Übungen noch nicht durchgeführt? Kein Problem, denn genau dafür habe ich die Texte ähnlich gestaltet!

Die Übungen, die in diesem Kapitel beschrieben sind, können gegenseitig von Erwachsenen und Jugendlichen durchgeführt werden. In manchen Fällen können sie auch an Kindern durchgeführt werden, wenn sie von sich aus motiviert sind. Das ist dann häufig der Fall, wenn sie sich gern berühren lassen und dabei die gemeinsame Zeit genießen.

Sie finden in diesem Kapitel drei große Übungsbereiche: erstens das Stimulieren des CranioSacralen Rhythmus, zweitens die Ruhepunkttechniken und drittens die Verbesserung der Flexibilität und Mobilität des Bindegewebes. Die ersten beiden Bereiche arbeiten direkt mit dem CranioSacralen Rhythmus. Es empfiehlt sich, diese Übungen vor denen zur Mobilitätsverbesserung durchzuführen.

Bei den Partner-Übungen haben wir es selbstredend mit jemandem zu tun, der die Techniken durchführt, und jemandem, an dem sie durchgeführt werden. Zur Vereinfachung habe ich im Text diese beiden Personen als »Therapeut« und »Patient« bezeichnet. Wenn ich Sie in einer Rolle anspreche und über die andere Person berichte, dann spreche ich von Ihrem Behandlungspartner als dem »Partner«.

Die Übungsbeziehung

Im Nachfolgenden werde ich einige wichtige Aspekte besprechen, die speziell für die Partner-Arbeit gelten, denn dort ist eine besondere Form der Beziehung gegeben – die sogenannte »Übungsbeziehung«. Im Kapitel »Vorbereitende Übungen und Informationen« finden Sie auf den Seiten 65ff. die Informationen über Spannung und Spannungslösung, die auch an dieser Stelle wichtig sein können – nehmen Sie sich die Zeit, um noch einmal nachzulesen.

Grundsätzliches

1. Die Übungen dienen nicht dazu, Krankheiten zu heilen oder medizinisch notwendige Therapien zu ersetzen. Vielmehr haben sie das Ziel, das Wohlbefinden, die allgemeine Gesundheit oder bereits eingeleitete Therapieverfahren zu unterstützen.
2. Beide Partner sind für den Aufbau einer tragfähigen, sicheren und schützenden Übungsbeziehung verantwortlich. Hier ist ein Vertrauensverhältnis mit Echtheit und Aufrichtigkeit besonders wichtig und notwendig. Wenn dieses Vertrauensverhältnis zu irgendeinem Zeitpunkt nicht mehr gegeben ist, sollte die Übungsbeziehung beendet werden.
3. Körperlicher Kontakt und Nähe zwischen den Übenden sind wesentlicher Bestandteil der Übungen. Sie dienen dem Übungsziel und sind allein auf die Bedürfnisse des »Patienten« ausgerichtet. Jedoch ist jede Art von sexuellem Kontakt zwischen den Übenden, auch wenn die Initiative dazu vom »Patienten« ausgeht, aus ethischen Gründen untersagt. Das mag sich für manche von Ihnen dann befremdlich anhören, wenn die Übungspartner auch Lebenspartner sind. Es hat sich jedoch gezeigt, dass es besonders wichtig ist, dass die Berührung in der Übungszeit ohne sexuelle Energie durchgeführt wird – damit die Sicherheit gewährleistet bleibt.
4. Der »Therapeut« nimmt stets wieder absichtsvoll, behutsam und sorgfältig einen verschmelzenden Kontakt auf und ist dabei rezeptiv (aufnehmend), intuitiv und aufmerksam. Er motiviert seinen Partner, momentane unmittelbare Regungen wahrzunehmen und mitzuteilen. Er ist dabei bedingungslos präsent, unparteiisch oder neutral, er stellt seine eigenen Interessen zurück und verzichtet auf Wertung und Urteile.
5. Die Lösung für jedes Problem ist im »Patienten« zu finden. Der »Therapeut« dient als Unterstützer des Selbstheilungsprozesses und wird gleichzeitig zum Lernenden im Bezeugen der einzigartigen Lösungswege, die sich auftun.

Der respektvolle Raum und Vorgang

Bei den nun folgenden Partner-Übungen arbeiten Sie, wie schon bei den Selbst-Übungen, mit Berührung. Für Dr. Upledger ist es wichtig, dass dies eine »absichtsvolle Berührung« ist, was bedeutet, dass neben der Formulierung der Absicht auch der respektvolle Umgang beachtet wird. Es haben sich für den »Therapeuten« bei der Durchführung der Übungen verschiedene wesentliche Punkte herauskristallisiert, von denen ich an dieser Stelle die für mich wichtigsten besprechen möchte:

1. Gehen Sie mit sich in Kontakt. Nehmen Sie sich die Zeit zu spüren, dass Sie in der kommenden Übungszeit nur die Aufgabe haben, einen sicheren und geschützten

Raum zur Verfügung zu stellen, in dem mithilfe Ihrer absichtsvollen Berührung Lösungen stattfinden können, die für Ihren Partner von Bedeutung sind. Machen Sie sich klar, dass Sie nicht dafür da sind, Lösungen anzubieten oder Antworten zu geben. Ihr Partner hat die Möglichkeit und den Raum, sich und seine inneren Vorgänge zu erleben. Sie begleiten und sind Zeuge.

2. Begrüßen Sie am Anfang und verabschieden Sie am Ende ganz bewusst Ihren Partner und das Gewebe, das Sie behandeln wollen. Das hört sich hinsichtlich des Gewebes vielleicht befremdlich an, aber versuchen Sie es einfach mal. Heißen Sie das Gewebe zu Beginn der Übungszeit willkommen und laden Sie es ein, sich für die Effekte einer Übung zu öffnen. Am Ende der Übungszeit möchte ich Sie dazu einladen, sich für die gemeinsame Zeit und die gemachten Erfahrungen zu bedanken. Meine Erfahrung in der täglichen therapeutischen Praxis ist, dass hierdurch der zwischenmenschliche respektvolle Raum geschützt werden kann. Dr. Upledger bezeichnet das als »Halte den Raum offen«.

3. Bitten Sie Ihren Partner um Erlaubnis, ihn zu berühren. Fangen Sie nicht an, bevor Sie diese Erlaubnis nicht bekommen haben. Das innerliche Ja Ihres Partners bedeutet nicht nur eine Zustimmung für Sie, sondern auch für ihn selbst.

4. »Vertraue und verschmelze«: Vertrauen Sie sich, Ihren Händen, Ihrem Partner und dem Prozess, der sich bei jeder Übung entwickelt. Es mag sich vielleicht etwas sonderbar anhören, aber Ihre Hände wissen besser Bescheid, was zu tun ist, als Ihr Gehirn. Konzentrieren Sie sich auf Ihre Hände und bleiben Sie offen für das, was Sie wahrnehmen.

5. Wenden Sie so wenig Zug und Druck an, dass Sie stets unterhalb der geweblichen Abwehrspannung bleiben; Sie würden dabei spüren, dass das Gewebe hart wird. Es hat keinen Sinn, einen Kampf mit dem Gewebe aufzunehmen und darauf zu hoffen, dass Sie durch Härte oder Widerstand hindurchbrechen könnten. Bleiben Sie beharrlich und milde. Sie wissen ja: Steter Tropfen höhlt den Stein!

6. Folgen Sie dem Lösungsweg des Gewebes und lassen Sie dabei abweichende Bewegungen zu. Durch Ihre geringe Krafteinwirkung wird das Gewebe ermutigt, sich zu lösen und zu entspannen. Das Gewebe weiß genau, wie das geht. Im Allgemeinen läuft es nicht so ab, wie wir uns das vorstellen. Das Gewebe lässt sich nicht einfach nach unseren Wünschen verformen oder formen. Von daher ist es notwendig, dass Sie zwar bei der von Ihnen eingeschlagenen Druck- oder Zugrichtung und bei Ihrer Absicht bleiben, aber dennoch alle von Ihnen wahrgenommenen abweichenden Bewegungen »begrüßen« und zulassen.

7. Teilen Sie Ihrem Partner mit, dass eine Übung jederzeit unterbrochen werden kann. Wann immer Unwohlseinsgefühle, Zweifel, Angst, Ärger oder Ähnliches sowie unangenehme innere Bilder auftreten, kann oder sollte die Übung unterbrochen wer-

Lagerungsmaterial

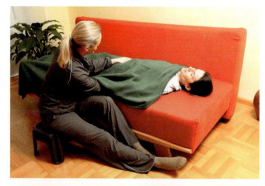

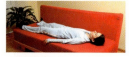
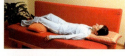
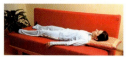
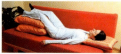

Verwenden Sie Kissen und Decken zur bequemen Lagerung.

den. Es geht darum, dass die Übungen für Ihren Partner angenehm und wohltuend sind. Das bedeutet nicht, dass die jeweilige Übung nicht zu einem anderen Zeitpunkt durchgeführt werden könnte. Es kommt auf den Versuch an. Haben Sie Vertrauen und bitten Sie Ihren Partner auch um dieses Vertrauen. Im Laufe der Zeit werden Sie beide merken, welche Veränderungen stattfinden können!

Wichtiges für den »Patienten«

Die Ausgangsposition des »Patienten« für alle Übungen in diesem Kapitel ist die bequeme Rückenlage. Machen Sie es sich als »Patient« gemütlich. Vielleicht brauchen Sie eine Stütze unter Kopf oder Nacken, vielleicht unter Ihrer Lendenwirbelsäule oder unter den Knien; wenn Sie leicht frieren, nehmen Sie bitte eine Decke.

Nehmen Sie sich die Zeit, um zu einem inneren Ja oder Nein zu gelangen. Ich habe immer wieder erlebt, dass der Zeitpunkt für einen Patienten nicht der richtige war. Wenn Sie das so empfinden, haben Sie den Mut, es mitzuteilen und das gemeinsame Üben zu verschieben.

Wichtiges für den »Therapeuten«

Die Körperpositionen, in denen gearbeitet werden kann, sind sehr vielfältig. Ich habe für Sie alle Übungen im Sitzen am Boden neben einem Partner, der auf dem Boden liegt, beschrieben und bebildert. Das mag für Sie vielleicht überhaupt nicht möglich oder bequem sein. Falls Sie über eine Behandlungsliege verfügen, dann ist das natürlich eine sehr gute Ausgangssituation, denn im Allgemeinen können Sie so von allen Seiten arbeiten. Wenn Sie keine Liege haben, aber nicht auf dem Boden behandeln können, kann sich Ihr Partner auf eine Couch oder ein Bett legen und Sie selbst hocken oder knien sich auf ein Kissen oder setzen sich auf einen niedrigen oder normal hohen Hocker. Probieren Sie es bitte aus, es ist wichtig, dass Sie sich als »*Thera-peut*« ebenfalls richtig wohlfühlen!

Der nächste wesentliche Punkt ist die Unterstützung Ihrer Arme. Bei vielen Techniken können Sie Ihre Arme auf dem Körper Ihres Partners ablegen. Ich möchte Sie darin ermutigen, Ihren Partner dafür um Erlaubnis zu bitten. Achten Sie jedoch bitte darauf, dass Sie mit Ihren Armen nicht auf seinen Körper drücken, sondern sie wirklich nur ablegen. Teilen Sie Ihrem Partner mit, dass er jederzeit sagen kann, ihm seien die Arme zu schwer oder Sie sollten sie anders lagern.

Körperpositionen

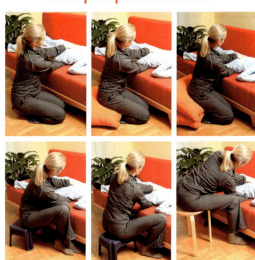

Beispiele für verschiedene Körperpositionen des »Therapeuten«

Wie schon eben beim »*Patienten*« erwähnt, ist es auch für Sie wichtig, zu einem inneren Ja oder Nein zu gelangen. Das klare Ja hilft enorm dabei, die Übungszeit heilsam werden zu lassen.

Nun bleibt mir nichts anderes mehr, als Ihnen viel Spaß und eine gute gemeinsame Übungszeit zu wünschen!

Ertasten und Beurteilen des CranioSacralen Rhythmus und der Spannung

Es hat sich in der Praxis bewährt, am Anfang und am Ende der Übungen zur Verbesserung der Funktion des CranioSacralen Systems den CranioSacralen Rhythmus und die Spannung am gesamten Körper zu beurteilen. Das hat den Vorteil, dass Sie sich durch das Einfühlen auf Ihren Partner einstellen und die Veränderungen, die durch die Übungen stattgefunden haben, wahrnehmen können. Das ist wichtig, denn nicht jeder Mensch ist gleich und bei einem Menschen ist nicht jeder Moment gleich.

Kriterien des CranioSacralen Rhythmus

Ertasten und beurteilen Sie den CranioSacralen Rhythmus aufgrund folgender Kriterien:
- Können Sie den CranioSacralen Rhythmus fühlen – ist er vorhanden?
- Wie schnell ist der Rhythmus – was ist die Frequenz?
- Wie groß ist für Sie der Bewegungsausschlag – was ist die Amplitude?
- Wie kräftig ist der Rhythmus – wie hoch ist die innere Energie?
- Gibt es Unterschiede zwischen links und rechts – wie ist die Symmetrie?

Versuchen Sie die Fragen so gut wie möglich zu beantworten, seien Sie am Anfang nicht streng mit sich, wenn Sie damit Schwierigkeiten haben. Mit der Zeit wird es zu einem Kinderspiel. Wenn die Übungen gut waren, werden Sie merken, dass die Amplitude, die innere Energie und die Symmetrie sich verbessert haben.

Kriterien der Spannung

Ertasten Sie das Gewebe auf der Basis folgender Kriterien:
- Können Sie mit dem Gewebe verschmelzen?
- Verschmilzt Ihr Partner an der Berührungsstelle mit Ihren Händen?
- Gibt es eine anziehende oder abstoßende Kraft, die auf Ihre Hände wirkt?

Versuchen Sie auch diese Fragen so gut wie möglich zu beantworten und haben Sie Geduld mit sich, wenn Sie damit Schwierigkeiten haben. Gönnen Sie sich die Zeit, das Gefühl zu entwickeln. Ein erfolgreiches Üben zeichnet sich dadurch aus, dass die Fähigkeit zum Verschmelzen zunimmt und die auf Sie wirkende Energie neutral wird.

Die Horchposten

Es gibt sogenannte »Horchposten«, wo Sie den CranioSacralen Rhythmus und die Spannung beurteilen. Dafür liegt Ihr Partner auf dem Boden und Sie knien sich hin. Ertasten und beurteilen Sie an folgenden Stellen:
- Fersen: Knien Sie am Fußende am Boden und nehmen Sie beide Fersen in Ihre beiden Hände.
- Fußrücken: Bleiben Sie am Fußende und gleiten Sie mit den Händen an den Füßen nach vorn, bis zu den Fußrücken, die Fersen sind dabei am Boden abgelegt.
- Unterschenkel: Bleiben Sie am Fußende und gleiten Sie mit beiden Händen nach oben, bis zu den Unterschenkeln.

- Knie: Knien Sie sich links oder rechts neben die Knie Ihres Partners, Ihr Körper ist zu seinem Kopf hin ausgerichtet, legen Sie Ihre Hände auf seine beiden Knie.
- Oberschenkel: Rutschen Sie mit den Knien nach oben und gleiten Sie mit den Händen weiter nach oben, bis zur Mitte der Oberschenkel.
- Beckenschaufel: Rutschen Sie mit den Knien nach oben und legen Sie Ihre Hände auf die vorderen Darmbeinstachel der Beckenschaufeln.
- untere Rippenbogen: Rutschen Sie mit den Knien nach oben und legen Sie die Hände seitlich vorn an die beiden unteren Rippenbogen.
- Hände: Bleiben Sie sitzen und legen Sie Ihre Hände auf die Ihres Partners
- Unterarme: Wechseln Sie zu den Unterarmen.
- Oberarme: Rutschen Sie mit den Knien etwas nach oben und legen Sie Ihre Hände auf die Oberarme Ihres Partners.
- Schultern: Knien Sie sich ans Kopfende und legen Sie Ihre Hände vorn auf die Schultern Ihres Partners.
- Kopf von der Seite: Bleiben Sie am Kopfende und legen Sie Ihre Hände seitlich an den Kopf Ihres Partners.
- Kopf von vorn und hinten: Legen Sie eine Hand unter den Hinterkopf Ihres Partners und Ihre andere Hand auf seine Stirn.

Versuchen Sie sich ein inneres Bild vom CranioSacralen Rhythmus und von der Spannung im gesamten Körper Ihres Partners zu machen. Im Laufe der Zeit werden Sie feststellen, dass es Ihnen leichtfällt und fast wie automatisch geht, dass Sie beim nächsten Mal die Unterschiede und damit die Veränderungen wahrnehmen können.

Stimulieren des CranioSacralen Rhythmus

Bevor Sie mit den Übungen zur Stimulierung des CranioSacralen Rhythmus anfangen, möchte ich Ihnen noch einige allgemeine Informationen geben. Diese Übungen sollen das CranioSacrale System Ihres Partners in seiner Funktion unterstützen. Am leichtesten ist das, wenn Sie dabei den Bewegungen seines Systems direkt folgen und sie mit Körperbewegungen betonen. Falls Sie mit dem CranioSacralen Rhythmus nicht mehr so vertraut sind, lesen Sie bitte noch einmal die Seiten 25ff. in den Grundlagen oder die Seiten 75ff. im Kapitel über die vorbereitenden Übungen.

Ihr Partner legt sich bequem auf den Rücken und zwar so, dass er in den kommenden Minuten in dieser Position bleiben kann. Wenn es noch etwas gibt, das er braucht, um sich wohlzufühlen, zum Beispiel eine Decke, eine Knierolle oder ein Kissen unter Kopf,

Lenden- oder Halswirbelsäule, dann kann er jederzeit danach verlangen. Legen Sie sich die Sachen gleich griffbereit hin.

Sollten Sie den CranioSacralen Rhythmus Ihres Partners in diesem Moment nicht fühlen; kein Problem. Sie können die Bewegungen von Füßen, Schultern, Kreuzbein oder Kopf auch entsprechend dem Wohlbefinden Ihres Partners oder nach der Uhr durchführen. Im letzteren Fall gehen Sie von einer idealen Situation mit einer Frequenz von 10 Zyklen pro Minute aus und deshalb dauert ein ganzer Zyklus aus Füllung- und Entleerungsbewegung dann 6 Sekunden oder für jede Füllungs- und Entleerungsbewegung stehen jeweils 3 Sekunden zur Verfügung. Am einfachsten arbeiten Sie mit einer Quarzuhr, bei der Sie die Sekunden mithören können, oder Sie zählen innerlich »einundzwanzig, zweiundzwanzig, dreiundzwanzig« und wechseln dann die Bewegungsrichtung.
Fangen Sie mit den Bewegungen der Füße oder der Schultern an; zum Schluss können Sie auch noch die Bewegungen des Kreuzbeins oder des Kopfes unterstützen. Das Ziel ist, dass Ihr Partner sich wohlfühlt und sein CranioSacrales System in seiner Arbeit unterstützt wird.

Egal, wie Sie die Übung durchführen, ob dem Rhythmus folgend, im Rhythmus Ihres Partners oder nach der Uhr, sobald Sie fertig sind, lassen Sie Ihren Partner noch eine kurze Weile ganz ruhig liegen und nachspüren, wie sich sein Körper anfühlt. Er darf die Energie, Wärme, Weite und Leichtigkeit genießen, die sich dann wahrscheinlich einstellen werden. Ich wünsche Ihnen beiden gutes Gelingen!

Stimulieren über die Füße

- »*Therapeut*«: Setzen Sie sich am Fußende von Ihren auf dem Rücken liegenden Partner.
- Nehmen Sie seine beide Fersen in Ihre Hände und schmiegen Sie Ihre Handinnenflächen an die Fersen an. Das ist wichtig, da Sie auf diese Weise am einfachsten mit dem CranioSacralen Rhythmus in Kontakt kommen können.
- Entspannen Sie sich, lassen Sie Ihre Hände weich und locker werden und verschmelzen Sie mit dem Gewebe. Die Beine Ihres Partners dürfen bequem nach außen hängen. Ihr Partner befindet sich in dieser Haltung in einer Füllungsposition des CranioSacralen Systems. Erinnern Sie sich daran: Füllung bedeutet für den Körper Außenrotation, Entleerung Innenrotation. Wenn Sie und Ihr Partner bereit sind, kann die Übung beginnen.
- Fühlen Sie sich in den CranioSacralen Rhythmus ein, wie Sie das bereits bei den vor-

bereitenden Übungen gelernt haben: bei der Entleerung in Innenrotation – wobei die Füße nach innen drehen und sich die großen Zehen annähern – und bei der nachfolgenden Füllung wieder in Außenrotation – die Füße drehen wieder nach außen, die großen Zehen entfernen sich voneinander. Wenn es für Sie am einfachsten ist, zuerst mit dem Atem- oder dem Herzrhythmus in Kontakt zu gehen und danach erst mit dem CranioSacralen Rhythmus, dann wählen Sie diese Reihenfolge.

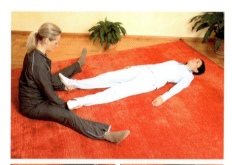
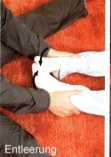
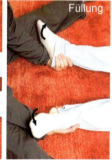

Füllung

Entleerung

Stimulieren des CranioSacralen Rhythmus über die Füße

- Sobald Sie den CranioSacralen Rhythmus fühlen, nehmen Sie sich die Zeit, sich auf ihn einzustellen. Folgen Sie ihm innerlich mehrere Zyklen lang. Wie ist er in diesem Moment? Wie groß ist der Bewegungsausschlag, wie kräftig ist der Rhythmus? Ist er links und rechts gleich oder vergleichbar?
- Stellen Sie sich jetzt vor, der kleinen Bewegung mit den Händen zu folgen, ähnlich wie Sie mit den Augen dem Pendel einer Wanduhr folgen können. Fangen Sie schon mal an, in Gedanken die Bewegungen des Systems über die Füße zu stimulieren.
- Sobald Sie sich eingestimmt haben, bewegen Sie die Füße Ihres Partners mit. Die Bewegung kann sowohl klein als auch groß sein, je nachdem, wie es angenehm ist. Das Bewegungsausmaß hat keinen Einfluss auf den Erfolg!
- Führen Sie die Bewegung einige Minuten lang durch. Wichtig ist, dass Ihr Partner sich dabei wohlfühlt.
- Hören Sie mit dem Mitbewegen der Füße auf und beobachten Sie die nicht von Ihnen unterstützte rhythmische Bewegung nach außen und innen noch einige Zyklen lang. Hat der CranioSacrale Rhythmus der Füße sich verändert? Nun sind Sie mit der Technik fertig.

Wenn Sie den CranioSacralen Rhythmus nicht spüren, dann bewegen Sie die Füße Ihres Partners nach innen und außen so, wie es für ihn angenehm ist, oder nach der Uhr. Im ersten Fall fangen Sie langsam an und steigern die Geschwindigkeit ganz allmählich. Bitten Sie Ihren Partner, Ihnen mitzuteilen, wann für ihn eine angenehme und wohltuende Geschwindigkeit erreicht ist. Im letzteren Fall bewegen Sie die Füße Ihres Partners 3 Sekunden nach innen und 3 Sekunden wieder nach außen. Der gesamte Weg von außen nach innen und wieder nach außen dauert dann also 6 Sekunden. Fragen Sie Ihren Partner, während Sie den Idealrhythmus verwenden, ob die Bewegungen sich gut anfühlen, zwingen Sie ihm den idealen Rhythmus aber bitte nicht auf.

Stimulieren über die Schultern

- *»Therapeut«*: Setzen Sie sich am Kopfende Ihres auf dem Rücken liegenden Partners hin.
- Nehmen Sie Kontakt mit den Außen- und Oberseiten der Schultern Ihres Partners auf, wobei die Finger auf der Außenseite und die Handinnenflächen auf der Oberseite der beiden Schultern liegen. Schmiegen Sie Ihre Handinnenflächen und Finger an die Schultern an.
- Entspannen Sie sich, lassen Sie Ihre Hände weich und locker werden und verschmelzen Sie mit dem Gewebe.
- Fühlen Sie sich in den CranioSacralen Rhythmus ein: bei der Entleerung in Innenrotation – wobei sich die Schultern etwas vom Fußboden entfernen – und bei der nachfolgenden Füllung in Außenrotation – die Schultern bewegen sich in Richtung Fußboden. Wenn es für Sie am einfachsten ist, zuerst mit dem Atem- oder dem Herzrhythmus in Kontakt zu gehen und danach erst mit dem CranioSacralen Rhythmus, dann gehen Sie in dieser Reihenfolge vor.
- Sobald Sie den CranioSacralen Rhythmus fühlen, nehmen Sie sich die Zeit, sich auf ihn einzustellen. Folgen Sie ihm innerlich einige Zyklen lang. Wie ist er in diesem Moment? Wie groß ist der Bewegungsausschlag, wie kräftig ist der Rhythmus? Ist er links und rechts gleich oder vergleichbar?
- Stellen Sie sich jetzt vor, der kleinen Bewegung mit den Händen zu folgen, ähnlich wie Sie mit den Augen dem Pendel einer Wanduhr folgen

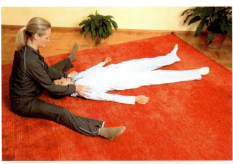

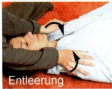
Entleerung

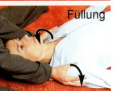
Füllung

Stimulieren des CranioSacralen Rhythmus über die Schultern

können. Fangen Sie schon mal an, in Gedanken die Bewegungen des Systems über die Schultern zu stimulieren.

- Sobald Sie sich eingestimmt haben, bewegen Sie die Schultern mit kleinen oder größeren Bewegungen in Innen- und Außenrotation mit
- Führen Sie die Bewegung einige Minuten lang durch. Wichtig ist, dass Ihr Partner sich dabei wohlfühlt.
- Hören Sie mit dem Mitbewegen der Schultern auf und beobachten Sie die nicht von Ihnen unterstützte rhythmische Bewegung nach außen und innen noch einige Zyklen lang. Hat der CranioSacrale Rhythmus der Schultern sich verändert? Nun sind Sie mit der Technik fertig.

Wenn Sie den CranioSacralen Rhythmus nicht spüren, dann bewegen Sie die Schultern Ihres Partners nach innen und außen so, wie es für ihn angenehm ist, oder nach der Uhr. Im ersten Fall fangen Sie langsam an und steigern die Geschwindigkeit ganz allmählich. Bitten Sie Ihren Partner, Ihnen mitzuteilen, wann für ihn eine angenehme und wohltuende Geschwindigkeit erreicht ist. Im letzteren Fall bewegen Sie die Schultern Ihres Partners 3 Sekunden nach innen und 3 Sekunden wieder nach außen. Der gesamte Weg von außen nach innen und wieder nach außen dauert dann also 6 Sekunden.

Fragen Sie Ihren Partner, während Sie den Idealrhythmus verwenden, ob die Bewegungen sich gut anfühlen, zwingen Sie ihm den idealen Rhythmus aber bitte nicht auf.

Stimulieren über das Kreuzbein

- »*Therapeut*«: Setzen Sie sich auf der rechten Seite in Höhe der Oberschenkel neben Ihren auf dem Rücken liegenden Partner.
- Bitten Sie Ihren Partner, seinen Körper etwas nach rechts zu drehen oder das Gesäß anzuheben, damit Sie Ihre rechte Hand unter das Becken legen können. Sie haben die richtige Stelle gefunden, wenn das Becken Ihres Partners schwer in Ihrer Hand liegt. Stützen Sie sich mit Ihrem rechten Ellenbogen zwischen den Knien

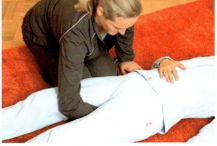
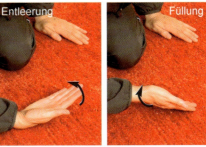

Stimulieren des CranioSacralen Rhythmus über das Kreuzbein

Ihres Partners auf der Unterlage ab, das erleichtert Ihnen das Behandeln, ist jedoch kein Muss. Schmiegen Sie Ihre Hand an das Kreuzbein an.

- Entspannen Sie sich, lassen Sie Ihre Hände weich und locker werden und verschmelzen Sie mit dem Gewebe.
- Fühlen Sie sich in den CranioSacralen Rhythmus ein: bei der Entleerung in eine Kippbewegung nach vorn – wobei die Finger sich in Richtung Decke bewegen – und bei der nachfolgenden Füllung in eine Kippbewegung nach hinten – der Handballen bewegt sich in Richtung Decke. Wenn es für Sie am einfachsten ist, zuerst mit dem Atem- oder dem Herzrhythmus in Kontakt zu gehen und danach erst mit dem CranioSacralen Rhythmus, dann wählen Sie dieser Reihenfolge.
- Sobald Sie den CranioSacralen Rhythmus fühlen, nehmen Sie sich die Zeit, sich auf ihn einzustellen: Folgen Sie ihm innerlich einige Zyklen lang. Wie ist er in diesem Moment? Wie groß ist der Bewegungsausschlag, wie kräftig ist der Rhythmus? Ist er links und rechts gleich oder vergleichbar?
- Stellen Sie sich jetzt vor, der kleinen Bewegung mit den Händen zu folgen, ähnlich wie Sie mit den Augen dem Pendel einer Wanduhr folgen können. Fangen Sie schon mal an, in Gedanken die Bewegungen des Systems über das Kreuzbein zu stimulieren.
- Sobald Sie sich eingestimmt haben, bewegen Sie das Kreuzbein mit.
- Führen Sie die Bewegung einige Minuten lang durch. Wichtig ist, dass Ihr Partner sich dabei wohlfühlt.
- Hören Sie mit dem Mitbewegen des Kreuzbeins auf und beobachten Sie die nicht von Ihnen unterstützte rhythmische Bewegung nach vorn und hinten noch einige Zyklen lang. Hat der CranioSacrale Rhythmus des Kreuzbeins sich verändert? Nun sind Sie mit der Technik fertig.

Wenn Sie den CranioSacralen Rhythmus nicht spüren, dann bewegen Sie das Kreuzbein Ihres Partners nach vorne und hinten so, wie es für ihn angenehm ist, oder nach der Uhr. Im ersten Fall fangen Sie langsam an und steigern die Geschwindigkeit ganz allmählich. Bitten Sie Ihren Partner, Ihnen mitzuteilen, wann für ihn eine angenehme und wohltuende Geschwindigkeit erreicht ist. Im letzteren Fall bewegen Sie das Kreuzbein Ihres Partners 3 Sekunden nach vorne und 3 Sekunden wieder nach hinten. Der gesamte Weg von hinten nach vorne und wieder nach hinten dauert dann also 6 Sekunden. Fragen Sie Ihren Partner, während Sie den Idealrhythmus verwenden, ob die Bewegungen sich gut anfühlen, zwingen Sie ihm den idealen Rhythmus aber bitte nicht auf.

Stimulieren über den Schädel – die«Schädelpumpe»

Diese Technik wird von Dr. Upledger als besonders wichtig für alle Beschwerden im Kopf-Nacken-Bereich und für alle Störungen, die mit einer Leistungsstörung des Gehirns zusammenhängen, erachtet.

- »*Therapeut*«: Setzen Sie sich am Kopfende Ihres auf dem Rücken liegenden Partners hin.
- Nehmen Sie Kontakt mit den seitlichen Teilen des Kopfes Ihres Partners auf. Schmiegen Sie Ihre Handinnenflächen und Ihre Finger an den Kopf an und verschmelzen Sie mit dem Gewebe.
- Entspannen Sie sich, lassen Sie Ihre Hände weich und locker werden.

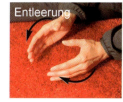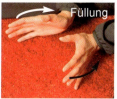

Durchführung der Schädelpumpe

- Fühlen Sie sich in den CranioSacralen Rhythmus ein: bei der Entleerung in »Schrumpfung« – wobei der Kopf kleiner zu werden scheint – und bei der nachfolgenden Füllung in »Schwellung« – der Kopf scheint aufgeblasen zu werden. Wenn es für Sie am einfachsten ist, zuerst mit dem Atem- oder dem Herzrhythmus in Kontakt zu gehen und danach erst mit dem CranioSacralen Rhythmus, dann wählen Sie bitte diese Reihenfolge.
- Sobald Sie den CranioSacralen Rhythmus fühlen, nehmen Sie sich die Zeit, sich auf den Rhythmus einzustellen. Folgen Sie ihm innerlich einige Zyklen lang. Wie ist er in diesem Moment? Wie groß ist der Bewegungsausschlag, wie kräftig ist der Rhythmus? Ist er links und rechts gleich oder vergleichbar?
- Stellen Sie sich jetzt vor, der kleinen Bewegung mit den Händen zu folgen, ähnlich wie Sie mit den Augen dem Pendel einer Wanduhr folgen können. Fangen Sie schon mal an, in Gedanken die Bewegungen des Systems über den Kopf zu stimulieren.
- Sobald Sie sich eingestimmt haben, bewegen Sie die seitlichen Teile des Kopfes mit kleinen oder größeren Bewegungen bei Füllung mit nach »außen« und bei Entleerung nach »innen«. Die Füllungsbewegung nach »außen« können Sie durch die Vorstellung unterstützen, Ihre Hände seien mit den Schädelknochen fest verschmolzen oder würden über Saugnäpfe verfügen.

- Führen Sie die Bewegung einige Minuten lang durch. Wichtig ist, dass Ihr Partner sich dabei wohlfühlt.
- Hören Sie mit dem Mitbewegen mit der Schädelbewegung auf und beobachten Sie die nicht von Ihnen unterstützte rhythmische Bewegung noch einige Zyklen lang. Hat der CranioSacrale Rhythmus des Kopfes sich verändert? Nun sind Sie mit der Technik fertig.

Wenn Sie den CranioSacralen Rhythmus nicht spüren, dann bewegen Sie die seitlichen Teile des Kopfes Ihres Partners nach innen und außen so, wie es für ihn angenehm ist, oder nach der Uhr. Im ersten Fall fangen Sie langsam an und steigern die Geschwindigkeit ganz allmählich. Bitten Sie Ihren Partner, Ihnen mitzuteilen, wann für ihn eine angenehme und wohltuende Geschwindigkeit erreicht ist. Im letzteren Fall bewegen Sie die seitlichen Kopfanteile Ihres Partners 3 Sekunden nach innen und 3 Sekunden wieder nach außen. Der gesamte Weg von außen nach innen und wieder nach außen dauert dann also 6 Sekunden. Fragen Sie Ihren Partner, während Sie den Idealrhythmus verwenden, ob die Bewegungen sich gut anfühlen, zwingen Sie ihm den idealen Rhythmus aber bitte nicht auf.

Zusammenfassung der Technik zur Stimulierung des CranioSacralen Rhythmus:
- Fühlen Sie sich in die CranioSacrale Bewegung Ihres Partners hinein
- Stimulieren Sie in Gedanken die Bewegung
- Fangen Sie an, der Bewegung aktiv zu folgen und sie zu vergrößern
- Die Bewegung kann groß oder klein sein
- Führen Sie die Übung einige Minuten lang durch
- Hören Sie mit der Mitbewegung auf, beobachten Sie noch einige Zyklen lang und beurteilen Sie die Veränderung

Ruhepunkttechniken

Ruhepunkttechniken dienen dazu, den CranioSacralen Rhythmus langsam, aber stetig zum Stillstand und damit zu einem Ruhepunkt zu bringen. Hierdurch bekommt das CranioSacrale System die Möglichkeit, eine »Auszeit« zu nehmen. Sie können sich das so vorstellen, dass ein Ruhepunkt für das CranioSacrale System so gut ist wie für Sie ein erholsamer Mittagsschlaf. Das System erholt und regeneriert sich, bekommt frische

Energien für die folgende Zeit und kann damit seine Arbeit einfacher und leichter ausführen. Wenn Sie jetzt denken »Das hört sich ja genauso an wie bei den Übungen zur Stimulierung des CranioSacralen Rhythmus«, dann stimmt das irgendwie. Lassen Sie mich erneut zu einem Bild greifen: So wie der Ruhepunkt wie ein erholsamer Mittagsschlaf für das System ist, so ist die Stimulierung des CranioSacralen Rhythmus mit einem Spaziergang an der frischen Luft, im Wald oder am Strand vergleichbar. Sie merken, beides tut gut, beides ist erholsam.

Für Dr. Upledger ist die Ruhepunkttechnik sehr wichtig. Er benutzt sie gern am Anfang und am Ende einer Behandlung, weil sie sehr ausgleichend auf das Nerven- und Hormonsystem wirkt. Nervöse Menschen werden dabei ruhiger, in eher schlaffen Phasen wirkt sie vitalisierend. Er beschreibt ebenfalls die Anwendung bei Stress, Autismus und Fieber, um nur einige Spezialbereiche zu nennen.

Es gibt in der Partner-Übung, anders als bei den Selbst-Übungen, nur eine Möglichkeit, zu einem Ruhepunkt zu gelangen. Sie müssen dafür den CranioSacralen Rhythmus fühlen können, denn der Ruhepunkt kann erreicht werden, wenn Sie den CranioSacralen Rhythmus bewusst ertasten und bremsen können.

Eine Ruhepunkttechnik kann prinzipiell in jeder Körperlage durchgeführt werden. Ich möchte jedoch hier hauptsächlich die Techniken für die Rückenlage besprechen. Eine Ruhepunkttechnik kann auch grundsätzlich an jeder Körperstelle angewandt werden. Sie finden nachfolgend die Stellen, mit denen auch Therapeuten am häufigsten arbeiten und die ihre Effektivität für das gesamte System gezeigt haben. Sie können die Technik jedoch ebenso an anderen Stellen durchführen. Ruhepunkttechniken werden von Therapeuten auch an lokalen Stellen eingesetzt, um Symptome wie zum Beispiel Schmerzen zu lindern oder Bewegungseinschränkungen zu reduzieren.

Nun können Sie mit der Durchführung einer Ruhepunkttechnik beginnen. Ihr Partner legt sich dafür bequem auf den Rücken und zwar so, dass er in den kommenden Minuten in dieser Position bleiben kann. Gibt es noch etwas, das er braucht – eine Decke, eine Knierolle, ein Kissen unter Kopf, Lenden- oder Halswirbelsäule?

Ruhepunkt über die Füße

Diese Technik wird meist am Anfang der Übungszeit zur Beruhigung und allgemeinen Entspannung durchgeführt.

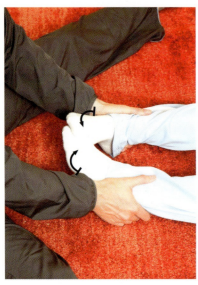

Ruhetechnik über die Füße

- »*Therapeut*«: Setzen Sie sich am Fußende von Ihrem auf dem Rücken liegenden Partner hin.
- Nehmen Sie die Fersen Ihres Partners in Ihre beiden Händen und schmiegen Sie sie an die Fersen an. Das ist wichtig, da Sie auf diese Art und Weise am einfachsten mit dem CranioSacralen Rhythmus in Kontakt treten können.
- Entspannen Sie sich, lassen Sie Ihre Hände weich und entspannt werden und verschmelzen Sie mit dem Gewebe. Fühlen Sie sich in den CranioSacralen Rhythmus ein. Wenn es für Sie am einfachsten ist, zuerst mit dem Atem- oder dem Herzrhythmus in Kontakt zu gehen und danach erst mit dem CranioSacralen Rhythmus, dann wählen Sie diese Reihenfolge.
- Der CranioSacrale Rhythmus lässt die Füße nach innen und nach außen rotieren. Bei Füllung bewegen sie sich nach außen, die Zehen entfernen sich voneinander, bei Entleerung bewegen sie sich nach innen, die Zehen nähern sich an. Sobald Sie den Rhythmus spüren, folgen Sie ihm innerlich einige Zyklen lang. Wie ist er in diesem Moment? Wie groß ist der Bewegungsausschlag, wie kräftig ist der Rhythmus? Ist er links und rechts gleich oder vergleichbar? Stellen Sie sich jetzt vor, der kleinen Bewegung mit den Händen zu folgen, ähnlich wie Sie mit den Augen dem Pendel einer Wanduhr folgen können.
- Nun können Sie mit der Technik anfangen. Wenn der CranioSacrale Rhythmus in Entleerung geht, bewegen sich die Füße nach innen, zur Körpermitte zu. Folgen Sie dieser Bewegung mit Ihren Händen, bis die Bewegung sich umdreht und die Füße sich wieder nach außen drehen würden.
- An dieser Stelle folgen Sie der Bewegung nach außen nicht. Stellen Sie sich vor, für diese Bewegung wie eine Wand zu sein. Der Rhythmus wird leicht gegen Ihre Hand drücken.
- Bleiben Sie beharrlich, denn nach einigen Sekunden wird die Bewegung sich wieder umdrehen und nach innen gehen. Wenn Sie dies bemerken, folgen Sie erneut der Bewegung nach innen – der Entleerung.
- Jetzt geht das Ganze von vorn los. Sie folgen der Entleerungsbewegung nach innen, bis sie sich umdrehen würde, verharren dort, bilden eine Wand und warten, um dann der Bewegung nach innen weiter zu folgen. Damit geht der CranioSacrale Rhythmus immer weiter in die Entleerung hinein.

- Wiederholen Sie diesen Vorgang, bis Sie bemerken, dass die Bewegung nach außen nicht mehr passiert. Alle Bewegungen hören auf.
- Glückwunsch, Sie haben den Ruhepunkt erreicht. Jetzt brauchen Sie nur noch zu warten, bis der Rhythmus wieder anfängt. Halten Sie die Position der Hände, denn während dieser Ruhepunktphase regeneriert sich das CranioSacrale System.
- Wenn Sie die Füllungsbewegung des CranioSacralen Rhythmus' wieder spüren, geben Sie nach. Beobachten Sie die Bewegung nach außen und innen noch einige Zyklen lang. Hat der Rhythmus sich verändert? Nun sind Sie mit der Technik fertig.

Ruhepunkt über das Kreuzbein

Diese Technik wird am unteren Ende des CranioSacralen Systems ausgeführt. Sie können sich vielleicht vorstellen, dass ein Ruhepunkt am Kreuzbein nicht nur für das gesamte Becken angenehm und ausgleichend ist, sondern dass die Wirkung sich über das gesamte CranioSacrale System ausbreiten kann.

- »*Therapeut*«: Setzen Sie sich auf der rechten Seite in Höhe der Oberschenkel neben Ihren auf dem Rücken liegenden Partner.
- Bitten Sie Ihren Partner, seinen Körper etwas nach rechts zu drehen oder das Gesäß anzuheben, damit Sie Ihre rechte Hand im Bereich von Kreuz- und Steißbein unter das Becken legen können. Sie haben die richtige Stelle gefunden, wenn das Becken Ihres Partners schwer in Ihrer Hand liegt. Stützen Sie Ihren rechten Ellenbogen zwischen den Knien Ihres Partners auf die Unterlage auf, das kann helfen, ist aber nicht notwendig. Schmiegen Sie Ihre rechte Hand an das Kreuzbein an. Das ist wichtig, da Sie auf diese Art und Weise am einfachsten mit dem CranioSacralen Rhythmus in Kontakt kommen können.
- Entspannen Sie sich, lassen Sie Ihre Hand weich und entspannt werden und verschmelzen Sie mit dem Gewebe. Fühlen Sie sich in den CranioSacralen Rhythmus ein. Wenn es für Sie am einfachsten ist, zuerst mit dem Atem- oder dem Herzrhythmus in Kontakt zu gehen und danach erst mit dem CranioSacralen Rhythmus, dann wählen Sie diese Reihenfolge.
- Der Rhythmus lässt das Kreuzbein nach vorn und hinten kippen. Bei Füllung kippt das Kreuzbein nach hinten und Ihr Handballen bewegt sich zur Decke, bei Entlee-

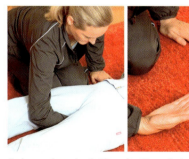

Ruhepunkttechnik über das Kreuzbein

rung kippt das Kreuzbein nach vorn und Ihre Fingerspitzen bewegen sich zur Decke hin. Sobald Sie den Rhythmus spüren, folgen Sie ihm innerlich einige Zyklen lang. Wie ist er in diesem Moment? Wie groß ist der Bewegungsausschlag, wie kräftig ist der Rhythmus? Ist er links und rechts gleich oder vergleichbar? Stellen Sie sich jetzt vor, der kleinen Bewegung mit den Händen zu folgen, ähnlich wie Sie mit den Augen dem Pendel einer Wanduhr folgen können.

- Nun können Sie mit der Technik anfangen. Wenn der CranioSacrale Rhythmus in Entleerung geht, kippt das Kreuzbein nach vorn und Ihre Fingerspitzen bewegen sich zur Decke hin. Sie folgen nun dieser Bewegung mit Ihrer Hand, bis die Bewegung sich umdreht und das Kreuzbein wieder nach hinten kippen würde – Ihr Handballen würde sich dabei zur Decke hin bewegen.

- An dieser Stelle folgen Sie der Bewegung des Kreuzbeins nicht mehr. Stellen Sie sich vor, für die Füllungsbewegung wie eine Wand zu sein. Der Rhythmus wird leicht gegen Ihre Finger drücken.

- Bleiben Sie beharrlich, denn nach einigen Sekunden wird die Kippbewegung sich wieder umdrehen und das Kreuzbein nach vorn bewegen – Ihre Finger bewegen sich dabei in Richtung Decke. Wenn Sie dies bemerken, folgen Sie erneut dieser Entleerungsbewegung.

- Jetzt geht das Ganze von vorn los. Sie folgen der Entleerungsbewegung nach vorn, bis sie sich umdrehen würde, verharren dort, bilden eine Wand und warten erneut, um dann der Bewegung nach vorn weiter zu folgen. Damit geht der CranioSacrale Rhythmus immer weiter in die Entleerung hinein.

- Wiederholen Sie diesen Vorgang, bis Sie bemerken, dass die Bewegung nach hinten (Daumenballen zur Decke) nicht mehr passiert. Alle Bewegungen hören auf – der Ruhepunkt ist erreicht.

- Warten Sie, bis der Rhythmus wieder anfängt. Bleiben Sie mit Ihrer Hand in der Position, in der der Ruhepunkt stattgefunden hat.

- Wenn Sie die Füllungsbewegung des CranioSacralen Rhythmus wieder spüren, geben Sie nach. Beobachten Sie die Kippbewegung nach hinten und nach vorn noch einige Zyklen lang. Hat der Rhythmus sich verändert? Nun sind Sie mit der Technik fertig.

Ruhepunkt über das Hinterhauptbein

Die Technik für das Hinterhauptbein wird, wie die am Kreuzbein, ebenfalls direkt auf dem CranioSacralen System ausgeführt. Der ursprüngliche Entwickler dieser Technik, Dr. William Garner Sutherland, betrachtete sie als überragend zur Funktionsverbesserung des CranioSacralen Systems. Er glaubte, dass damit eine »Kompression« des vierten Ventrikels möglich sei und damit ein »Ausmelken« des CranioSacralen Systems – ähnlich wie bei einem Schwamm, der ausgedrückt wird und dann frisches Wasser aufnehmen kann.

- »*Therapeut*«: Setzen Sie sich ans Kopfende Ihres auf dem Rücken liegenden Partners.

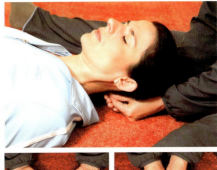

- Sie brauchen zur Ausführung der Übung einen »Volleyballgriff«. Dazu schließen Sie die Finger beider Hände locker. Legen Sie die Rückseite der Finger Ihrer rechten Hand schräg auf die Innenfläche der Finger der linken Hand, der Nagel des rechten Zeigefingers liegt dabei auf der Beere des linken Zeigefingers. Legen

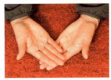 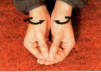

Ruhepunkttechniken über das Hinterhauptbein

Sie nun beide Daumenbeeren auf die rechte Zeigefingerbeere. Ihre Daumenballen sollen jetzt ungefähr einen Zentimeter auseinandergehalten werden, die Außenseiten der Kleinfingerballen haben festen Kontakt.

- Bitten Sie Ihren Partner, seinen Kopf anzuheben, damit Sie Ihre Hände darunterlegen können. Sie haben die richtige Stelle gefunden, wenn der Hinterkopf Ihres Partners hauptsächlich auf Ihren Daumenballen ruht – Sie haben jetzt mit dem Hinterhauptbein einen richtig guten Kontakt. Schmiegen Sie sich an das Hinterhauptbein an. Das ist wichtig, da Sie auf diese Art und Weise am einfachsten mit dem CranioSacralen Rhythmus in Kontakt kommen können.

- Entspannen Sie sich, lassen Sie Ihre Hände weich und entspannt werden und verschmelzen Sie mit dem Gewebe. Fühlen Sie sich in den CranioSacralen Rhythmus ein. Wenn es für Sie am einfachsten ist, zuerst mit dem Atem- oder dem Herzrhythmus in Kontakt zu gehen und danach erst mit dem CranioSacralen Rhythmus, dann wählen Sie diese Reihenfolge.

- Der Rhythmus lässt das Hinterhauptbein nach innen und nach außen rotieren. Bei Füllung bewegt es sich nach außen, Ihre Daumenballen werden etwas auseinandergedrückt, bei Entleerung bewegt es sich nach innen, Ihre Daumenballen nähern sich wieder an. Sobald Sie den Rhythmus spüren, folgen Sie ihm innerlich einige Zyklen lang. Wie ist er in diesem Moment? Wie groß ist der Bewegungsausschlag, wie kräftig ist der Rhythmus? Ist er links und rechts gleich oder vergleichbar? Stellen Sie sich jetzt vor, der kleinen Bewegung mit den Daumenballen zu folgen, ähnlich wie Sie mit den Augen dem Pendel einer Wanduhr folgen können.

- Nun können Sie mit der Technik anfangen. Wenn der CranioSacrale Rhythmus in Entleerung geht, bewegt sich das Hinterhauptbein nach innen, zur Kopfmitte hin. Sie folgen nun dieser Bewegung mit Ihren Daumenballen, bis sie sich umdreht und das Hinterhauptbein wieder nach außen drehen würde.
- An dieser Stelle folgen Sie der Bewegung nach außen nicht. Stellen Sie sich vor, jetzt wie eine Wand zu sein. Der Rhythmus wird leicht gegen Ihre Daumenballen drücken.
- Bleiben Sie beharrlich, denn nach einigen Sekunden wird die Bewegung sich wieder umdrehen und nach innen gehen. Wenn Sie dies bemerken, folgen Sie erneut der Bewegung nach innen – der Entleerung.
- Jetzt geht das Ganze von vorn los. Sie folgen der Entleerungsbewegung nach innen, bis sie sich umdrehen würde, verharren dort, bilden eine Wand und warten, um dann der Bewegung nach innen weiter zu folgen. Damit geht der CranioSacrale Rhythmus immer weiter in die Entleerung hinein.
- Wiederholen Sie diesen Vorgang, bis Sie bemerken, dass die Bewegung nach außen nicht mehr passiert. Alle Bewegungen hören auf und der Ruhepunkt ist erreicht.
- Jetzt brauchen Sie nur noch zu warten, bis der Rhythmus wieder anfängt. Halten Sie die Position der Daumenballen.
- Wenn Sie die Füllungsbewegung des CranioSacralen Rhythmus wieder spüren, geben Sie nach. Beobachten Sie die Bewegung nach außen und innen noch einige Zyklen lang. Hat der Rhythmus sich verändert? Nun sind Sie mit der Technik fertig.

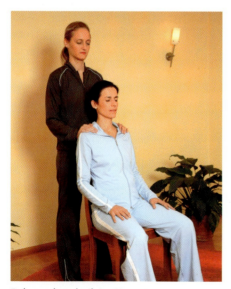

Ruhepunkttechnik im Sitzen

Ruhepunkt im Sitzen

Sie können die Technik auch im Sitzen durchführen. Ihr Partner setzt sich dafür auf einen Stuhl oder eine Couch. Stellen Sie sich dahinter und legen Sie Ihre Hände auf seine Schulter. Während der Füllung spüren Sie eine Außenrotation und während der Entleerung eine Innenrotation. Die Technik bleibt jedoch gleich. Sie verfolgen die Innenrotationsbewegung und begrenzen die Außenrotationsbewegung, bis Sie den Ruhepunkt erreicht haben. Bleiben Sie dort und warten Sie ab, bis der Rhythmus wieder zurückkommt, dann beobachten Sie ihn einige Zyklen lang. Sie sehen, Sie können die Technik überall durchführen!

Zusammenfassung der Technik zur Auslösung eines Ruhepunktes:

- Legen Sie eine oder beide Hände am Körper Ihres Partners an
- Entspannen Sie sich und verschmelzen Sie mit dem Gewebe
- Fühlen Sie sich in den CranioSacralen Rhythmus ein
- Folgen Sie dem Rhythmus einige Zyklen lang
- Folgen Sie dem Rhythmus in die Entleerungsbewegung hinein
- Behindern Sie die Füllungsbewegung dadurch, dass Sie eine »Wand« bilden
- Folgen Sie erneut der Entleerungsbewegung
- Behindern Sie erneut die Füllungsbewegung und folgen Sie dann wieder der Entleerungsbewegung
- Wiederholen Sie den Vorgang, bis keine Füllungsbewegung mehr stattfindet
- Warten Sie, bis Sie die Füllungsbewegung wieder wahrnehmen, und geben Sie dann nach
- Beobachten Sie die CranioSacrale Bewegung einige Zyklen lang

Verbessern der Beweglichkeit und Flexibilität des Bindegewebes

Sie haben mit den bisherigen Übungen schon viel geschafft, denn das CranioSacrale System Ihres Partners wurde von Ihnen direkt stimuliert. Damit haben Sie erreicht, dass die »Pumpe« des Systems einerseits kräftig angekurbelt und andererseits in eine entspanntere Ausgangslage gebracht wurde. Damit das System auf diesem Stand bleiben kann, ist es hilfreich, das umgebende Bindegewebe zu lösen. Sie können sich vielleicht vorstellen, dass die Pumpaktivität des Systems durch Spannungen in den Strukturen eingeschränkt werden kann, die als »Hülle« das System umgeben.

Im Grundlagen-Kapitel haben Sie bereits einiges über das Bindegewebe an sich und die Möglichkeit seiner Behandlung erfahren. Sie werden in diesem Kapitel Übungen lernen, die dazu dienen:

- eine Zunahme der Flexibilität des quer verlaufenden Bindegewebes zu erreichen, die eine Anhaftung an den Knochen besitzen, die das CranioSacrale System umhüllen
- eine Verbesserung der Beweglichkeit in einigen speziellen Gelenken der Wirbelsäule zu erlangen
- eine bessere Flexibilität der Hirn- und Rückenmarkshäute zu bekommen

Die Techniken, die Sie zur Behandlung der bindegewebigen Strukturen anwenden, sind prinzipiell immer gleich – Sie verwenden gleichmäßige Dehnungen mittels

Druck- und Zugkräften. Die jeweils zu benutzende Technik wird an Ort und Stelle beschrieben. Es hat sich herausgestellt, dass es bei der Behandlung aller bindegewebigen Strukturen, die mit den Händen durchgeführt werden, hilft, von den jeweiligen Geweben oder Strukturen eine innere Vorstellung zu haben. Im Grundlagen-Kapitel habe ich das beschrieben. Falls das nicht ausreichen sollte, könnten Sie sich ein einfaches Anatomiebuch besorgen oder sich eines von Ihrem Arzt, Heilpraktiker oder Therapeuten ausleihen.

Möglichkeit der Erfolgskontrolle mithilfe des CranioSacralen Rhythmus

Wenn Sie die Möglichkeit gefunden haben, den CranioSacralen Rhythmus zu spüren, können Sie jederzeit für sich selbst schauen, was die Übungen hinsichtlich der Freiheit des Rhythmus bewirkt haben. Wie Sie wissen, schränkt die Spannung der Strukturen, die sich um das CranioSacrale System herum befinden oder die ihm anhaften, die Möglichkeit des CranioSacralen Rhythmus ein, sich frei auszubreiten. Je freier und entspannter diese beschränkenden Strukturen werden, desto leichter hat es der Rhythmus, die Zellen des Gehirns und Rückenmarks und alle Körperzellen zu erreichen und damit die Zellernährung zu vereinfachen! Sie verfügen also über eine hervorragende Möglichkeit, den Erfolg Ihrer Übungen zu »messen«, wenn Sie nach einer Übung beurteilen, um wie viel die Freiheit für den Rhythmus in den behandelten Körperbereichen oder im CranioSacralen System zugenommen hat. Sie haben das bereits bei den sogenannten »Horchposten« kennengelernt.

Die Behandlungsabfolge für das Bindegewebe

Folgende Reihenfolge hat sich in der täglichen Praxis zur Verbesserung der Beweglichkeit und Flexibilität bewährt:
1. Behandlung des quer verlaufenden Bindegewebes
2. Behandlung der Gelenke des Kreuzbeins
3. Behandlung der Rückenmarkshäute
4. Behandlung der Knochen des Hirnschädels und der Hirnhäute
5. Behandlung der bindegewebigen Verbindungen zwischen Hirnschädel und Gesichtsknochen

Die Schritte bauen aufeinander auf. Zuerst sollten die quer verlaufenden bindegewebigen Strukturen und das Kreuzbein gelöst werden, damit die Rückenmarkshäute, die in Längsrichtung verlaufen, gut behandelt werden können. Danach sind die Hirnschädelknochen und die Hirnhäute an der Reihe. Spannungen oder Verhärtungen in oberflächlicheren Schichten können die Beweglichkeit und Flexibilität der tieferen Schichten einschränken. Obwohl die Gesichtsstrukturen oberflächlicher liegen als die Hirnhäute, hat sich in der Praxis gezeigt, dass die Hirnhäute zuerst behandelt werden müssen, da es sonst nicht zur befriedigenden Lösung der Gesichtsstrukturen kommen und diese dann wieder die Beweglichkeit der Hirnhäute beeinträchtigen kann.

Die Wichtigkeit eines Ruhepunktes

An dieser Stelle möchte ich noch einmal erwähnen, dass es wichtig sein kann, eine Ruhepunkttechnik am Anfang und am Ende der Übungszeit durchzuführen. Das Bindegewebe hat es gern, wenn es auf diese Weise gut vorbereitet und am Schluss damit wieder in seiner Gesamtheit ausgeglichen wird. Es hat sich bewährt, zu Beginn des Übens einen Ruhepunkt an den Füßen oder am Kreuzbein durchzuführen und am Ende am Hinterhauptbein.

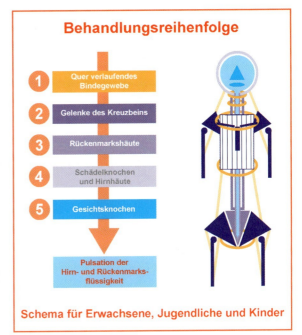

Behandlungsreihenfolge

1. Quer verlaufendes Bindegewebe
2. Gelenke des Kreuzbeins
3. Rückenmarkshäute
4. Schädelknochen und Hirnhäute
5. Gesichtsknochen

Pulsation der Hirn- und Rückenmarksflüssigkeit

Schema für Erwachsene, Jugendliche und Kinder

Behandlungsreihenfolge der Partner-Übungen

Harte Widerstände – Ergänzungen

Sie werden unter Umständen feststellen, dass Sie an manchen Punkten nur sehr zäh vorankommen. So kann es sein, dass eine Querstruktur sich kaum lösen lässt, das Kreuzbein fest bleibt, die Rücken- oder Hirnhäute sich wie unverformbar anfühlen oder die Gesichtsknochen sich kaum bewegen lassen – auch nicht nach einer längeren Zeit. Dann ist es wirklich sinnvoll, eine der folgenden Vorgehensweisen zu wählen:

- einen »Schritt nach vorn« tun: Bleiben Sie nicht an der Härte hängen, sondern machen Sie mit der nächsten Struktur weiter
- einen »Schritt zurück« tun: Gehen Sie zurück zu einem vorherigen Behandlungspunkt – wenn zum Beispiel die Rückenmarkshäute sehr fest bleiben, dann behandeln Sie bitte noch einmal die Querstrukturen oder führen eine Ruhepunkttechnik durch; lässt sich ein Gesichtsknochen nicht leicht befreien, dann wenden Sie erneut die Techniken für den Hirnschädel mit den Hirnhäuten an

Teilen Sie zudem Ihrem Partner mit, dass er zusätzlich zu den Partner-Übungen auch nach Möglichkeit die Selbst-Übungen durchführen sollte, darüber hinaus sind für die Strukturen selbst oder für den Bereich der Härte Entspannungsübungen häufig sehr wichtig. Als Hinderungsgrund für die Durchführung von Selbst-Übungen gilt für mich hier die »Zeitausrede« nicht. Wir klären in so einem Fall gemeinsam, wann eine gute Übungsmöglichkeit gegeben wäre und welche inneren Stimmen ihn davon abhalten, für ihn gute und hilfreiche Übungen durchzuführen.

Es ist für die Behandlung der bindegewebigen Strukturen von Vorteil, wenn Sie als »*Patient*« ein Gefühl dafür haben, dass Sie die Atembewegung in Ihrem Körper verfolgen oder lenken können. Die Kraft dieser gezielten Atembewegung hilft Ihrem Gewebe dabei, zusammen mit der »Händekraft« Ihres »*Therapeuten*« mögliche Verspannungen leichter zu lösen. Führen Sie dazu die Übung auf den Seiten 70f. durch.

Die Behandlung des quer verlaufenden Bindegewebes

Im Bindegewebe gibt es quer verlaufende Strukturen, die eine »quetschende Kraft« auf die Bindegewebsschläuche ausüben können. Im Bereich des CranioSacralen Systems sind das:

- der Beckenboden
- das Zwerchfell
- die Schulter-Nacken-Hals-Strukturen
- das Zungenbein mit den daran haftenden Muskeln
- die Hinterhauptbasis – der Übergang von der Halswirbelsäule zum Kopf

Die Erfahrung von Dr. Upledger mit der Behandlung der quer verlaufenden bindegewebigen Strukturen hat gezeigt, dass das Einhalten der Reihenfolge von unten nach oben vorteilhaft ist. Das gesamte Bindegewebe um das CranioSacrale System herum wird hierdurch langsam, aber stetig vom Becken zum Kopf hin weicher! Arbeiten Sie zur Behandlung mit leichtem Druck Ihrer Hände, um eine gleichmäßige und harmonische Verformung des Bindegewe-

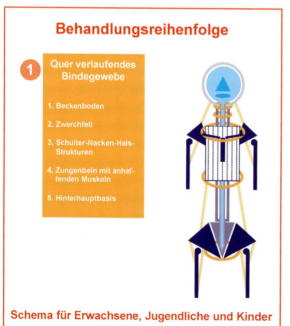

Behandlungsreihenfolge

1 Quer verlaufendes Bindegewebe

1. Beckenboden
2. Zwerchfell
3. Schulter-Nacken-Hals-Strukturen
4. Zungenbein mit anhaftenden Muskeln
5. Hinterhauptbasis

Schema für Erwachsene, Jugendliche und Kinder

Partner-Übungen für das quer verlaufende Bindegewebe

bes Ihres Partners zu bekommen, ohne dass dabei abweichende Bewegungen stattfinden.

Im Kapitel »Vorbereitende Informationen und Übungen« sind auf den Seiten 83ff. die wichtigen Informationen für die Übungen unter der Überschrift »Verbessern der Beweglichkeit und Flexibilität von Bindegewebe, Muskeln und Gelenken« beschrieben. Es könnte hilfreich sein, den Text noch einmal zu lesen, bevor Sie mit den Übungen anfangen.

Erste Querstruktur: der Beckenboden

Technik zur Behandlung des Beckenbodens: Anwendung leichter Druckkräfte von vorn nach hinten mit dem Ziel, über das Lösen von Gewebespannungen oder Verhärtungen zu einer gleichmäßigen Verformbarkeit des Beckenbodens zu gelangen.

- »*Therapeut*«: Setzen Sie sich auf der rechten Seite in Beckenhöhe neben Ihren auf dem Rücken liegenden Partner.
- Bitten Sie Ihren Partner, seinen Körper etwas nach links zu drehen oder das Gesäß anzuheben, damit Sie Ihre linke Hand unter das Becken legen können. Platzieren Sie sie im Bereich von Kreuz- und Steißbein. Das Kreuzbein mit Steißbein befindet sich am Ende der Wirbelsäule und liegt auf der Körperrückseite zwischen den beiden Beckenschaufeln. Sie haben die richtige Stelle gefunden, wenn das Becken Ihres Partners schwer in Ihrer Hand liegt. Ihre linke Hand dient als Richtungsgeber, sie nimmt Lösungs- und Entspannungsphänomene sowie den Cranio-Sacralen Rhythmus wahr und hilft dabei, eventuell auftretende abweichende Bewegungen zuzulassen.

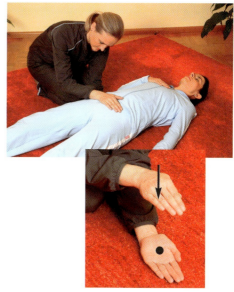

- Legen Sie nun die rechte Hand auf den Unterbauch Ihres Partners, die Daumenseite ist dabei kopfwärts gerichtet. Die Handkante der Seite des kleinen Fingers der rechten Hand legen Sie nun leicht auf den oberen (kopfwärtigen) Schambeinrand. Der Beckenboden befindet sich zwischen Ihren Händen. Wenn Sie ein inneres Bild von ihm haben, dann aktivieren Sie es jetzt bitte. Es kann Ihnen dabei helfen, auf sein Gewebe konzentriert zu bleiben.

Behandlung des Beckenbodens

- Entspannen Sie Ihre Hände. Verschmelzen Sie mit dem Gewebe. Ihre Hände werden langsam einsinken und Sie bekommen das Gefühl, dass sie und das Gewebe Ihres Partners eins werden.
- Atmen Sie ruhig, konzentrieren Sie sich auf Ihre Hände und auf das Gewebe. Sie bestimmen nun den Zeitpunkt, da Sie mit der Übung beginnen werden.
- Formulieren Sie dazu zuerst Ihre Absicht. Sagen Sie leise oder laut dazu: »Möge der Beckenboden meines Partners (oder nennen Sie den Namen) sich entspannen und mögen meine Hände tief einsacken.«
- Mit Ihrer rechten Hand üben Sie jetzt einen leichten Druck in das Beckengewebe, in Richtung der linken Hand aus. Erinnern Sie sich, es ist nur ein ganz geringer Druck. Sie werden das Gefühl bekommen, dass Ihre rechte Hand tiefer in das Beckengewebe einsacken und es in Richtung der linken Hand bewegen kann.
- Sie werden sehr wahrscheinlich feststellen, dass diese Bewegung des Einsackens nicht geradlinig ist. Wenn Sie kleine Abweichungen wie Drehungen, ein Kippen oder Gleitbewegungen fühlen, dann lassen Sie sie mit beiden Händen zu. Konzentrieren Sie sich weiter auf die zur linken Hand hin gerichtete Bewegung der rechten Hand und auf Ihre Absicht.
- Nach einiger Zeit merken Sie, dass das Beckenbodengewebe sich löst. Es wird spürbar weicher und weiter. Möglicherweise haben Sie vorher deutliche Wärme oder ein energetisches Pulsieren unter Ihren Händen gespürt oder Sie merken nach dem Weicher- und Weiterwerden, dass Flüssigkeiten und Energie freier fließen. Jetzt ist diese Technik beendet.
- Lösen Sie den Druck und lassen Sie Ihre Hände liegen. Genießen sowohl Sie als auch Ihr Partner die Entspannung und die Freiheit, die der CranioSacrale Rhythmus jetzt gewonnen hat. Bleiben Sie noch einen Moment so, bevor Sie zur nächsten Querstruktur wechseln.
- Nehmen Sie zuerst Ihre rechte Hand von der Bauchseite, bitten Sie dann Ihren Partner, sich wieder etwas nach links zu drehen oder das Gesäß anzuheben, damit Sie Ihre linke Hand wegnehmen können.

Umgang mit Widerstand:
- Sollten Sie auf einen »Widerstand« stoßen, halten Sie bitte an. Versuchen Sie nicht, ihn beiseitezudrücken. Das gelingt im Allgemeinen nicht.
- Lösen Sie erst einmal den Druck und fangen Sie von vorn an, Sie können die Hände jedoch liegen lassen.
- Verschmelzen Sie erneut, formulieren Sie Ihre Absicht und fangen Sie ganz langsam und behutsam an, mit der rechten Hand einen leichten Druck in Richtung der linken auszuüben.

- Falls Sie trotzdem wieder auf die Härte stoßen, lenken Sie bitte Energie in den Beckenboden hinein oder lassen Sie Energie von der rechten zur linken Hand strömen.
- Bitten Sie Ihren Partner, in den Beckenboden hineinzuatmen. Es ist einfacher, wenn er sich dabei vorstellt, dass die Atembewegung auch im Beckenboden ankommen und ihn befreien kann.
- Sollte auch das nicht genügend helfen, dann bleiben Sie beharrlich und fügen Sie gedanklich 5 Gramm Druck hinzu. Warten Sie nun ab und konzentrieren Sie sich weiter auf die Formulierung der Absicht. Das Gewebe wird sich lösen, wird weiter und weicher werden. Sie brauchen jetzt nur etwas mehr Geduld.

Zweite Querstruktur: das Zwerchfell
Technik zur Behandlung des Zwerchfells: Anwendung leichter Druckkräfte von vorn nach hinten mit dem Ziel, über das Lösen von Gewebespannungen oder Verhärtungen zu einer gleichmäßigen Verformbarkeit des Zwerchfells zu gelangen.
- »*Therapeut*«: Bleiben Sie auf der rechten Seite neben Ihrem Partner, rutschen Sie etwas mehr kopfwärts.
- Bitten Sie Ihren Partner, seinen Körper etwas nach links zu drehen oder das Gesäß anzuheben, damit Sie Ihre rechte Hand im Übergangsbereich von Brust- und Lendenwirbelsäule etwa mittig unter die Wirbelsäule legen können. Sie können sich am Bauchnabel oder am seitlichen unteren Rippenbogen orientieren. Sie haben die richtige Stelle gefunden, wenn Sie den Daumen der rechten Hand »unter« dem Bauchnabel oder in Höhe des seitlichen unteren Rippenbogens Ihres Partners liegen haben. Ihre rechte Hand dient als Richtungsgeber, sie nimmt Lösungs- und Entspannungsphänomene sowie den CranioSacralen Rhythmus wahr und hilft dabei, eventuell auftretende abweichende Bewegungen zuzulassen.

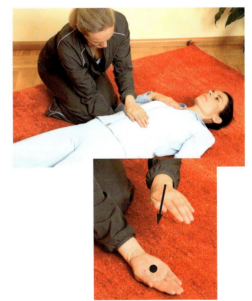

- Legen Sie nun die linke Hand auf den Oberbauch Ihres Partners, die Daumenseite ist dabei fußwärts gerichtet. Die Handkante der Seite des kleinen Fingers der linken Hand legen Sie

Behandlung des Zwerchfells

nun leicht auf den vorderen Rippenbogen und unteren Teil des Brustbeins in Höhe des Solarplexus (Sonnengeflecht). Das Zwerchfell befindet sich zwischen Ihren Händen. Wenn Sie ein inneres Bild von ihm haben, dann aktivieren Sie es jetzt bitte. Es kann Ihnen dabei helfen, auf das Gewebe des Zwerchfells konzentriert zu bleiben.

- Entspannen Sie Ihre Hände. Verschmelzen Sie mit dem Gewebe. Ihre Hände werden langsam einsinken und Sie bekommen das Gefühl, dass sie und das Gewebe Ihres Partners eins werden.
- Atmen Sie ruhig, konzentrieren Sie sich auf Ihre Hände und auf das Gewebe. Sie bestimmen nun den Zeitpunkt, da Sie mit der Übung beginnen werden.
- Formulieren Sie dazu zuerst Ihre Absicht. Sagen Sie leise oder laut dazu: »Möge das Zwerchfell meines Partners (oder nennen Sie den Namen) sich entspannen und mögen meine Hände tief einsacken.«
- Mit Ihrer linken Hand üben Sie jetzt einen leichten Druck in das Zwerchfell in Richtung der rechten Hand aus. Erinnern Sie sich, es ist nur ein ganz geringer Druck. Sie werden das Gefühl bekommen, dass Ihre linke Hand tiefer in das Zwerchfell einsacken und es in Richtung der rechten Hand bewegen kann.
- Sie werden sehr wahrscheinlich feststellen, dass diese Bewegung des Einsackens nicht geradlinig ist. Wenn Sie kleine Abweichungen wie Drehungen, ein Kippen oder Gleitbewegungen fühlen, dann lassen Sie sie mit beiden Händen zu. Konzentrieren Sie sich weiter auf die zur rechten Hand hin gerichtete Bewegung und auf Ihre Absicht.
- Nach einiger Zeit merken Sie, dass das Zwerchfellgewebe sich löst. Es wird spürbar weicher und weiter. Möglicherweise haben Sie vorher deutliche Wärme oder ein energetisches Pulsieren unter Ihren Händen gespürt oder Sie spüren nach dem Weicher- und Weiterwerden, dass Flüssigkeiten und Energie freier fließen. Jetzt ist diese Technik beendet.
- Lösen Sie den Druck und lassen Sie Ihre Hände liegen. Genießen sowohl Sie als auch Ihr Partner die Entspannung und die Freiheit, die der CranioSacrale Rhythmus jetzt gewonnen hat. Bleiben Sie noch einen Moment so, bevor Sie zur nächsten Querstruktur wechseln.
- Nehmen Sie dann zuerst Ihre linke Hand von der Bauchseite, bitten Sie dann Ihren Partner, sich wieder etwas nach links zu drehen oder das Gesäß anzuheben, damit Sie Ihre rechte Hand wegnehmen können.

Umgang mit Widerstand:
- Sollten Sie auf einen »Widerstand« stoßen, halten Sie bitte an. Versuchen Sie nicht, ihn beiseitezudrücken. Das gelingt im Allgemeinen nicht.

- Lösen Sie erst einmal den Druck und fangen Sie von vorn an, Sie können die Hände jedoch liegen lassen.
- Verschmelzen Sie erneut, formulieren Sie Ihre Absicht und fangen Sie ganz langsam und behutsam an, mit der linken Hand einen leichten Druck in Richtung der rechten Hand auszuüben.
- Falls Sie trotzdem wieder auf die Härte stoßen, lenken Sie bitte Energie in das Zwerchfell hinein oder lassen Sie Energie von der linken zur rechten Hand strömen.
- Bitten Sie Ihren Partner, in das Zwerchfell oder den Bauch hineinzuatmen. Es ist einfacher, wenn er sich dabei vorstellt, dass die Atembewegung befreiend wirken kann.
- Sollte auch das nicht genügen, so bleiben Sie beharrlich und fügen gedanklich 5 Gramm Druck hinzu. Warten Sie nun ab und konzentrieren Sie sich weiterhin auf die Formulierung der Absicht. Das Gewebe wird sich lösen, wird weiter und weicher werden. Sie brauchen jetzt nur etwas mehr Geduld.

Dritte Querstruktur: die Schulter-Nacken-Hals-Strukturen
Technik zur Behandlung der Schulter-Nacken-Hals-Strukturen: Anwendung leichter Druckkräfte von vorn nach hinten mit dem Ziel, über das Lösen von Gewebespannungen oder Verhärtungen zu einer gleichmäßigen Verformbarkeit der Schulter-Nacken-Hals-Strukturen zu gelangen.

- »*Therapeut*«: Bleiben Sie auf der rechten Seite neben Ihrem Partner, rutschen Sie etwas mehr kopfwärts.
- Bitten Sie Ihren Partner, seinen Kopf etwas anzuheben, damit Sie Ihre linke Hand unter den Übergangsbereich zwischen Hals- und Brustwirbelsäule legen können. Sie haben die richtige Stelle gefunden, wenn Ihr linker Daumen in der Nackenbeuge und der kleine Finger etwas oberhalb der Schulterblätter liegt. Ihre linke Hand dient als Richtungsgeber, sie nimmt Lösungs- und Entspannungsphänomene sowie den CranioSacralen Rhythmus wahr und hilft dabei, eventuell auftretende abweichende Bewegungen zuzulassen.

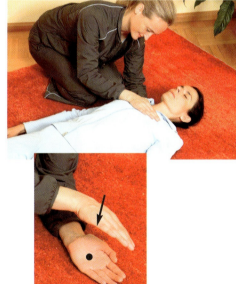

Behandlung der Schulter-Hals-Strukturen

- Legen Sie nun die rechte Hand auf den oberen Teil des Brustkorbs Ihres Partners, die Daumenseite ist dabei kopfwärts gerichtet. Daumen und Zeigefinger der rechten Hand liegen auf den beiden Schlüsselbeinen, die Handfläche befindet sich auf dem oberen Teil des Brustbeins. Die Schulter-Nacken-Hals-Strukturen befinden sich zwischen Ihren Händen. Wenn Sie ein inneres Bild von den Geweben haben, dann aktivieren Sie es jetzt bitte. Es kann Ihnen dabei helfen, auf die Schulter-Nacken-Hals-Strukturen konzentriert zu bleiben.
- Entspannen Sie Ihre Hände. Verschmelzen Sie mit dem Gewebe. Ihre Hände werden langsam einsinken und Sie bekommen das Gefühl, dass sie und das Gewebe Ihres Partners eins werden.
- Atmen Sie ruhig, konzentrieren Sie sich auf Ihre Hände und auf das Gewebe. Sie bestimmen nun den Zeitpunkt, da Sie mit der Übung beginnen werden.
- Formulieren Sie dazu zuerst Ihre Absicht. Sagen Sie leise oder laut dazu: »Mögen die Schulter-Nacken-Hals-Strukturen meines Partners (oder nennen Sie den Namen) sich entspannen und mögen meine Hände tief einsacken.« Mit Ihrer rechten Hand üben Sie jetzt einen leichten Druck in die Schulter-Nacken-Hals-Strukturen in Richtung der linken Hand aus. Erinnern Sie sich, es ist nur ein ganz geringer Druck. Sie werden das Gefühl bekommen, dass Ihre rechte Hand tiefer in das Gewebe einsacken und es in Richtung der linken Hand bewegen kann.
- Sie werden sehr wahrscheinlich feststellen, dass diese Bewegung des Einsackens nicht geradlinig ist. Wenn Sie kleine Abweichungen wie Drehungen, ein Kippen oder Gleitbewegungen fühlen, dann lassen Sie sie mit beiden Händen zu. Konzentrieren Sie sich weiter auf die zur linken Hand hin gerichtete Bewegung und auf Ihre Absicht.
- Nach einiger Zeit merken Sie, dass die Schulter-Nacken-Hals-Strukturen sich lösen. Sie werden spürbar weicher und weiter. Möglicherweise haben Sie vorher deutliche Wärme oder ein energetisches Pulsieren unter Ihren Händen gespürt oder Sie merken nach dem Weicher- und Weiterwerden, dass Flüssigkeiten und Energie freier fließen. Jetzt ist diese Technik beendet.
- Lösen Sie den Druck und lassen Sie Ihre Hände liegen. Genießen sowohl Sie als auch Ihr Partner die Entspannung und die Freiheit, die der CranioSacrale Rhythmus jetzt gewonnen hat. Bleiben Sie noch einen Moment so, bevor Sie zur nächsten Querstruktur wechseln.
- Nehmen Sie dann zuerst Ihre rechte Hand von der Brustseite, bitten Sie dann Ihren Partner, den Kopf anzuheben, damit Sie Ihre linke Hand wegnehmen können.

Umgang mit Widerstand:

- Sollten Sie auf einen »Widerstand« stoßen, halten Sie bitte an. Versuchen Sie nicht, ihn beiseitezudrücken. Das gelingt im Allgemeinen nicht.
- Lösen Sie erst einmal den Druck und fangen Sie dann von vorn an, Sie können die Hände jedoch liegen lassen.
- Verschmelzen Sie erneut, formulieren Sie Ihre Absicht und fangen Sie ganz langsam und behutsam an, mit der rechten Hand einen leichten Druck in Richtung der linken Hand auszuüben.
- Falls Sie trotzdem wieder auf die Härte stoßen, lenken Sie bitte Energie in die Schulter-Nacken-Hals-Strukturen hinein oder lassen Sie Energie von der rechten zur linken Hand strömen.
- Bitten Sie Ihren Partner, in den Hals hineinzuatmen. Es ist einfacher, wenn er sich dabei vorstellt, dass die Atembewegung befreiend wirken kann.
- Sollte auch das nicht genügen, so bleiben Sie beharrlich und fügen gedanklich 5 Gramm Druck hinzu. Warten Sie nun ab und konzentrieren Sie sich weiterhin auf die Formulierung der Absicht. Das Gewebe wird sich lösen, wird weiter und weicher werden. Sie brauchen jetzt nur etwas mehr Geduld.

Vierte Querstruktur: das Zungenbein mit den daran haftenden Muskeln

Technik zur Behandlung des Zungenbeins mit den daran haftenden Muskeln: Anwendung leichter Druckkräfte von vorn nach hinten mit dem Ziel, über das Lösen von Gewebespannungen oder Verhärtungen zu einer gleichmäßigen Verformbarkeit des Zungenbeins mit den daran haftenden Muskeln zu gelangen.

- »*Therapeut*«: Bleiben Sie auf der rechten Seite neben Ihrem auf dem Rücken liegenden Partner.
- Bitten Sie Ihren Partner, seinen Kopf etwas anzuheben, sodass Sie Ihre linke Hand unter die Halswirbelsäule legen können. Sie haben die richtige Stelle gefunden, wenn der Zeigefinger mit dem Hinterkopf in Kontakt ist,

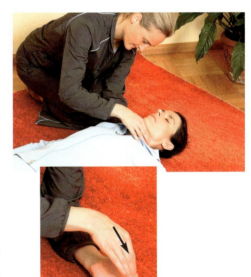

Behandlung des Zungenbeins mit den daran haftenden Muskeln

der Kopf jedoch nicht auf dem Finger liegt. Ihre linke Hand dient als Richtungsgeber, sie nimmt Lösungs- und Entspannungsphänomene sowie den CranioSacralen Rhythmus wahr und hilft dabei, eventuell auftretende abweichende Bewegungen zuzulassen.

- Legen Sie Daumen und Zeigefinger der rechten Hand seitlich und vorn auf das Zungenbein, das Sie direkt oberhalb des »Adamsapfels« (spitzer vorderer Hubbel auf dem Knorpel im Hals) finden können. Das Zungenbein und die daran haftenden Muskeln befinden sich nun zwischen Ihren Händen. Wenn Sie ein inneres Bild von den Geweben haben, dann aktivieren Sie es jetzt bitte. Es kann Ihnen dabei helfen, auf das Zungenbein und die daran haftenden Muskeln konzentriert zu bleiben.

- Entspannen Sie Ihre Hände. Verschmelzen Sie mit dem Gewebe. Ihre Hände werden langsam einsinken und Sie bekommen das Gefühl, dass sie mit dem Gewebe Ihres Partners eins werden. Atmen Sie ruhig, konzentrieren Sie sich auf Ihre Hände und auf das Gewebe. Sie bestimmen nun den Zeitpunkt, da Sie mit der Übung beginnen werden.

- Formulieren Sie dazu zuerst Ihre Absicht. Sagen Sie leise oder laut dazu: »Mögen am Zungenbein haftende Strukturen meines Partners (oder nennen Sie den Namen) sich entspannen und mögen meine Hände tief einsacken.« Mit Ihrer rechten Hand üben Sie jetzt einen leichten Druck auf das Zungenbein und in die daran haftenden Muskeln in Richtung der linken Hand aus. Erinnern Sie sich, es ist nur ein ganz geringer Druck. Sie werden das Gefühl bekommen, dass Ihre rechte Hand tiefer in die Gewebe einsacken und sie in Richtung der linken Hand bewegen kann.

- Sie werden sehr wahrscheinlich feststellen, dass diese Bewegung des Einsackens nicht geradlinig ist. Wenn Sie kleine Abweichungen wie Drehungen, ein Kippen oder Gleitbewegungen fühlen, dann lassen Sie sie mit beiden Händen zu. Konzentrieren Sie sich weiter auf die zur linken Hand hin gerichtete Bewegung und auf Ihre Absicht.

- Nach einiger Zeit merken Sie, dass die am Zungenbein haftenden Muskeln sich lösen. Sie werden spürbar weicher und weiter. Möglicherweise haben Sie vorher deutliche Wärme oder ein energetisches Pulsieren unter Ihren Händen gespürt oder Sie merken nach dem Weicher- und Weiterwerden, dass Flüssigkeiten und Energie freier fließen. Jetzt ist diese Technik beendet.

- Lösen Sie den Druck und lassen Sie Ihre Hände liegen. Genießen sowohl Sie als auch Ihr Partner die Entspannung der Gewebe und die Freiheit, die der CranioSacrale Rhythmus jetzt gewonnen hat. Bleiben Sie noch einen Moment so, bevor Sie zur nächsten Querstruktur wechseln.

- Nehmen Sie dann zuerst Ihre rechte Hand vom Zungenbein, bitten Sie dann Ihren Partner, den Kopf anzuheben, damit Sie Ihre linke Hand wegnehmen können.

Umgang mit Widerstand:

- Sollten Sie auf einen »Widerstand« stoßen, halten Sie bitte an. Versuchen Sie nicht, ihn beiseitezudrücken. Das gelingt im Allgemeinen nicht.
- Lösen Sie erst einmal den Druck und fangen Sie dann von vorn an, Sie können die Hände jedoch liegen lassen.
- Verschmelzen Sie erneut, formulieren Sie Ihre Absicht und fangen Sie ganz langsam und behutsam an, mit der rechten Hand einen leichten Druck in Richtung der linken Hand auszuüben.
- Falls Sie trotzdem wieder auf die Härte stoßen, lenken Sie bitte Energie in das Zungenbein und die daran haftenden Muskeln oder lassen Sie Energie von der rechten zur linken Hand strömen.
- Bitten Sie Ihren Partner, in den Hals hineinzuatmen. Es ist einfacher, wenn er sich dabei vorstellt, dass die Atembewegung befreiend wirken kann.
- Sollte auch das nicht genügen, so bleiben Sie beharrlich und fügen Sie gedanklich 5 Gramm Druck hinzu. Warten Sie nun ab und konzentrieren Sie sich weiterhin auf die Formulierung der Absicht. Das Gewebe wird sich lösen, wird weiter und weicher werden. Sie brauchen jetzt nur etwas mehr Geduld.

Fünfte Querstruktur:
die Hinterhauptbasis

Die Hinterhauptbasis ist auch eine quer verlaufende bindegewebige Struktur, an ihr haften die oberen Enden der Rückenmarkshäute im großen Loch des Hinterhauptbeins an.

Technik zur Behandlung der Hinterhauptbasis: Anwendung leichter Druckkräfte von hinten nach vorn mit dem Ziel, über das Lösen von Gewebespannungen oder Verhärtungen zu einer gleichmäßigen Verformbarkeit der Hinterhauptbasis mit den daran haftenden Strukturen zu gelangen.

- »*Therapeut*«: Setzen Sie sich ans Kopfende Ihres auf dem Rücken liegenden Partners.
- Bitten Sie Ihren Partner, seinen Kopf etwas anzuheben. Legen Sie die

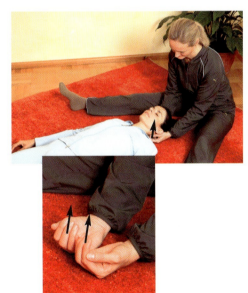

Behandlung der Hinterhauptbasis

Hände offen unter den Hinterkopf, Hände und Finger locker gebeugt, als würden Sie eine Kugel tragen. Bitten Sie Ihren Partner, seinen Kopf jetzt in Ihre Hände zu legen. Nehmen Sie ihn so, dass der gesamte Hinterkopf in Ihren Handinnenflächen liegt. Beugen Sie nun Ihre Finger leicht an. Dabei erreichen die Fingerspitzen beider Hände den Bereich des Kopf-Nacken-Übergangs. Sie haben die richtige Stelle gefunden, wenn die Fingerspitzen im Muskelgewebe liegen, die Fingerbeeren Kontakt mit dem Hinterkopf haben und die Fingerspitzen in Richtung Augenhöhlen zeigen. Die Daumen dürfen drucklos am Schädel ruhen. Die Strukturen der Hinterhauptbasis befinden sich nun in Ihren Händen und auf Ihren Fingerspitzen. Wenn Sie ein inneres Bild von den Geweben haben, dann aktivieren Sie es jetzt bitte. Es kann Ihnen dabei helfen, auf die Strukturen der Hinterhauptbasis konzentriert zu bleiben.

- Entspannen Sie Ihre Hände. Verschmelzen Sie mit dem Gewebe. Ihre Hände und Finger werden langsam einsinken und Sie bekommen das Gefühl, dass Ihre Hände und Finger und das Gewebe Ihres Partners eins werden.
- Atmen Sie ruhig, konzentrieren Sie sich auf Ihre Hände und auf das Gewebe. Sie bestimmen nun den Zeitpunkt, da Sie mit der Übung beginnen werden.
- Formulieren Sie dazu zuerst Ihre Absicht. Sagen Sie leise oder laut dazu: »Mögen die Strukturen der Hinterhauptbasis meines Partners (oder nennen Sie den Namen) sich entspannen und mögen meine Hände und Fingerspitzen tief einsacken.« Mit den Fingerspitzen üben Sie jetzt einen leichten Druck in Richtung der Augenhöhlen aus. Erinnern Sie sich, es ist nur ein ganz geringer Druck. Sie werden das Gefühl bekommen, dass Ihre Fingerspitzen tiefer in die Gewebe einsacken und sie in Richtung der Augenhöhlen bewegen können.
- Sie werden sehr wahrscheinlich feststellen, dass diese Bewegung des Einsackens nicht geradlinig ist. Wenn Sie kleine Abweichungen wie Drehungen, ein Kippen oder Gleitbewegungen fühlen, dann lassen Sie sie mit beiden Händen und allen Fingern zu. Konzentrieren Sie sich weiter auf die zu den Augenhöhlen hin gerichtete Bewegung und auf Ihre Absicht.
- Nach einiger Zeit stellen Sie fest, dass die Strukturen der Hinterhauptbasis sich lösen. Sie werden spürbar weicher und weiter. Möglicherweise haben Sie vorher deutliche Wärme oder ein Pulsieren unter Ihren Händen gespürt oder Sie merken nach dem Weiter- und Weicherwerden, dass Flüssigkeiten und Energie freier fließen. Jetzt ist diese Technik beendet.
- Lösen Sie den Druck und lassen Sie Ihre Hände liegen. Genießen sowohl Sie als auch Ihr Partner die Entspannung und die Freiheit, die der CranioSacrale Rhythmus jetzt gewonnen hat. Bleiben Sie noch einen Moment so, bevor Sie die Behandlung der quer verlaufenden Strukturen beenden.

- Bitten Sie dann Ihren Partner, den Kopf anzuheben, damit Sie Ihre Hände wegnehmen können.

Umgang mit Widerstand:
- Sollten Sie auf einen »Widerstand« stoßen, halten Sie bitte an. Versuchen Sie nicht, den Widerstand beiseitezudrücken. Das gelingt im Allgemeinen nicht.
- Lösen Sie erst einmal den Druck und fangen Sie dann von vorn an, Sie können Hände und Fingerspitzen jedoch liegen lassen.
- Verschmelzen Sie erneut, formulieren Sie Ihre Absicht und fangen Sie ganz langsam und behutsam an, mit allen Fingerspitzen einen leichten Druck in Richtung der Augenhöhlen auszuüben.
- Falls Sie trotzdem wieder auf die Härte stoßen, lenken Sie bitte Energie in die Strukturen der Hinterhauptbasis hinein oder lassen Sie Energie zwischen beiden Händen hin und her oder von den Fingerspitzen zu den Handinnenflächen strömen.
- Bitten Sie Ihren Partner, in den Hinterkopf hineinzuatmen. Es ist einfacher, wenn er sich dabei vorstellt, dass die Atembewegung den Hinterkopf erreichen und eine Befreiung bewirken kann.
- Sollte auch das nicht genügen, so bleiben Sie beharrlich und fügen Sie gedanklich 5 Gramm Druck hinzu. Warten Sie nun ab und konzentrieren Sie sich weiterhin auf die Formulierung der Absicht. Das Gewebe wird sich lösen, wird weiter und weicher werden. Sie brauchen jetzt nur etwas mehr Geduld.

Dies ist übrigens eine hervorragende Technik, um auf sehr behutsame Art und Weise die oberen Kopfgelenke von Spannungen und Blockaden zu befreien. Dr. Upledger beschreibt große Erfolge, unter anderem bei Stress, Hyperaktivität oder Kopfschmerzen.

Zusammenfassung der Technik zur Behandlung der Querstrukturen
- Der »*Patient*« liegt, wenn möglich, bei allen Übungen zur Behandlung der quer verlaufenden bindegewebigen Strukturen auf dem Rücken
- Sie benutzen beide Hände
- Sie verschmelzen mit dem Gewebe, das Sie gerade berühren, hilfreich ist dabei die bildhafte Vorstellung vom Gewebe (als Unterstützung können Abbildungen aus einem Anatomiebuch dienen)
- Formulieren Sie Ihre Absicht: »Möge die Querstruktur sich entspannen und mögen meine Hände tief darin einsacken.«
- Üben Sie einen leichten Druck ins Gewebe aus

- Folgen Sie mit der Hand oder den Händen der Absichtsbewegung und lassen Sie die spürbaren Ausweichbewegungen zu
- Warten Sie auf die Entspannung des Gewebes
- Wiederholen Sie unter Umständen die Technik, wenden Sie das Lenken von Energie durch das Gewebe an, lassen Sie in das Gewebe hineinatmen oder bleiben Sie geduldig und beharrlich an einem Widerstand und fügen eventuell 5 Gramm Druck hinzu
- Genießen Sie beide die Entspannung und die Freiheit, die der CranioSacrale Rhythmus gewonnen hat

Damit haben Sie allen quer verlaufenden bindegewebigen Strukturen und der oberen Anhaftungsstelle der Rückenmarkshäute ein so gutes Lösungsangebot wie möglich gemacht. Nun können Sie sich den gelenkigen Verbindungen des Kreuzbeins zuwenden, damit auch das untere Ende der Rückenmarkshäute – und damit das untere Ende des CranioSacralen System – ganz gelöst wird und Ihnen zwei freie »Henkel« (Hinterhauptknochen und Kreuzbein) für die Behandlung der Rückenmarkshäute zur Verfügung stehen.

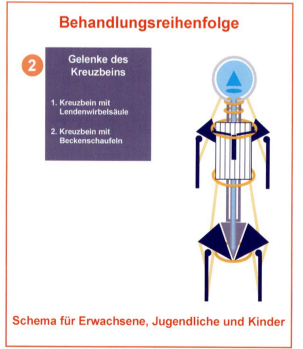

Behandlungsreihenfolge

2

Gelenke des Kreuzbeins

1. Kreuzbein mit Lendenwirbelsäule

2. Kreuzbein mit Beckenschaufeln

Schema für Erwachsene, Jugendliche und Kinder

Partner-Übungen zur Behandlung des Kreuzbeins

Die Behandlung der gelenkigen Kreuzbeinverbindungen

Die Kreuzbein-Steißbein-Einheit ist das untere knöcherne Ende des Cranio-Sacralen Systems. Anhaftungen der Rückenmarkshäute befinden sich am 2. Kreuzbeinwirbel und an der Oberseite des Steißbeins. Sie haben bereits über die Behandlung des Beckenbodens eine Entspannung in dem Bereich bewirkt, das Kreuzbein ist jedoch noch nicht spezifisch betrachtet worden. Dafür behandeln Sie jetzt die gelenkigen Verbindungen des Knochens. Nach oben hin besteht Kontakt mit dem letzten Lendenwirbel und zu den Seiten hin mit den beiden Beckenschaufeln. Sie arbeiten dafür mit leichten Zugkräften am Kreuzbein in Richtung Füße.

Die Verbindung zwischen Kreuzbein und Lendenwirbelsäule

Technik zur Behandlung der Verbindungen zwischen Kreuzbein und Lendenwirbelsäule: Anwendung leichter Zugkräfte nach unten in Richtung Füße mit dem Ziel, über das Lösen von Gewebespannungen oder Verhärtungen zu einer freien, gleichmäßigen und harmonischen Gleitbewegung des Kreuzbeins nach unten zu gelangen.

- »*Therapeut*«: Setzen Sie sich auf der rechten Seite, in Höhe der Oberschenkel, neben Ihren auf dem Rücken liegenden Partner.
- Bitten Sie Ihren Partner, seinen Körper etwas nach rechts zu drehen oder das Gesäß anzuheben, damit Sie Ihre rechte Hand im Bereich von Kreuz- und Steißbein unter das Becken legen können. Sie haben die richtige Stelle gefunden, wenn das Becken Ihres Partners schwer in Ihrer Hand liegt. Stützen Sie sich mit Ihrem rechten Ellenbogen zwischen den Knien Ihres Partners auf die Unterlage auf, das hilft oft, ist aber nicht notwendig.
- Legen Sie nun die zu einer Faust geballte linke Hand direkt oberhalb Ihrer rechten Hand unter den unteren Bereich der Lendenwirbelsäule (Sie können auch die flache Hand unter den Rücken schieben und die Faust dann ballen). Die Fingerspitzen der rechten Hand und die Handkante der Seite des kleinen Fingers der linken Hand berühren sich. Die linke Hand dient zum Stabilisieren der unteren Lendenwirbelsäule, damit die Zugkräfte, die Sie auf das Kreuzbein ausüben, so gut wie möglich auf die Gelenke zwischen Kreuzbein und letztem Lendenwirbel wirken und nicht in die Lendenwirbelsäule verstreut werden. Außerdem nimmt die linke Hand Lösungs- und Entspannungsphänomene sowie den CranioSacralen Rhythmus wahr und hilft dabei, eventuell auftretende abweichende Bewegungen zuzulassen. Wenn Sie ein inneres Bild von den Gelenken zwischen Kreuzbein und

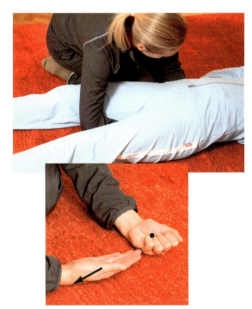

Behandlung der Verbindungen zwischen Kreuzbein und Lendenwirbelsäule

Lendenwirbelsäule haben, dann aktivieren Sie es jetzt bitte. Es kann Ihnen dabei helfen, auf die Strukturen konzentriert zu bleiben.

- Entspannen Sie Ihre Hände. Verschmelzen Sie mit dem Gewebe. Ihre Hände werden langsam einsinken und Sie bekommen das Gefühl, dass sie und das Gewebe Ihres Partners eins werden.
- Atmen Sie ruhig, konzentrieren Sie sich auf Ihre Hände und auf das Gewebe. Sie bestimmen nun den Zeitpunkt, da Sie mit der Übung beginnen werden.
- Formulieren Sie dazu zuerst Ihre Absicht. Sagen Sie leise oder laut dazu: »Mögen die Lenden-Kreuzbein-Gelenke meines Partners (oder nennen Sie den Namen) sich lösen und möge das Kreuzbein frei fußwärts fließen können.«
- Mit Ihrer rechten Hand üben Sie jetzt einen leichten Zug auf das Kreuzbein in Richtung Füße aus. Erinnern Sie sich, es ist nur ein ganz geringer Zug. Sie werden das Gefühl bekommen, dass das Kreuzbein sich löst und sich frei in Richtung Füße bewegen kann.
- Sie werden sehr wahrscheinlich feststellen, dass diese Bewegung nicht geradlinig verläuft. Wenn Sie kleine Abweichungen wie Drehungen, ein Kippen oder Gleitbewegungen fühlen, dann lassen Sie sie mit beiden Händen zu. Konzentrieren Sie sich weiter auf die fußwärts gerichtete Bewegung und auf Ihre Absicht.
- Nach einer gewissen Zeit werden Sie spüren, dass das Kreuzbein sich weicher und weiter anfühlt und die Bewegung fußwärts leichter und nachgiebiger wird. Bis dahin hat sich das Kreuzbein womöglich angefühlt, als sei es an festen Bändern oder an Gummibändern aufgehängt. Es kann sein, dass Sie kurz vor der Lösung schon eine deutliche Wärme oder ein energetisches Pulsieren an Ihren Händen festgestellt haben oder Sie bemerken jetzt, nach dem Weiter- und Weicherwerden, dass Flüssigkeiten oder Energie besser fließen können. Damit ist die Technik beendet.
- Lösen Sie den Zug und lassen Sie Ihre Hände liegen. Genießen sowohl Sie als auch Ihr Partner die Entspannung und die Freiheit, die der CranioSacrale Rhythmus jetzt gewonnen hat. Bleiben Sie noch einen Moment so, bevor Sie zur nächsten Technik für das Kreuzbein wechseln.
- Ziehen Sie dann Ihre linke Hand langsam zu sich, Ihr Partner kann dabei den Rücken liegen lassen. Lassen Sie die rechte Hand zur Durchführung der nächsten Technik bitte liegen.

Umgang mit Widerstand:
- Sollten Sie auf einen »Widerstand« stoßen, halten Sie bitte an. Versuchen Sie nicht, ihn beiseitezuschieben. Das gelingt im Allgemeinen nicht. Lösen Sie erst einmal den Druck und fangen Sie dann von vorn an, Sie können die Hände jedoch liegen lassen.

- Verschmelzen Sie erneut, formulieren Sie Ihre Absicht und fangen Sie ganz langsam und behutsam an, mit der rechten Hand einen leichten Zug in Richtung Füße auszuüben.
- Falls Sie trotzdem wieder auf die Härte stoßen, lenken Sie bitte Energie in das Kreuzbein hinein oder lassen Sie Energie von der rechten zur linken Hand strömen.
- Bitten Sie Ihren Partner, in das Kreuzbein hineinzuatmen. Es ist einfacher, wenn er sich dabei vorstellt, dass die Atembewegung auch im Kreuzbein ankommen und es befreien kann.
- Sollte auch das nicht genügen, so bleiben Sie beharrlich und verstärken Sie gedanklich den Zug um 5 Gramm. Warten Sie nun ab und konzentrieren Sie sich weiterhin auf die Formulierung der Absicht. Das Gewebe wird sich lösen, wird weiter und weicher werden. Sie brauchen jetzt nur etwas mehr Geduld.

Die Verbindung zwischen Kreuzbein und Beckenschaufeln

Technik zur Behandlung der Verbindungen zwischen Kreuzbein und Beckenschaufeln: Anwendung leichter Zugkräfte auf das Kreuzbein nach unten in Richtung Füße und leichter Druckkräfte auf beide Beckenschaufeln nach innen mit dem Ziel, über das Lösen von Gewebespannungen oder Verhärtungen zu einer weiteren freien, gleichmäßigen und harmonischen Gleitbewegung des Kreuzbeins nach unten zu gelangen.

- »*Therapeut*«: Ihre rechte Hand befindet sich nach wie vor unter dem Kreuzbein, wie eben bei der vorherigen Technik, mit Ihrer linken Hand können Sie sich auf dem Boden abstützen.
- Ihr Partner legt beide Hände mit den Innenflächen seitlich auf die beiden vorderen Darmbeinstachel. Sie sind einfach als »Knochenhubbel« an der vorderen Außenseite des Beckens in Höhe des Hosenbundes oder leicht darunter fühlbar. Die Hände nehmen Kontakt auf und üben einen leichten Druck nach innen in Richtung Körpermitte aus. Wenn Sie ein inneres Bild von den Gelenken zwischen Kreuzbein und Beckenschaufeln haben, dann aktivieren Sie es jetzt bitte. Es kann Ihnen dabei helfen, auf die Strukturen konzentriert zu bleiben.
- Entspannen Sie nun Ihre rechte Hand. Verschmelzen Sie mit dem Kreuzbein. Ihre Hand wird langsam einsinken und Sie bekommen das Gefühl, dass Ihre Hand und das Kreuzbein Ihres Partners eins werden.
- Atmen Sie ruhig, konzentrieren Sie sich auf Ihre Hand und auf das Gewebe. Sie bestimmen nun den Zeitpunkt, da Sie mit der Übung beginnen werden.
- Formulieren Sie dazu zuerst Ihre Absicht. Sagen Sie leise oder laut dazu: »Mögen die Becken-Kreuzbein-Gelenke meines Partners (oder nennen Sie den Namen) sich lösen und möge das Kreuzbein noch weiter frei fußwärts fließen können.« Mit Ihrer rechten Hand üben Sie jetzt einen leichten Zug auf das Kreuzbein in Richtung Füße

aus. Erinnern Sie sich, es ist nur ein ganz geringer Zug. Sie werden das Gefühl bekommen, dass das Kreuzbein sich löst und sich frei in Richtung Füße bewegen kann.

- Sie werden sehr wahrscheinlich feststellen, dass diese Bewegung nicht geradlinig verläuft. Wenn Sie kleine Abweichungen wie Drehungen, ein Kippen oder Gleitbewegungen fühlen, dann lassen Sie sie zu. Konzentrieren Sie sich weiter auf die fußwärts gerichtete Bewegung und auf Ihre Absicht.
- Nach einer gewissen Zeit werden Sie bemerken, dass das Kreuzbein sich weicher und weiter anfühlt und die Bewegung fußwärts leichter und nachgiebiger wird. Bis dahin hat sich das Kreuzbein womöglich angefühlt, als sei es an festen Bändern oder an Gummibändern aufgehängt. Es kann sein, dass Sie kurz vor der Lösung schon eine deutliche Wärme oder ein energetisches Pulsieren an Ihrer Hand festgestellt haben oder bemerken jetzt, nach dem Weiter- und Weicherwerden, dass Flüssigkeiten oder Energie besser fließen können. Damit ist die Technik beendet.
- Lösen Sie den Zug und lassen Sie Ihre Hand liegen. Genießen sowohl Sie als auch Ihr Partner die Entspannung und die Freiheit, die der CranioSacrale Rhythmus jetzt gewonnen hat. Bleiben Sie einen Moment so.
- Bitten Sie dann Ihren Partner, den Körper nach rechts zu drehen oder das Gesäß anzuheben, damit Sie Ihre Hand wegnehmen können.

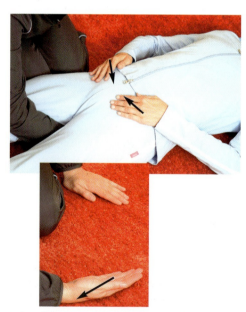

Behandlung der Verbindungen zwischen Kreuzbein und Beckenschaufeln

Umgang mit Widerstand:
- Sollten Sie auf einen »Widerstand« stoßen, halten Sie bitte an. Versuchen Sie nicht, ihn beiseitezuschieben. Das gelingt im Allgemeinen nicht.
- Lösen Sie erst einmal den Zug und fangen Sie dann von vorn an, Sie können die Hand jedoch liegen lassen.
- Verschmelzen Sie erneut, formulieren Sie Ihre Absicht und fangen Sie ganz langsam und behutsam an, mit der rechten Hand einen leichten Zug in Richtung Füße auszuüben.
- Falls Sie trotzdem wieder auf die Härte stoßen, lenken Sie bitte Energie in das Kreuzbein hinein oder lassen Sie Energie von der rechten Hand zu den Händen Ihres Partners strömen.

- Bitten Sie Ihren Partner, in das Kreuzbein hineinzuatmen. Es ist einfacher, wenn er sich dabei vorstellt, dass die Atembewegung auch im Kreuzbein ankommen und es befreien kann.
- Sollte auch das nicht genügen, so bleiben Sie beharrlich und verstärken Sie gedanklich den Zug um 5 Gramm. Warten Sie nun ab und konzentrieren Sie sich weiterhin auf die Formulierung der Absicht. Das Gewebe wird sich lösen, wird weiter und weicher werden. Sie brauchen jetzt nur etwas mehr Geduld.

Zusammenfassung der Technik zur Behandlung der gelenkigen Kreuzbeinverbindungen:
- Sie legen eine Hand unter das Kreuzbein
- Sie verschmelzen mit dem Knochen
- Formulieren Sie Ihre Absicht: »Mögen die Gelenke meines Partners sich lösen und möge das Kreuzbein frei fußwärts fließen können.«
- Üben Sie nun einen leichten Zug in Richtung Füße aus
- Folgen Sie mit der Hand der Absichtsbewegung und lassen Sie die von Ihnen spürbaren Ausweichbewegungen zu
- Warten Sie auf die Entspannung des Gewebes
- Wiederholen Sie unter Umständen die Technik, wenden Sie das Lenken von Energie durch das Gewebe an, lassen Sie in das Gewebe hineinatmen oder bleiben Sie geduldig und beharrlich an einem Widerstand und fügen Sie eventuell 5 Gramm Druck hinzu
- Genießen Sie beide die Entspannung und die Freiheit, die der CranioSacrale Rhythmus gewonnen hat

---

Sie sind an dem Punkt angelangt, wo Sie alle entfernten Strukturen behandelt haben, denn nach dem Befreien der Querstrukturen, der Hinterhauptbasis und des Kreuzbeins können die Rückenmarkshäute behandelt werden, und damit sind Sie direkt am CranioSacralen System dran.

Dehnungen der Rückenmarkshäute

Sie erreichen eine Dehnung der Rückenmarkshäute am einfachsten dadurch, dass Sie mit dem befreiten Hinterhaupt- und Kreuzbein Bewegungen durchführen und dadurch die Rückenmarkshäute im Wirbelkanal verschieben. Sie wenden dafür die sogenannte »Duraschaukel« an, eine Technik, bei der Sie, wie der Name bereits sagt, die Rückenmarkshäute hin und her schaukeln werden.

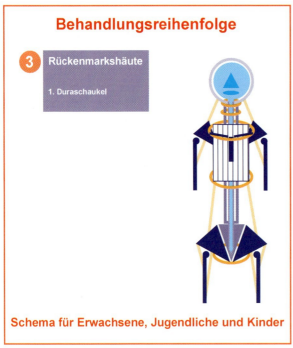

Behandlungsreihenfolge

3 Rückenmarkshäute

1. Duraschaukel

Schema für Erwachsene, Jugendliche und Kinder

Partner-Übung für die Rückenmarkshäute

Die Duraschaukel

Technik: Anwendung leichter Zugkräfte nach oben und unten in Richtung Kopf und Füße mit dem Ziel, über das Lösen von Gewebespannungen oder Verhärtungen zu einer freien, gleichmäßigen und harmonischen Gleitbewegung der Rückenmarkshäute im Wirbelkanal zu gelangen.

- »*Therapeut*«: Setzen Sie sich auf der rechten Seite, in Höhe des Rippenbogens, neben Ihren auf dem Rücken liegenden Partner.
- Bitten Sie Ihren Partner, seinen Körper etwas nach links zu drehen oder das Gesäß anzuheben, damit Sie Ihre rechte Hand unter das Becken im Bereich von Kreuz- und Steißbein legen können. Sie haben die richtige Stelle gefunden, wenn das Becken Ihres Partners schwer in Ihrer Hand liegt.

- Bitten Sie Ihren Partner nun darum, seinen Kopf anzuheben. Legen Sie die linke Hand unter den Hinterkopf Ihres Partners. Der Kopf muss für ihn angenehm in Ihrer Handfläche ruhen. Wenn Sie ein inneres Bild von den Rückenmarkshäuten haben, dann aktivieren Sie es jetzt bitte. Es kann Ihnen dabei helfen, auf die Strukturen konzentriert zu bleiben.
- Entspannen Sie Ihre Hände. Verschmelzen Sie mit dem Gewebe. Ihre Hände werden langsam einsinken und Sie bekommen das Gefühl, dass sie und das Gewebe Ihres Partners eins werden.
- Atmen Sie ruhig, konzentrieren Sie sich auf Ihre Hände und auf das Gewebe. Sie bestimmen nun den Zeitpunkt, da Sie mit der Übung beginnen werden.
- Formulieren Sie dazu zuerst Ihre Absicht. Sagen Sie leise oder laut dazu: »Mögen die Rückenmarkshäute meines Partners (oder nennen Sie den Namen) sich lösen und sich frei auf- und abwärtsbewegen können.«
- Mit Ihrer rechten Hand üben Sie jetzt einen leichten Zug auf das Kreuzbein in Richtung Füße aus. Führen Sie gleichzeitig eine kleine Kippbewegung mit der gesamten Hand aus, wobei der Daumen sich deckenwärts bewegt. Die linke Hand bewegen

Sie ebenfalls fußwärts. Diese Hand kippt dabei mit der Seite des kleinen Fingers deckenwärts. Erinnern Sie sich, die Bewegungen sind nur sehr gering. Wenn die Bewegung zäh oder hart wird, wechseln Sie die Richtung.

- Jetzt üben Sie mit Ihrer linken Hand einen leichten Zug auf das Hinterhauptbein nach oben hin aus. Führen Sie gleichzeitig eine kleine Kippbewegung mit der gesamten Hand aus, wobei sich der Daumen deckenwärts bewegt. Die rechte Hand bewegen Sie ebenfalls kopfwärts. Diese Hand kippt dabei mit der Seite des kleinen Fingers deckenwärts. Erinnern Sie sich, die Bewegungen sind nur sehr gering. Wenn die Bewegung zäh oder hart wird, wechseln Sie erneut die Richtung.

- Sie werden durch die Wiederholungen das Gefühl bekommen, dass die Rückenmarkshäute sich lösen und der Hinterkopf und das Kreuzbein sich frei in Richtung Füße und Kopf bewegen können.

- Sie werden sehr wahrscheinlich feststellen, dass die Bewegungen nach oben und unten nicht ganz geradlinig verlaufen. Wenn Sie kleine abweichende Kipp-, Dreh- oder Gleitbewegungen wahrnehmen, dann lassen Sie sie bitte mit beiden Händen zu. Konzentrieren Sie sich jedoch stets auf die jeweilige Bewegung nach oben oder unten und auf Ihre Absicht.

- Nach einer gewissen Zeit werden Sie bemerken, dass die Bewegungen leichter und nachgiebiger werden. Bis dahin haben Kreuz- und Hinterhauptbein und die Rückenmarkshäute sich womöglich angefühlt, als seien feste Bänder oder Gummibänder vorhanden. Es kann sein, dass Sie kurz vor der Lösung schon eine deutliche Wärme oder ein energetisches Pulsieren an Ihren Händen festgestellt haben oder jetzt, nach dem Weiter- und Weicherwerden, bemerken, dass Flüssigkeiten oder Energie besser fließen können. Damit ist die Technik beendet.

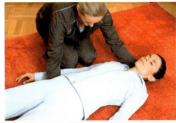
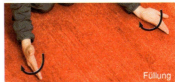
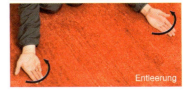

- Lösen Sie den Zug und lassen Sie Ihre Hände liegen. Genießen sowohl Sie als auch Ihr Partner die Entspannung und die Freiheit, die der Cranio-Sacrale Rhythmus jetzt gewonnen hat. Bleiben Sie noch einen Moment so, bevor Sie Ihre Hände entfernen.

- Bitten Sie dann Ihren Partner, nacheinander Gesäß und Kopf anzuheben, damit Sie Ihre Hände wegnehmen können.

Die Duraschaukel

Sie können diese Technik auf verschiedene Arten durchführen:

1. Nehmen Sie den CranioSacralen Rhythmus als Vorgabe für die Dehnung der Rückenmarkshäute mittels rhythmischer Bewegung von Hinterhauptknochen und Kreuzbein: Bei Füllung gehen Sie mit nach unten, bei Entleerung mit nach oben. Geben Sie jeweils am Ende der Bewegung mit beiden Händen einen kleinen Überdruck. Verfahren Sie weiter so, bis Sie merken, dass die Bewegungen leichter und die Bewegungsausmaße größer geworden sind.
2. Nehmen Sie die Spannung der Gewebe als Vorgabe für die Dehnung der Rückenmarkshäute mittels rhythmischer Bewegung von Hinterhauptknochen und Kreuzbein: Starten Sie entweder nach unten oder nach oben und nehmen Sie die Rückenmarkshäute über beide Knochen mit, bis eine zähe oder feste Spannung erreicht ist. Wechseln Sie dann die Bewegungsrichtung und wiederholen Sie die Prozedur, bis die Zähigkeit oder Festigkeit in beiden Richtungen nachgegeben hat.
3. Nehmen Sie die Spannung der Gewebe als Vorgabe für die einmalige Dehnung der Rückenmarkshäute: Bewegen Sie sie einige Male in Füllungs- und Entleerungsrichtung und beurteilen Sie die Spannung am Ende der beiden Bewegungen. Bewegen Sie die Rückenmarkshäute über Hinterhauptknochen und Kreuzbein in die Richtung, die am wenigsten zäh oder fest ist. Gehen Sie bis zur Spannungsgrenze und erhöhen Sie den Zug um 5 Gramm. Warten Sie ab, bis die Lösung erfolgt, und führen Sie das Gleiche in die andere Richtung durch. Prüfen Sie danach erneut und wiederholen Sie das Ganze eventuell.

Umgang mit Widerstand:
- Sollten Sie auf einen wiederholten »Widerstand« stoßen, halten Sie bitte an. Versuchen Sie nicht, ihn beiseitezuschieben. Das gelingt im Allgemeinen nicht.
- Lösen Sie erst einmal den Zug und fangen Sie dann von vorn an, Sie können die Hände jedoch liegen lassen. Verschmelzen Sie erneut, formulieren Sie Ihre Absicht und fangen Sie ganz langsam und behutsam an, die Hände nach oben und unten zu bewegen.
- Falls Sie wieder auf die Härte stoßen, lenken Sie bitte Energie in die Rückenmarkshäute oder lassen Sie Energie von der einen zur anderen Hand strömen.
- Bitten Sie Ihren Partner, in den gesamten Rücken, in den Rückenmarkskanal oder in die Rückenmarkshäute hineinzuatmen. Es ist einfacher, wenn er sich dabei vorstellt, dass die Atembewegung auch dort ankommen und den Bereich befreien kann.
- Sollte auch das nicht genügen, so bleiben Sie beharrlich und verstärken Sie gedanklich den Zug in die eingeschränkte Richtung um 5 Gramm. Warten Sie dann ab und konzentrieren Sie sich weiterhin auf die Formulierung der Absicht. Das Gewebe wird sich nach mehreren Wiederholungen lösen, wird weiter und weicher

werden. Sie können auch mit dem Hin- und Herbewegen aufhören und am Ende der eingeschränkten Bewegung verharren, bis die Rückenmarkshäute nachgeben. Wie auch immer Sie mit der Härte umgehen möchten, Sie brauchen jetzt etwas mehr Geduld.

Nach diesen Lösungstechniken haben Sie alle Querstrukturen, das Hinterhauptbein und das Kreuzbein sowie die Rückenmarkshäute entspannt. Damit sind Sie bestens vorbereitet, um die Hirnschädelstrukturen mit den Hirnhäuten zu behandeln.

Dehnungen der Hirnhäute

Sie sind am Kern des Geschehens angekommen – bei den Hirnhäuten. Sie wurden bereits auf den Seiten 27ff.und 43ff. ausführlich besprochen. Durch die Behandlung der Hirnhäute entlasten Sie die gesamten Hirnschädelstrukturen. Dazu gehören:

- die Knochen des Hirnschädels an sich
- die Schädelnähte, die die Verbindungen zwischen den einzelnen Kochen darstellen
- die Knochenhäute, die auf der Innenseite des Schädels zur harten Hirnhaut gehören
- alle Muskeln, die am Hirnschädel anhaften
- sämtliche Hirnhäute

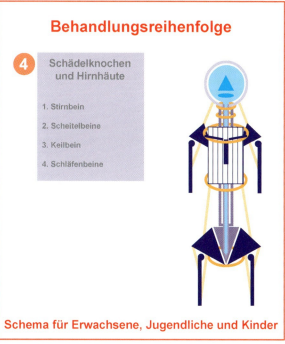

Durch die Entlastung dieser Strukturen entsteht im Hirnschädel mehr »Bewegungsspielraum« für das Gehirn und die Hirnnerven an sich. Das Nachgeben von Spannungen oder Verhärtungen in den Schädelnähten und den Hirnhäuten sorgt außerdem für eine Entlastung der vielen Löcher im Schädel, die als Durchtritt für Nerven und Blutgefäße fungieren. Diese bekommen somit auch mehr »Raum«. Wie

Partner-Übungen zur Behandlung der Schädelknochen und Hirnhäute

Sie bereits wissen, bedeutet eine Raumvergrößerung eine Möglichkeit für den Cranio-Sacralen Rhythmus, sich besser auszubreiten, was unmittelbar zu einer Verbesserung des rhythmischen »Melkens« aller Zellen beiträgt. Diese fühlen sich dann viel wohler, weil ihre Ernährung und Reinigung optimiert wird. Die Techniken, die Sie zur Behandlung der Hirnschädelknochen und der Hirnhäute verwenden, sind sogenannte Abhebetechniken. Sie arbeiten dabei mit leichten Zugkräften direkt an den folgenden Knochen:

- Stirnbein
- Scheitelbeine
- Keilbein
- Schläfenbeine

Abheben des Stirnbeins

Technik zum Abheben des Stirnbeins: Anwendung leichter Zugkräfte mit dem Ziel, über das Lösen von Gewebespannungen oder Verhärtungen zu einer freien, gleichmäßigen und harmonischen Gleitbewegung des Stirnbeins zu gelangen. Um die Schädelnähte rund um das Stirnbein sowie die Teile der Großhirnsichel der harten Hirnhaut zu behandeln, die von hinten nach vorn verlaufende Fasern besitzen, müssen Sie das Stirnbein nach vorn »abheben«. Das bedeutet, dass Sie beim liegenden »*Patienten*« das Stirnbein vorsichtig nach oben in Richtung Decke ziehen.

- »*Therapeut*«: Setzen Sie sich ans Kopfende Ihres auf dem Rücken liegenden Partners.
- Legen Sie die Fingerbeeren beider Hände direkt oberhalb der Augenbrauen Ihres Partners auf seine Stirn. Mit den Fingerbeeren der beiden Ringfinger können Sie in Höhe der äußeren Augenbrauenränder jetzt ganz deutlich einen Knochenrand spüren. Legen Sie die Beeren der Ringfinger hinter diesen Rand, also mehr hinterkopfwärts. Alle weiteren Fingerbeeren ruhen auf der Stirn. Stellen Sie sich vor, Sie versehen alle Fingerbeeren mit kleinen Saugnäpfchen, mit denen sie sich nachher am Stirnbein festsaugen können. Die Daumen können sich bequem überkreuzen und aneinander Halt finden. Wenn Sie ein inneres Bild von den Schädelnähten des Stirnbeins und von der großen Hirnsichel haben, dann aktivieren Sie es jetzt bitte. Es kann Ihnen dabei helfen, auf die Strukturen konzentriert zu bleiben.
- Entspannen Sie Ihre Finger und schauen Sie, ob die Berührung noch leichter möglich ist. Nehmen Sie den Druck weg, Ihre Hand bleibt aber liegen. Verschmelzen Sie mit dem Stirnbein.
- Atmen Sie ruhig, konzentrieren Sie sich auf Ihre Hände und auf das Gewebe. Sie bestimmen nun den Zeitpunkt, da Sie mit der Übung beginnen werden.

- Sobald Sie das Gefühl haben, dass Ihre Finger so gut wie möglich mit dem Knochen verschmolzen sind, formulieren Sie Ihre Absicht: »Mögen die Schädelnähte des Stirnbeins und die Hirnhäute nachgeben und möge das Stirnbein meines Partners (oder nennen Sie den Namen) sich nach vorn abheben können.«

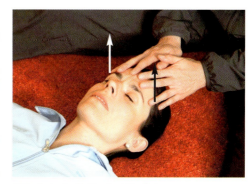

Abhebetechnik für das Stirnbein

- Fangen Sie dann an, einen leichten Zug in Richtung Decke auszuüben. Dieser Zug ist sehr, sehr gering. Nicht viel mehr als gedacht oder vorgestellt. Sie werden fühlen, dass sich das Stirnbein mehr oder minder gut nach vorn mitbewegt.

- Im Allgemeinen wird der Knochen bei den ersten Versuchen sicher nicht gerade Ihrem Zug nach vorn folgen. Das Stirnbein kann geringfügig zur Seite kippen, sich drehen oder gleiten. Lassen Sie diese abweichenden Bewegungen mit beiden Händen zu und konzentrieren Sie sich weiter auf die Bewegung in Richtung Decke und auf Ihre Absicht.

- Nach einer gewissen Zeit werden Sie bemerken, dass das Stirnbein sich weicher und weiter anfühlt und die Bewegung nach vorn leichter und nachgiebiger wird. Bis dahin hat sich das Stirnbein angefühlt, als sei es an festen Bändern oder an Gummibändern aufgehängt. Möglicherweise haben Sie vorher schon eine deutliche Wärme oder ein energetisches Pulsieren an Ihren Fingerspitzen festgestellt oder bemerken jetzt, nach dem Weiter- und Weicherwerden, dass Flüssigkeiten oder Energie besser fließen können. Damit ist die Technik beendet.

- Lassen Sie Ihre Finger noch einen Moment an Ort und Stelle. Genießen sowohl Sie als auch Ihr Partner den entspannenden Effekt. Beide spüren, wie der CranioSacrale Rhythmus sich in den entspannten Bereich hinein ausbreiten kann.

- Lösen Sie Ihre Finger vom Stirnbein und wechseln Sie zu den Scheitelbeinen.

Umgang mit Widerstand:
- Sollte das Gewebe sehr hart bleiben und Sie das Gefühl haben, dass es nur »Stahldrähte« gibt, an denen das Stirnbein aufgehängt ist, dann lösen Sie erst einmal den Zug und fangen Sie dann von vorn an; Ihre Hände können Sie liegen lassen.

- Verschmelzen Sie, benennen Sie Ihre Absicht und fangen Sie ganz langsam und behutsam an, das Stirnbein in Richtung Decke zu ziehen.

- Falls Sie trotzdem wieder auf die Härte stoßen, lenken Sie bitte Energie in das Stirnbein hinein oder lassen Sie Energie zwischen den Fingerbeeren der beiden Hände hin- und herströmen.

- Bitten Sie Ihren Partner, in das Stirnbein hineinzuatmen und sich dabei vorzustellen, dass die Atembewegung auch in seinem Schädel mit Stirn ankommen und ihn befreien kann.
- Sollte auch das nicht genügen, so bleiben Sie beharrlich und verstärken Sie gedanklich den Zug um 5 Gramm. Warten Sie nun ab und konzentrieren Sie sich weiterhin auf die Formulierung der Absicht. Das Gewebe wird sich lösen, wird weiter und weicher werden. Sie brauchen jetzt nur etwas mehr Geduld.

Das Befreien der Schädelnähte rund um das Stirnbein und die Lösung der großen Hirnsichel bieten den »Raum« für die Scheitelbeine, damit sie abgehoben werden können.

Abheben der Scheitelbeine

Technik zum Abheben der Scheitelbeine: Anwendung leichter Zugkräfte mit dem Ziel, über das Lösen von Gewebespannungen oder Verhärtungen zu einer freien, gleichmäßigen und harmonischen Gleitbewegung der Scheitelbeine zu gelangen. Um die Schädelnähte rund um die Scheitelbeine und die Teile der Großhirnsichel der harten Hirnhaut zu behandeln, die von unten nach oben verlaufende Fasern besitzen, müssen Sie die Scheitelbeine nach oben »abheben«, Sie ziehen also beim liegenden »*Patienten*« die Scheitelbeine vorsichtig in Ihre Richtung, also »scheitelwärts«.

- »*Therapeut*«: Sie bleiben am Kopfende.
- Legen Sie die Fingerbeeren beider Hände direkt oberhalb der Ohren Ihres Partners an den Kopf, der Zeigefinger befindet sich dabei direkt in Höhe des vorderen Ohrenrandes. Gleiten Sie jetzt mit den Fingern 5 bis 6 Zentimeter zur Schädeldecke hin – oder, bei normaler Fingerbreite, etwa drei Querfingerbreit. Wenn Sie ein inneres Bild von den Schädelnähten rund um die Scheitelbeine und von der großen Hirnsichel haben, dann aktivieren Sie es jetzt bitte. Es kann Ihnen dabei helfen, auf die Strukturen konzentriert zu bleiben.
- Entspannen Sie jetzt Ihre Finger und prüfen Sie, ob eine noch leichtere Berührung möglich ist. Nehmen Sie den Druck weg, Ihre Hand bleibt aber liegen. Verschmelzen Sie mit den Scheitelbeinen.
- Atmen Sie ruhig, konzentrieren Sie sich auf Ihre Hände und auf das Gewebe. Sie bestimmen nun den Zeitpunkt, da Sie mit der Übung beginnen werden.
- Sobald Sie das Gefühl haben, dass Ihre Finger so gut wie möglich mit dem Knochen verschmolzen sind, formulieren Sie Ihre Absicht: »Mögen die Schädelnähte rund um die Scheitelbeine und die Hirnhäute nachgeben und mögen die Scheitelbeine meines Partners (oder nennen Sie den Namen) sich nach oben abheben können.«

- Fangen Sie dann an, einen leichten Zug nach oben in Ihre Richtung auszuüben. Dieser Zug ist sehr, sehr gering. Nicht viel mehr als gedacht oder vorgestellt. Sie werden fühlen, dass sich die Scheitelbeine mehr oder minder gut nach oben mitbewegen.
- Im Allgemeinen werden die Knochen bei den ersten Versuchen sicher nicht gleich Ihrem Zug nach oben folgen. Die Scheitelbeine können geringfügig zur Seite kippen, sich drehen oder

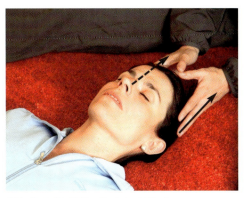

Abhebetechnik für die Scheitelbeine

gleiten. Lassen Sie diese abweichenden Bewegungen mit beiden Händen zu und konzentrieren Sie sich weiter auf die Bewegung in Ihre Richtung und auf Ihre Absicht.
- Nach einer gewissen Zeit werden Sie bemerken, dass die Scheitelbeine sich weicher und weiter anfühlen und die Bewegung nach oben leichter und nachgiebiger wird. Bis dahin haben sich die Scheitelbeine angefühlt, als seien sie an festen Bändern oder an Gummibändern aufgehängt. Möglicherweise haben Sie vorher schon eine deutliche Wärme oder ein energetisches Pulsieren an Ihren Fingerspitzen festgestellt oder Sie merken jetzt, nach dem Weiter- und Weicherwerden, dass Flüssigkeiten oder Energie besser fließen können. Damit ist die Technik beendet.
- Lassen Sie Ihre Finger noch einen Moment an Ort und Stelle. Genießen sowohl Sie als auch Ihr Partner den entspannenden Effekt. Beide spüren, wie der CranioSacrale Rhythmus sich in den entspannten Bereich hinein ausbreiten kann.
- Lösen Sie Ihre Finger von den Scheitelbeinen und wechseln Sie zum Keilbein.

Umgang mit Widerstand:
- Sollte das Gewebe sehr hart bleiben und sollten Sie das Gefühl haben, dass es nur »Stahldrähte« gibt, an denen die Scheitelbeine aufgehängt sind, dann lösen Sie erst einmal den Zug und fangen Sie dann von vorn an, Sie können Ihre Hände liegen lassen.
- Verschmelzen Sie, benennen Sie Ihre Absicht und fangen Sie ganz langsam und behutsam an, die Scheitelbeine nach oben in Ihre Richtung zu ziehen.
- Falls Sie trotzdem wieder auf die Härte stoßen, lenken Sie bitte Energie in die Scheitelbeine hinein oder lassen Sie Energie zwischen den Fingerbeeren der beiden Hände hin und her fließen.

- Bitten Sie Ihren Partner, in die Scheitelbeine hineinzuatmen und sich dabei vorzustellen, dass die Atembewegung auch in seinem Schädel mit den Scheitelbeinen ankommen und sie befreien kann.
- Sollte auch das nicht genügen, so bleiben Sie beharrlich und verstärken Sie gedanklich den Zug um 5 Gramm. Warten Sie nun ab und konzentrieren Sie sich weiterhin auf die Formulierung der Absicht. Das Gewebe wird sich lösen, wird weiter und weicher werden. Sie brauchen jetzt nur etwas mehr Geduld.

Das Befreien der Schädelnähte rund um das Stirnbein und die beiden Scheitelbeine sowie das Lösen der großen Hirnsichel bietet den »Raum« für das Keilbein, damit es abgehoben werden kann.

Abheben des Keilbeins
Technik zum Abheben des Keilbeins: Anwendung leichter Zugkräfte mit dem Ziel, über das Lösen von Gewebespannungen oder Verhärtungen zu einer freien, gleichmäßigen und harmonischen Gleitbewegung des Keilbeins zu gelangen. Um die Schädelnähte rund um das Keilbein und die Teile des Kleinhirnzelts der harten Hirnhaut zu behandeln, die nach vorn und nach hinten verlaufende Fasern besitzen, müssen Sie das Keilbein nach vorn »abheben«. Das bedeutet, dass Sie beim liegenden »*Patienten*« das Keilbein vorsichtig nach oben in Richtung Decke ziehen.
- »*Therapeut*«: Bleiben Sie am Kopfende.
- Bitten Sie Ihren Partner, den Kopf anzuheben, damit Sie Ihre Hände darunterlegen können, dann legt Ihr Partner den Kopf auf Ihren Händen ab, hauptsächlich auf Ihren Fingern. Die beiden Daumenbeeren legen Sie links und rechts seitlich auf das Keilbein, das sich jeweils hinter einem knöchernen Rand unmittelbar hinter dem äußeren Augenwinkel befindet. Wenn Sie mit den Daumenbeeren vom äußeren Augenwinkel nach hinten, also hinterkopfwärts gleiten, spüren Sie diesen Rand sofort. An den Stellen, an die Sie Ihre Daumenbeeren legen, finden es viele Menschen angenehm, massiert zu werden, vor allem die, die immer mal wieder Spannungskopfschmerzen haben. Wenn Sie ein inneres Bild von den Schädelnähten rund um das Keilbein und vom Kleinhirnzelt haben, dann aktivieren Sie es jetzt bitte. Es kann Ihnen dabei helfen, auf die Strukturen konzentriert zu bleiben.
- Entspannen Sie Ihre Daumen und prüfen Sie, ob eine noch leichtere Berührung möglich ist. Nehmen Sie den Druck weg, Ihre Hand bleibt aber liegen. Verschmelzen Sie mit dem Keilbein.
- Atmen Sie ruhig, konzentrieren Sie sich auf Ihre Hände und auf das Gewebe. Sie bestimmen nun den Zeitpunkt, da Sie mit der Übung beginnen werden.
- Sobald Sie das Gefühl haben, dass Ihre Finger so gut wie möglich mit dem Knochen

verschmolzen sind, formulieren Sie Ihre Absicht: »Mögen die Schädelnähte rund um das Keilbein und die Hirnhäute nachgeben und möge das Keilbein meines Partners (oder nennen Sie den Namen) sich nach vorn abheben können.«

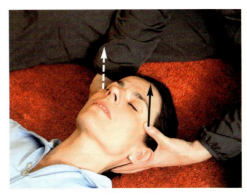

Abhebetechnik für das Keilbein

- Fangen Sie dann an, einen leichten Zug in Richtung Decke auszuüben. Dieser Zug ist sehr, sehr gering. Nicht viel mehr als gedacht oder vorgestellt. Sie werden fühlen, dass sich das Keilbein mehr oder minder gut nach vorn mitbewegt.

- Im Allgemeinen wird der Knochen bei den ersten Versuchen sicher nicht gerade Ihrem Zug nach vorn folgen. Das Keilbein kann geringfügig zur Seite kippen, sich drehen oder gleiten. Lassen Sie diese abweichenden Bewegungen mit beiden Händen und vor allem mit beiden Daumen zu und konzentrieren Sie sich weiter auf die Bewegung in Richtung Decke und auf Ihre Absicht.

- Nach einer gewissen Zeit werden Sie bemerken, dass das Keilbein sich weicher und weiter anfühlen und die Bewegung nach vorn leichter und nachgiebiger wird. Bis dahin hat sich das Keilbein angefühlt, als sei es an festen Bändern oder an Gummibändern aufgehängt. Möglicherweise haben Sie vorher schon eine deutliche Wärme oder ein energetisches Pulsieren an Ihren Händen inklusive Daumen festgestellt oder Sie merken jetzt, nach dem Weiter- und Weicherwerden, dass Flüssigkeiten oder Energie besser fließen können. Damit ist die Technik beendet.

- Lassen Sie Ihre Finger noch einen Moment an Ort und Stelle. Genießen sowohl Sie als auch Ihr Partner den entspannenden Effekt. Beide spüren, wie der CranioSacrale Rhythmus sich in den entspannten Bereich hinein ausbreiten kann.

- Lösen Sie Ihre Daumen vom Keilbein, bitten Sie Ihren Partner, den Kopf anzuheben, damit Sie Ihre Hände wegnehmen können.

Umgang mit Widerstand:
- Sollte das Gewebe sehr hart bleiben und sollten Sie das Gefühl haben, dass es nur »Stahldrähte« gibt, an denen das Keilbein aufgehängt ist, dann lösen Sie erst einmal den Zug und fangen Sie dann von vorn an, Sie können die Hände liegen lassen.

- Verschmelzen Sie, benennen Sie Ihre Absicht und fangen Sie ganz langsam und behutsam an, das Keilbein in Richtung Decke zu ziehen.

- Falls Sie trotzdem wieder auf die Härte stoßen, lenken Sie bitte Energie in das Keilbein hinein oder lassen Sie Energie zwischen Daumen und Finger beider Hände hin und her fließen.
- Bitten Sie Ihren Partner, in das Keilbein hineinzuatmen und sich dabei vorzustellen, dass die Atembewegung auch in seinem Schädel mit dem Keilbein ankommen und ihn befreien kann.
- Sollte auch das nicht genügen, so bleiben Sie beharrlich und verstärken Sie gedanklich den Zug um 5 Gramm. Warten Sie nun ab und konzentrieren Sie sich weiterhin auf die Formulierung der Absicht. Das Gewebe wird sich lösen, wird weiter und weicher werden. Sie brauchen jetzt nur etwas mehr Geduld.

Das Befreien der Schädelnähte rund um das Stirnbein, die beiden Scheitelbeine und das Keilbein sowie die Lösung der großen Hirnsichel und des Kleinhirnzeltes bietet den »Raum« für die Schläfenbeine, damit sie abgehoben werden können.

Abheben der Schläfenbeine

Technik zum Abheben der Schläfenbeine: Anwendung leichter Zugkräfte mit dem Ziel, über das Lösen von Gewebespannungen oder Verhärtungen zu einer freien, gleichmäßigen und harmonischen Gleitbewegung der Schläfenbeine zu gelangen. Um die Schädelnähte rund um das Schläfenbein und die Teile des Kleinhirnzelts der harten Hirnhaut zu behandeln, die von links nach rechts verlaufende Fasern besitzen, müssen Sie die Schläfenbeine seitlich »abheben«. Das bedeutet, dass Sie die Schläfenbeine vorsichtig nach außen ziehen.

- »*Therapeut*«: Bleiben Sie am Kopfende.
- Legen Sie Ihre Daumenkuppen in die beiden äußeren Gehörgänge hinein. Die Fingerkuppen von Zeige- und Mittelfinger kommen jeweils an die Rückseite der Ohren. Wenn Sie ein inneres Bild von den Schädelnähten rund um die Schläfenbeine und vom Kleinhirnzelt haben, dann aktivieren Sie es jetzt bitte. Es kann Ihnen dabei helfen, auf die Strukturen konzentriert zu bleiben.
- Entspannen Sie Ihre Finger und prüfen Sie, ob eine noch leichtere Berührung möglich ist. Nehmen Sie den Druck weg, Ihre Hand bleibt aber liegen. Verschmelzen Sie mit den beiden Ohren und auch mit den beiden Schläfenbeinen.

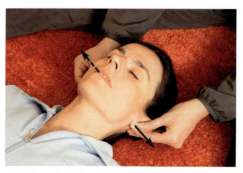
Abhebetechnik für die Schläfenbeine

- Atmen Sie ruhig, konzentrieren Sie sich auf Ihre Hände und auf das Gewebe. Sie bestimmen nun den Zeitpunkt, da Sie mit der Übung beginnen werden.
- Sobald Sie das Gefühl haben, dass Ihre Daumen und Finger so gut wie möglich mit dem Knochen verschmolzen sind, formulieren Sie Ihre Absicht: »Mögen die Schädelnähte rund um die Schläfenbeine und die Hirnhäute nachgeben und mögen die Schläfenbeine meines Partners (oder nennen Sie den Namen) sich seitlich abheben können.«
- Fangen Sie dann an, einen leichten seitlichen Zug auszuüben. Dieser Zug ist sehr, sehr gering. Nicht viel mehr als gedacht oder vorgestellt. Sie werden fühlen, dass sich die Schläfenbeine mehr oder minder gut seitlich mitbewegen.
- Im Allgemeinen werden die Knochen bei den ersten Versuchen nicht gerade seitlich Ihrem Zug folgen. Die Schläfenbeine können geringfügig zur Seite kippen, sich drehen oder gleiten. Lassen Sie diese abweichenden Bewegungen mit beiden Händen zu und konzentrieren Sie sich weiter auf die seitliche Bewegung und auf Ihre Absicht.
- Nach einer gewissen Zeit werden Sie bemerken, dass die Schläfenbeine sich weicher und weiter anfühlen und die seitliche Bewegung leichter und nachgiebiger wird. Bis dahin haben sich die Schläfenbeine angefühlt, als seien sie an festen Bändern oder an Gummibändern aufgehängt. Möglicherweise haben Sie vorher schon eine deutliche Wärme oder ein energetisches Pulsieren an Ihren Daumen oder Fingerspitzen festgestellt oder Sie merken jetzt, nach dem Weiter- und Weicherwerden, dass Flüssigkeiten oder Energie besser fließen können. Damit ist die Technik beendet.
- Lassen Sie Ihre Daumen und die anderen Finger noch einen Moment an Ort und Stelle. Genießen sowohl Sie als auch Ihr Partner den entspannenden Effekt. Beide spüren, wie der CranioSacrale Rhythmus sich in den entspannten Bereich hinein ausbreiten kann.
- Lösen Sie Daumen und Finger, Sie sind mit allen Techniken zur Behandlung der Hirnhäute fertig.

Umgang mit Widerstand:
- Sollte das Gewebe sehr hart bleiben und sollten Sie das Gefühl haben, dass es nur »Stahldrähte« gibt, an denen die Schläfenbeine aufgehängt sind, dann lösen Sie erst einmal den Zug und fangen Sie dann von vorn an, Sie können Daumen und Finger liegen lassen.
- Verschmelzen Sie, benennen Sie Ihre Absicht und fangen Sie ganz langsam und behutsam an, die Schläfenbeine in seitlicher Richtung zu ziehen.
- Falls Sie trotzdem wieder auf die Härte stoßen, lenken Sie bitte Energie in die Schläfenbeine hinein oder lassen Sie Energie zwischen den Händen hin- und herströmen.

- Bitten Sie Ihren Partner, in die Schläfenbeine hineinzuatmen und sich dabei vorzustellen, dass die Atembewegung auch in seinem Schädel mit den Schläfenbeinen ankommen und sie befreien kann.
- Sollte auch das nicht genügen, so bleiben Sie beharrlich und verstärken Sie gedanklich den Zug um 5 Gramm. Warten Sie nun ab und konzentrieren Sie sich weiterhin auf die Formulierung der Absicht. Das Gewebe wird sich lösen, wird weiter und weicher werden. Sie brauchen jetzt nur etwas mehr Geduld.

Zusammenfassung der Abhebetechniken am Hirnschädel:
- Sie sitzen am Kopfende
- Sie benutzen beide Hände, um Zugkräfte einsetzen zu können
- Sie verschmelzen mit dem Gewebe, das Sie berühren, hilfreich dabei ist die bildhafte Vorstellung vom Gewebe (als Unterstützung können Abbildungen aus einem Anatomiebuch dienen)
- Formulieren Sie Ihre Absicht
- Üben Sie nun einen leichten Zug am Knochen oder an den Knochen aus
- Folgen Sie mit der Hand oder mit den Händen der Absichtsbewegung und lassen Sie die wahrnehmbaren abweichenden Bewegungen zu
- Warten Sie auf die Entspannung des Gewebes
- Wiederholen Sie unter Umständen die Technik, wenden Sie das Lenken von Energie durch das Gewebe an, lassen Sie in das Gewebe hineinatmen oder bleiben Sie geduldig und beharrlich an einem Widerstand und erhöhen den Druck um 5 Gramm
- Genießen sowohl Sie als auch Ihr Partner die Entspannung und die Freiheit, die der CranioSacrale Rhythmus gewonnen hat

Glückwunsch, Sie haben jetzt alle Techniken zur Behandlung der Hirnhäute durchgeführt und damit die Hirnhäute Ihres Partners für heute so gut wie möglich entspannt. Wenn er das Gefühl hat, dass eine Wiederholung der Anwendung gut für ihn wäre und Sie Zeit und Muße dafür haben, dann ist jetzt dafür der richtige Moment. Achten Sie im zweiten Durchgang mal darauf, wie verändert die Spannung durch den ersten Durchgang bereits ist. Außerdem haben Sie den Hirnschädel so weit befreit, dass es möglich ist, die Verbindungen der Gesichtsschädelknochen mit dem Hirnschädel zu behandeln.

Die Behandlung der Verbindungen zwischen Hirn- und Gesichtsschädel

Um die Schädelnähte zwischen den Knochen des Hirn- und Gesichtsschädels oder innerhalb des Gesichtsschädels behandeln zu können, müssen Sie die jeweiligen Knochen, ähnlich wie bei der Behandlung der Hirnhäute im Hirnschädel, »abheben« oder »abziehen«. Führen Sie die Techniken an folgenden Knochen durch:

- Nasenbeine
- Jochbeine
- Oberkieferknochen und Gaumenbeine
- Pflugscharbein
- Unterkiefer

Hierzu ist es wichtig, dass Sie genauso vorgehen wie bei den eben durchgeführten Abhebetechniken für die Knochen des Hirnschädels.

Die Reihenfolge ist so gewählt, weil sie gewährleistet, dass alle Schädelnähte rund um den harten Gaumen – das sind Oberkieferknochen und Gaumenbeine – Stück für Stück befreit werden. Damit werden zum Schluss diese so wichtigen zentralen Knochenstrukturen des harten Gaumens gelöst, was eine gute Basis für eine bleibende Lösung des Unterkiefers bilden kann.

Zu den Techniken im Mund

Sie benötigen für die Techniken, die im Mund Ihres Partners ausgeführt werden, einen dünnen, undurchlässigen Handschuh, am besten aus latexfreiem Material und nicht bepudert. Diese Handschuhe sind in jeder Apotheke erhältlich. Legen Sie sich den Handschuh bereit, bevor Sie mit den Übungen beginnen, damit Sie ihn nicht zwischendurch holen müssen.

Da der Mund Ihres Partners eine Körperhöhle darstellt und Sie nicht ohne Weiteres in diese Körperhöhle

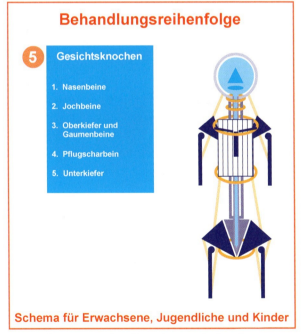

Behandlungsreihenfolge

5 Gesichtsknochen

1. Nasenbeine
2. Jochbeine
3. Oberkiefer und Gaumenbeine
4. Pflugscharbein
5. Unterkiefer

Schema für Erwachsene, Jugendliche und Kinder

Partner-Übung zur Behandlung der Gesichtsknochen

eindringen dürfen, ist es nötig, dass beide noch einmal der jeweiligen Technik zustimmen. Das laut ausgesprochene innere Ja zur Technik nehme ich stets als Voraussetzung.

Gleiten Sie bitte langsam und behutsam mit Ihrem Daumen oder Finger in den Mund hinein, denn sowohl der Kontakt mit der Schleimhaut, mit den Zähnen, mit dem harten Gaumen als auch mit dem weiter hinten befindlichen weichen Gaumen kann einen sogenannten Würgereflex auslösen – Ihr Partner hat das Gefühl, würgen zu müssen, er kann einfach nicht anders. In einem solchen Fall beenden Sie die Technik für heute und probieren es an einem anderen Tag wieder. In der Zwischenzeit kann Ihr Partner mit seinem eigenen Finger den Bereich »desensibilisieren«, was bedeutet, dass er selbst den Bereich immer wieder kurz berührt oder massiert – damit eine Art von Gewöhnung eintreten kann.

Abheben der Nasenbeine

Technik zum Abheben der Nasenbeine: Anwendung leichter Zugkräfte mit dem Ziel, über das Lösen von Gewebespannungen oder Verhärtungen zu einer freien, gleichmäßigen und harmonischen Gleitbewegung der Nasenbeine zu gelangen. Um die Verbindungen der Nasenbeine mit dem Stirnbein und den beiden Oberkieferknochen zu behandeln, müssen Sie die beiden Nasenbeine nach unten und vorn abheben, Sie ziehen also in Richtung Nasenspitze.

- »*Therapeut*«: Setzen Sie sich auf der rechten Seite in Kopfhöhe neben Ihren auf dem Boden liegenden Partner.
- Legen Sie Ihre linke Hand flach auf die Stirn Ihres Partners. Sie soll die Stirn stabilisieren, damit der Zug, den Sie auf die Nasenbeine ausüben, so präzise wie möglich auf die Schädelnähte der Nasenbeine einwirken kann. Außerdem nimmt sie Lösungs- und Entspannungsphänomene sowie den CranioSacralen Rhythmus wahr und hilft dabei, eventuell auftretende abweichende Bewegungen zuzulassen.
- Daumen und Zeigefinger der rechten Hand legen Sie rechts und links seitlich auf die Nasenwurzel, ganz nahe an der Stirn. Wenn Sie ein inneres Bild von den Schädelnähten rund um die Nasenbeine haben, dann aktivieren Sie es jetzt bitte. Es kann Ihnen dabei helfen, auf die Strukturen konzentriert zu bleiben.
- Entspannen Sie jetzt Ihre Finger ganz bewusst und prüfen Sie, ob eine noch leichtere Berührung möglich ist. Nehmen Sie den Druck weg, Ihre Hand bleibt aber liegen. Verschmelzen Sie mit den Nasenbeinen.
- Atmen Sie ruhig, konzentrieren Sie sich auf Ihre Hände, speziell auf den rechten Daumen und Zeigefinger, und auf das Gewebe. Sie bestimmen nun den Zeitpunkt, da Sie mit der Übung beginnen werden.
- Sobald Sie das Gefühl haben, dass Ihre Finger so gut wie möglich mit den Knochen verschmolzen sind, formulieren Sie Ihre Absicht: »Mögen die Schädelnähte der Na-

senbeine nachgeben und möge die Bewegung der Nasenbeine nach unten stattfinden können.«

- Fangen Sie dann an, einen leichten Zug von der Nasenwurzel in Richtung Nasenspitze auszuüben. Dieser Zug ist sehr, sehr gering. Nicht viel mehr als gedacht oder vorgestellt. Sie werden fühlen, dass sich die Nasenbeine mehr oder minder gut nach unten mitbewegen.

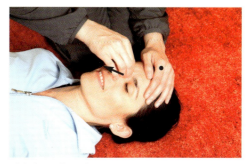

Abhebetechnik für die Nasenbeine

- Im Allgemeinen werden die Knochen sicher bei den ersten Versuchen nicht gerade Ihrem Zug nach unten folgen. Die Nasenbeine können, wie alle anderen Knochen auch, geringfügig zur Seite kippen, sich drehen oder gleiten. Lassen Sie diese abweichenden Bewegungen mit beiden Händen zu und konzentrieren Sie sich weiter auf die Bewegung nach unten und auf Ihre Absicht.
- Nach einer gewissen Zeit werden Sie bemerken, dass die Nasenbeine sich weicher und weiter anfühlen und die Bewegung nach unten leichter und nachgiebiger wird. Bis dahin haben sich die Nasenbeine womöglich angefühlt, als seien sie an festen Bändern oder an Gummibändern aufgehängt. Es kann sein, dass Sie kurz vor der Lösung schon eine deutliche Wärme oder ein energetisches Pulsieren an Ihren Fingerspitzen festgestellt haben, oder Sie merken jetzt, nach dem Weiter- und Weicherwerden, dass Flüssigkeiten oder Energie besser fließen können. Damit ist die Technik beendet.
- Lassen Sie Hand und Finger noch einen Moment an Ort und Stelle. Genießen sowohl Sie als auch Ihr Partner den entspannenden Effekt. Beide spüren, wie der CranioSacrale Rhythmus sich in den entspannten Bereich hinein ausbreiten kann.
- Lösen Sie Ihre beiden Hände und wechseln Sie zu den Jochbeinen.

Umgang mit Widerstand:
- Sollte das Gewebe sehr hart bleiben und sollten Sie das Gefühl haben, dass es nur »Stahldrähte« gibt, an denen die Nasenbeine aufgehängt sind, dann lösen Sie erst einmal den Zug und fangen Sie dann von vorn an; Sie können die Hände liegen lassen.
- Verschmelzen Sie, formulieren Sie Ihre Absicht und fangen Sie ganz langsam und behutsam an, die Nasenbeine nach unten zu ziehen.
- Falls Sie trotzdem wieder auf die Härte stoßen, lenken Sie bitte Energie in die Nasenbeine hinein oder lassen Sie Energie von den Fingerspitzen der rechten Hand zur Handfläche der linken Hand strömen.

- Bitten Sie Ihren Partner, in die Nasenbeine hineinzuatmen. Er soll sich dabei vorstellen, dass die Atembewegung auch in den Nasenbeinen ankommen und sie befreien kann.
- Sollte auch das nicht genügen, so bleiben Sie beharrlich und verstärken Sie gedanklich den Zug um 5 Gramm. Warten Sie nun ab und konzentrieren Sie sich weiterhin auf die Formulierung der Absicht. Das Gewebe wird sich lösen, wird weiter und weicher werden. Sie brauchen jetzt nur etwas mehr Geduld.

Damit haben Sie die ersten Schädelnähte, die möglicherweise den harten Gaumen einschränken können, gelöst und haben jetzt die Möglichkeit, zum zweiten Bereich zu wechseln, zu den Schädelnähten rund um die Jochbeine.

Abheben des Jochbeins

Sie haben in der Partner-Übung nur die Möglichkeit, die beiden Jochbeine nacheinander zu behandeln, und nicht, wie bei den Selbst-Übungen, beide Jochbeine auf einmal. Sie finden hier die Beschreibung für die Behandlung des rechten Jochbeins. Ich habe auf die Beschreibung der Behandlung des linken Jochbeins verzichtet, Sie müssen nur alles spiegelverkehrt durchführen.

Technik zum Abheben des Jochbeins: Anwendung leichter Zugkräfte mit dem Ziel, über das Lösen von Gewebespannungen oder Verhärtungen zu einer freien, gleichmäßigen und harmonischen Gleitbewegung des Jochbeins zu gelangen. Um die Verbindungen des rechten Jochbeins mit dem rechten Schläfen-, Stirn- und Keilbein sowie mit dem rechten Oberkieferknochen zu behandeln, müssen Sie das Jochbein seitlich abheben, Sie ziehen also nach außen.

- »Therapeut«: Bleiben Sie in Kopfhöhe sitzen. Sie benötigen für die kommenden Techniken, die im Mund Ihres Partners ausgeführt werden, den dünnen, undurchlässigen Handschuh. Ziehen Sie den Handschuh über Ihre rechte Hand.
- Legen Sie Ihre linke Hand flach auf die Stirn Ihres Partners. Sie soll das Stirn-, Keil- und Schläfenbein stabilisieren, damit der Zug, den Sie auf die Jochbeine ausüben, so präzise wie möglich auf die Schädelnähte der Jochbeine einwirken kann. Sie nimmt auch Lösungs- und Entspannungsphänomene sowie den CranioSacralen Rhythmus wahr und hilft dabei, eventuell auftretende abweichende Bewegungen zuzulassen.
- Legen Sie die Fingerbeere des kleinen Fingers der rechten Hand im Mund an die Innenseite des rechten Jochbeins. Ihr Partner öffnet dazu seinen Mund und Sie gleiten mit Ihrem kleinen Finger auf der Innenseite der Wange an der Schleimhaut entlang, die Nagelseite Ihres kleinen Fingers zeigt zur Außenfläche der Zähne hin. Gleiten Sie langsam mit dem kleinen Finger nach oben und hinten, bis Sie mit der Fingerspitze in eine kleine »Höhle« gelangen. Fingerspitze und der obere Teile der Fingerbee-

re liegen nun auf der Innenseite des Jochbeins. Machen Sie sich keine Sorgen, ob Sie es ganz richtig platziert haben. Wenn Ihre Fingerbeere, für Ihren Partner angenehm, ganz leicht hinter einer Knochenkante liegt, ist alles in Ordnung.

- Ihr Partner kann jetzt den Mund so weit geöffnet oder geschlossen halten, wie es für ihn angenehm ist. Er sollte nur ein festes Zubeißen vermeiden. Wenn Sie ein inneres Bild von den Schädelnähten rund um das Jochbein haben, dann aktivieren Sie es jetzt bitte. Es kann Ihnen dabei helfen, auf die Strukturen konzentriert zu bleiben.

- Entspannen Sie jetzt Ihren kleinen Finger ganz bewusst und schauen Sie, ob eine noch leichtere Berührung möglich ist. Nehmen Sie den Druck weg, Ihre Hand bleibt aber liegen. Verschmelzen Sie mit dem Jochbein.

- Atmen Sie ruhig, konzentrieren Sie sich auf Ihre Hände, speziell auf Ihren rechten kleinen Finger, und auf das Gewebe. Sie bestimmen nun den Zeitpunkt, da Sie mit der Übung beginnen werden.

- Formulieren Sie dazu zuerst Ihre Absicht. Sagen Sie leise oder laut dazu: »Mögen die Schädelnähte des Jochbeins meines Partners (oder nennen Sie den Namen) sich lösen und möge die Bewegung des Jochbeins nach außen stattfinden können.«

- Fangen Sie dann an, einen leichten seitlichen Zug auszuüben. Sie dürfen dabei etwas nach vorn, also nasenwärts gehen. Dieser Zug ist sehr, sehr gering. Nicht viel mehr als gedacht oder vorgestellt. Sie werden fühlen, dass sich das Jochbein mehr oder minder gut seitlich mitbewegt.

- Im Allgemeinen wird der Knochen bei den ersten Versuchen nicht gerade Ihrem Zug zur Seite folgen. Das Jochbein kann, wie alle anderen Knochen auch, geringfügig zur Seite kippen, sich drehen oder gleiten. Lassen Sie diese abweichenden Bewegungen mit beiden Händen zu und konzentrieren Sie sich weiter auf die seitliche Bewegung und auf Ihre Absicht.

- Nach einer gewissen Zeit werden Sie bemerken, dass das Jochbein sich weicher und weiter anfühlt und die seitliche Bewegung leichter und nachgiebiger wird. Bis dahin hat sich das Jochbein womöglich angefühlt, als sei es an festen Bändern oder an Gummibändern aufgehängt. Es kann sein, dass Sie kurz vor der Lösung schon eine deutliche Wärme oder ein energetisches Pulsieren an Ihrem kleinen Finger festgestellt haben oder

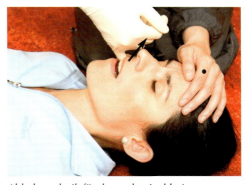

Abhebetechnik für das rechte Jochbein

Sie merken jetzt, nach dem Weiter- und Weicherwerden, dass Flüssigkeiten oder Energie besser fließen können. Damit ist die Technik beendet.

- Lassen Sie Ihre Hände noch einen Moment an Ort und Stelle. Genießen sowohl Sie als auch Ihr Partner den entspannenden Effekt. Beide spüren, wie der CranioSacrale Rhythmus sich in den entspannten Bereich hinein ausbreiten kann.
- Lösen Sie Ihren rechten kleinen Finger sowie die linke Hand und wechseln Sie zum linken Jochbein. Dafür gehen Sie bitte auf die andere Seite Ihres Partners und führen die Technik für das linke Jochbein auf die beschriebene Art durch, danach wechseln Sie zu den Oberkieferknochen und Gaumenbeinen.

Umgang mit Widerstand:
- Sollte das Gewebe sehr hart bleiben und sollten Sie das Gefühl haben, dass es nur »Stahldrähte« gibt, an denen das Jochbein aufgehängt ist, dann lösen Sie erst einmal den Zug und fangen Sie dann von vorn an, die Hände können liegen bleiben.
- Verschmelzen Sie, formulieren Sie Ihre Absicht und fangen Sie ganz langsam und behutsam an, das Jochbein zur Seite zu ziehen.
- Falls Sie trotzdem wieder auf die Härte stoßen, lenken Sie bitte Energie in das Jochbein hinein oder lassen Sie Energie von der Beere des kleinen Fingers zu Ihrer linken Hand strömen.
- Bitten Sie Ihren Partner, in das Jochbein hineinzuatmen. Er sollte sich dabei vorstellen, dass die Atembewegung auch in seinem Jochbein ankommen und es lösen kann.
- Sollte auch das nicht genügen, so bleiben Sie beharrlich und verstärken Sie gedanklich den Zug um 5 Gramm. Warten Sie nun ab und konzentrieren Sie sich weiterhin auf die Formulierung der Absicht. Das Gewebe wird sich lösen, wird weiter und weicher werden. Sie brauchen jetzt nur etwas mehr Geduld.

Damit haben Sie die Schädelnähte rund um die Nasen- und Jochbeine behandelt. Beide Bereiche können die Beweglichkeit der Oberkieferknochen einschränken. Jetzt ist der richtige Moment gekommen, um direkt die zentralen Knochen im Gesichtsschädel, die Oberkieferknochen und Gaumenbeine – eben den harten Gaumen – zu behandeln. Obwohl es noch weitere Nähte rund um das Pflugscharbein gibt, müssen trotzdem zuerst die Oberkieferknochen und Gaumenbeine ein erstes Mal gelöst werden, damit danach das Pflugscharbein gelöst werden kann. Ganz zum Schluss werden die Oberkieferknochen und Gaumenbeine noch einmal geprüft und gegebenenfalls behandelt.

Abheben der Oberkieferknochen und Gaumenbeine

Technik zum Abheben der Oberkieferknochen und Gaumenbeine: Anwendung leichter Zugkräfte mit dem Ziel, über das Lösen von Gewebespannungen oder Verhärtungen zu einer freien, gleichmäßigen und harmonischen Gleitbewegung der Oberkieferknochen und Gaumenbeine zu gelangen. Um die Verbindungen dieser Knochen mit Joch- und Nasenbeinen und mit dem Stirn-, Pflugschar- und Siebbein zu behandeln, müssen Sie die Oberkieferknochen nach vorn abheben, Sie ziehen also nach vorn in Richtung Decke.

- »*Therapeut*«: Bleiben Sie in Kopfhöhe sitzen und lassen Sie den Handschuh an.
- Legen Sie Ihre linke Hand erneut flach auf die Stirn Ihres Partners. Sie dient wieder zum Stabilisieren der umgebenden Schädelknochen, damit der Zug, den Sie auf Oberkieferknochen und Gaumenbeine ausüben, so präzise wie möglich auf deren Schädelnähte einwirken kann. Sie nimmt außerdem Lösungs- und Entspannungsphänomene sowie den CranioSacralen Rhythmus wahr und hilft dabei, eventuell auftretende abweichende Bewegungen zuzulassen.
- Legen Sie die Innenfläche des Zeige- und des Mittelfingers oder des Mittel- und des Ringfingers auf die Kauflächen der Zähne im Oberkiefer.
- Ihr »*Patient*« kann jetzt den Mund so weit geöffnet oder geschlossen halten, wie es für ihn angenehm ist. Er sollte nur ein festes Zubeißen vermeiden – auch schon zur Schonung Ihrer Finger! Er darf jedoch gern einen leichten abstützenden Kontakt mit den Zähnen seines Unterkiefers herstellen – das ist für viele »*Patienten*« sehr angenehm. Wenn Sie ein inneres Bild von den Schädelnähten rund um die Oberkieferknochen und Gaumenbeine haben, dann aktivieren Sie es jetzt bitte. Es kann Ihnen dabei helfen, auf die Strukturen konzentriert zu bleiben.
- Entspannen Sie jetzt Ihre Finger ganz bewusst und schauen Sie, ob eine noch leichtere Berührung möglich ist. Nehmen Sie den Druck weg, Ihre Finger bleiben aber liegen. Verschmelzen Sie mit den Zähnen im Oberkiefer und mit den Oberkieferknochen.
- Atmen Sie ruhig, konzentrieren Sie sich auf Ihre Hände, speziell auf die Finger im Mund, und auf das Gewebe. Sie bestimmen nun den Zeitpunkt, da Sie mit der Übung beginnen werden.
- Formulieren Sie dazu zuerst Ihre Absicht. Sagen Sie leise oder laut dazu: »Mögen die Schädelnähte der Ober-

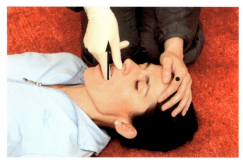

Abhebetechnik für den Oberkiefer und die Gaumenbeine

kieferknochen und Gaumenbeine meines Partners (oder nennen Sie den Namen) sich lösen und möge die Bewegung von Oberkiefer und Gaumenbeinen nach vorn stattfinden können.«

- Fangen Sie dann an, einen leichten Zug nach vorn auszuüben. Dieser Zug ist sehr, sehr gering. Nicht viel mehr als gedacht oder vorgestellt. Sie werden fühlen, dass sich Oberkiefer und Gaumenbeine mehr oder minder gut nach vorn mitbewegen.
- Im Allgemeinen werden die Knochen bei den ersten Versuchen sicher nicht gerade Ihrem Zug nach vorn folgen. Der Oberkiefer und die Gaumenbeine können, wie alle anderen Knochen auch, geringfügig zur Seite kippen, sich drehen oder gleiten. Lassen Sie diese abweichenden Bewegungen mit beiden Händen zu und konzentrieren Sie sich weiter auf die Bewegung nach vorn und auf Ihre Absicht.
- Nach einer gewissen Zeit werden Sie bemerken, dass die Zähne, der Oberkiefer und die Gaumenbeine sich weicher und weiter anfühlen und die Bewegung nach vorn leichter und nachgiebiger wird. Bis dahin haben sich die Knochen womöglich angefühlt, als seien sie an festen Bändern oder an Gummibändern aufgehängt. Es kann sein, dass Sie kurz vor der Lösung schon eine deutliche Wärme oder ein energetisches Pulsieren an Ihren Händen festgestellt haben, oder Sie bemerken jetzt, nach dem Weiter- und Weicherwerden, dass Flüssigkeiten oder Energie besser fließen können. Damit ist die Technik beendet.
- Lassen Sie Ihre Hände noch einen Moment an Ort und Stelle. Genießen sowohl Sie als auch Ihr Partner den entspannenden Effekt. Beide spüren, wie der CranioSacrale Rhythmus sich in den entspannten Bereich hinein ausbreiten kann.
- Lösen Sie die Finger Ihrer rechten Hand von den Oberkieferzähnen und die linke Hand von der Stirn. Jetzt können Sie zum Pflugscharbein wechseln.

Umgang mit Widerstand:
- Sollte das Gewebe sehr hart bleiben und sollten Sie das Gefühl haben, dass es nur »Stahldrähte« gibt, an denen der Oberkiefer und die Gaumenbeine aufgehängt sind, dann lösen Sie erst einmal den Zug und fangen Sie dann von vorn an, die Hände können liegen bleiben.
- Verschmelzen Sie, formulieren Sie Ihre Absicht und fangen Sie ganz langsam und behutsam an, den Oberkiefer und die Gaumenbeine nach vorn zu ziehen.
- Falls Sie trotzdem wieder auf die Härte stoßen, lenken Sie bitte Energie in den Oberkiefer und die Gaumenbeine hinein oder lassen Sie Energie von den Fingern der rechten Hand zur gesamten linken Hand strömen.
- Bitten Sie Ihren Partner, in den Oberkiefer und die Gaumenbeine hineinzuatmen und sich dabei vorzustellen, dass die Atembewegung auch in diesen Knochen ankommen und sie befreien kann.

- Sollte auch das nicht genügen, so bleiben Sie beharrlich und verstärken Sie gedanklich den Zug um 5 Gramm. Warten Sie nun ab und konzentrieren Sie sich weiterhin auf die Formulierung der Absicht. Das Gewebe wird sich lösen, wird weiter und weicher werden. Sie brauchen jetzt nur etwas mehr Geduld.

Sie haben es fast geschafft, nur die Schädelnähte rund um das Pflugscharbein fehlen noch, damit alle Nähte von ihren momentanen Spannungen befreit sind.

Abheben des Pflugscharbeins

Technik zum Abheben des Pflugscharbeins: Anwendung leichter Zugkräfte mit dem Ziel, über das Lösen von Gewebespannungen oder Verhärtungen zu einer freien, gleichmäßigen und harmonischen Gleitbewegung des Pflugscharbeins zu gelangen. Um dessen Verbindungen mit den Oberkieferknochen, den Gaumenbeinen sowie mit dem Sieb- und dem Keilbein zu behandeln, müssen Sie das Pflugscharbein nach vorn und unten abheben, Sie ziehen also entsprechend dem Verlauf des Nasenrückens nach unten.

- »*Therapeut*«: Bleiben Sie in Kopfhöhe sitzen und lassen Sie den Handschuh an.
- Legen Sie Ihre linke Hand flach auf die Stirn Ihres Partners. Sie dient wieder zum Stabilisieren der umgebenden Schädelknochen, damit der Zug, den Sie auf das Pflugscharbein ausüben, so präzise wie möglich auf seine Schädelnähte einwirken kann. Sie nimmt außerdem Lösungs- und Entspannungsphänomene sowie den CranioSacralen Rhythmus wahr und hilft dabei, eventuell auftretende abweichende Bewegungen zuzulassen.
- Bitten Sie nun Ihren Partner, den Mund zu öffnen, und legen Sie die Beere des Zeige- oder des Mittelfingers in die Mitte des Gaumens Ihres Partners. Die Innenseite dieses Fingers nimmt Kontakt auf mit der Rückseite der beiden mittleren Schneidezähne im Oberkiefer. Bleiben Sie mit der Fingerspitze auf dem harten Gaumen. Wenn Sie ein inneres Bild von den Schädelnähten rund um das Pflugscharbein haben, dann aktivieren Sie es jetzt bitte. Es kann Ihnen dabei helfen, auf die Strukturen konzentriert zu bleiben.
- Entspannen Sie jetzt den Finger im Mund ganz bewusst und schauen Sie, ob eine noch leichtere Berührung möglich ist. Nehmen Sie den Druck weg, Ihr Finger bleibt aber liegen. Verschmelzen Sie mit dem Pflugscharbein.

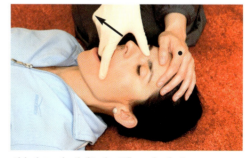

Abhebetechnik für das Pflugscharbein

- Atmen Sie ruhig, konzentrieren Sie sich auf Ihre Hand und auf das Gewebe. Sie bestimmen nun den Zeitpunkt, da Sie mit der Übung beginnen werden.
- Formulieren Sie dazu zuerst Ihre Absicht. Sagen Sie leise oder laut dazu: »Mögen die Schädelnähte des Pflugscharbeins meines Partners (oder nennen Sie den Namen) sich lösen und möge die Bewegung des Pflugscharbeins nach unten stattfinden können.«
- Fangen Sie dann an, einen leichten Zug nach unten und leicht nach vorn entsprechend dem Verlauf des Nasenrückens auszuüben. Dieser Zug ist sehr, sehr gering. Nicht viel mehr als gedacht oder vorgestellt. Sie werden fühlen, dass sich das Pflugscharbein mehr oder minder gut nach unten mitbewegt.
- Im Allgemeinen wird der Knochen bei den ersten Versuchen Ihrem Zug nach unten sicher nicht gerade folgen. Das Pflugscharbein kann, wie alle anderen Knochen auch, geringfügig zur Seite kippen, sich drehen oder gleiten. Lassen Sie diese abweichenden Bewegungen mit beiden Händen zu und konzentrieren Sie sich weiter auf die Bewegung nach unten und auf Ihre Absicht.
- Nach einer gewissen Zeit werden Sie bemerken, dass das Pflugscharbein sich weicher und weiter anfühlt und die Bewegung nach unten leichter und nachgiebiger wird. Bis dahin hat sich der Knochen womöglich angefühlt, als sei er an festen Bändern oder an Gummibändern aufgehängt. Es kann sein, dass Sie kurz vor der Lösung schon eine deutliche Wärme oder ein energetisches Pulsieren an Ihrem Finger im Mund festgestellt haben oder Sie merken jetzt, nach dem Weiter- und Weicherwerden, dass Flüssigkeiten oder Energie besser fließen können. Damit ist die Technik beendet.
- Lassen Sie Ihre Hände noch einen Moment an Ort und Stelle. Genießen sowohl Sie als auch Ihr Partner den entspannenden Effekt. Beide spüren, wie der CranioSacrale Rhythmus sich in den entspannten Bereich hinein ausbreiten kann.
- Lösen Sie den Finger der rechten Hand vom Gaumen und die linke Hand von der Stirn. Jetzt sollten Sie noch einmal zu den Oberkieferknochen und den Gaumenbeinen wechseln, bevor Sie mit der Behandlung der Kiefergelenke fortfahren.

Umgang mit Widerstand:
- Sollte das Gewebe sehr hart bleiben und sollten Sie das Gefühl haben, dass es nur »Stahldrähte« gibt, an denen das Pflugscharbein aufgehängt ist, dann lösen Sie erst einmal den Zug und fangen Sie dann von vorn an, Sie können die Hände liegen lassen.
- Verschmelzen Sie, formulieren Sie Ihre Absicht und fangen Sie ganz langsam und behutsam an, das Pflugscharbein nach unten zu ziehen.
- Falls Sie trotzdem wieder auf die Härte stoßen, lenken Sie bitte Energie in das Pflug-

scharbein hinein oder lassen Sie Energie vom Finger der rechten Hand zur linken Hand strömen.

- Bitten Sie Ihren Partner, in das Pflugscharbein oder in den Gaumen hineinzuatmen. Er soll sich dabei vorstellen, dass die Atembewegung auch in diesem Knochen ankommt und ihn befreien kann.
- Sollte auch das nicht genügen, so bleiben Sie beharrlich und verstärken Sie gedanklich den Zug um 5 Gramm. Warten Sie nun ab und konzentrieren Sie sich weiterhin auf die Formulierung der Absicht. Das Gewebe wird sich lösen, wird weiter und weicher werden. Sie brauchen jetzt nur etwas mehr Geduld.

Nun haben Sie wirklich alle Schädelnähte rund um den harten Gaumen behandelt und sie befreit. Es ist sinnvoll, zum Abschluss die Technik für Oberkieferknochen und Gaumenbeine zu wiederholen, bevor Sie mit dem Unterkiefer fortfahren.

Die Behandlung des Unterkiefers schließt die Behandlungsreihe des Gesichtsschädels ab. Da der Unterkiefer als einziger Schädelknochen über die Kiefergelenke mit dem Hirnschädel verbunden und mit Muskeln bewusst aktiv zu bewegen ist, ist es sinnvoll, ihn erst jetzt zu behandeln. Sie können es sich vielleicht so vorstellen, dass mit der Behandlung der Hirn- und Gesichtsschädelknochen ein »Freiraum« und eine andere »Position« der Oberkieferknochen entstanden ist, die vom beweglichen Unterkiefer jetzt auch eingenommen werden muss, denn der Unterkiefer muss zum Oberkiefer passen.

Lösen der Kiefergelenke – Abheben des Unterkiefers

Technik zum Abheben des Unterkiefers: Anwendung leichter Zugkräfte mit dem Ziel, über das Lösen von Gewebespannungen oder Verhärtungen zu einer freien, gleichmäßigen und harmonischen Gleitbewegung des Unterkiefers zu gelangen. Um die beiden Kiefergelenke – die Verbindungen des Unterkiefers mit den Schläfenbeinen – zu behandeln, müssen Sie den Unterkiefer nach unten abheben, Sie ziehen also fußwärts.

- »Therapeut«: Setzen Sie sich am Kopfende hin und ziehen Sie den Handschuh aus.
- Schließen Sie die Finger beider Hände, ohne dabei Kraft anzuwenden. Legen Sie die Innenfläche aller Finger auf die Wangen Ihres Partners, die kleinen Finger befinden sich direkt unterhalb der

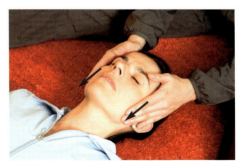

Abhebetechnik für den Unterkiefer

und leicht vor den Ohrläppchen. Die Handinnenflächen dürfen Sie seitlich am Kopf ohne Druck ablegen, Sie dürfen sie jedoch auch vom Kopf weghalten, je nachdem, wie es für Sie am bequemsten ist. Wenn Sie ein inneres Bild von den Kiefergelenken haben, dann aktivieren Sie es jetzt bitte. Es kann Ihnen dabei helfen, auf die Strukturen konzentriert zu bleiben.

- Entspannen Sie jetzt Ihre Finger ganz bewusst und schauen Sie, ob eine noch leichtere Berührung möglich ist. Nehmen Sie den Druck weg, Ihre Hände bleiben aber liegen. Verschmelzen Sie mit dem Unterkiefer.
- Atmen Sie ruhig, konzentrieren Sie sich auf Ihre Hände und auf das Gewebe. Sie bestimmen nun den Zeitpunkt, da Sie mit der Übung beginnen werden.
- Formulieren Sie dazu zuerst Ihre Absicht. Sagen Sie leise oder laut dazu: »Mögen die Kiefergelenke meines Partners (oder nennen Sie den Namen) sich lösen und möge die Bewegung des Unterkiefers nach unten stattfinden können.«
- Fangen Sie dann an, einen leichten Zug nach unten in Richtung Füße auszuüben. Dieser Zug ist sehr, sehr gering. Nicht viel mehr als gedacht oder vorgestellt. Sie werden fühlen, dass der Unterkiefer sich mehr oder minder gut nach unten mitbewegt.
- Im Allgemeinen wird der Knochen bei den ersten Versuchen nicht gerade Ihrem Zug nach unten folgen. Der Unterkiefer kann, wie alle anderen Knochen auch, geringfügig zur Seite kippen, sich drehen oder gleiten. Lassen Sie diese abweichenden Bewegungen mit beiden Händen zu und konzentrieren Sie sich weiter auf die Bewegung nach unten und auf Ihre Absicht.
- Nach einer gewissen Zeit werden Sie bemerken, dass der Unterkiefer sich weicher und weiter anfühlt und die Bewegung nach unten leichter und nachgiebiger wird. Bis dahin hat er sich womöglich angefühlt, als sei er an festen Bändern oder an Gummibändern aufgehängt. Es kann sein, dass Sie kurz vor der Lösung schon eine deutliche Wärme oder ein energetisches Pulsieren an Ihren Fingern festgestellt haben oder Sie merken jetzt, nach dem Weiter- und Weicherwerden, dass Flüssigkeiten oder Energie besser fließen können. Damit ist die Technik beendet.
- Lassen Sie Ihre Finger noch einen Moment an Ort und Stelle. Genießen sowohl Sie als auch Ihr Partner den entspannenden Effekt. Beide spüren, wie der CranioSacrale Rhythmus sich in den entspannten Bereich hinein ausbreiten kann.

Umgang mit Widerstand:
- Sollte das Gewebe sehr hart bleiben und sollten Sie das Gefühl haben, dass es nur »Stahldrähte« gibt, an denen der Unterkiefer aufgehängt ist, dann lösen Sie erst einmal den Zug und fangen Sie dann von vorn an, Sie können Ihre Hände liegen lassen.
- Verschmelzen Sie, formulieren Sie Ihre Absicht und fangen Sie ganz langsam und behutsam an, den Unterkiefer nach unten zu ziehen.

- Falls Sie trotzdem wieder auf die Härte stoßen, lenken Sie bitte Energie in den Unterkiefer hinein oder lassen Sie Energie zwischen den Fingern der rechten und der linken Hand hin- und herströmen.
- Bitten Sie Ihren Partner, in den Unterkiefer hineinzuatmen. Er soll sich dabei vorstellen, dass die Atembewegung auch im Unterkiefer ankommen und ihn befreien kann.
- Sollte auch das nicht genügen, so bleiben Sie beharrlich und verstärken Sie gedanklich den Zug um 5 Gramm. Warten Sie nun ab und konzentrieren Sie sich weiterhin auf die Formulierung der Absicht. Das Gewebe wird sich lösen, wird weiter und weicher werden. Sie brauchen jetzt nur etwas mehr Geduld.

Zusammenfassung der Abhebetechniken am Gesichtsschädel:
- Sie benutzen eine Hand oder beide Hände, um Zugkräfte ausüben zu können
- Sie benutzen meistens eine Hand zur Stabilisierung der Schädelknochen
- Sie verschmelzen mit dem Gewebe, das Sie berühren, hilfreich dabei ist die bildhafte Vorstellung vom Gewebe (als Unterstützung können Abbildungen aus einem Anatomiebuch dienen)
- Formulieren Sie Ihre Absicht
- Üben Sie nun einen leichten Zug am Knochen oder an den Knochen aus
- Folgen Sie mit der Hand oder den Händen der Absichtsbewegung und lassen Sie die wahrnehmbaren Ausweichbewegungen zu
- Warten Sie auf die Entspannung des Gewebes
- Wiederholen Sie unter Umständen die Technik, wenden Sie das Lenken von Energie durch das Gewebe an, lassen Sie in das Gewebe hineinatmen oder bleiben Sie geduldig und beharrlich an einem Widerstand und fügen Sie eventuell 5 Gramm Druck hinzu
- Genießen sowohl Sie als auch Ihr Partner die Entspannung und die Freiheit, die der CranioSacrale Rhythmus gewonnen hat

Das waren alle Übungen, die Sie für die Befreiung oder Lösung des CranioSacralen Systems Ihres Partners durchführen können. Ich hoffe, es hat Ihnen beiden gutgetan und Sie motivieren können. Ich wünsche schöne weitere gemeinsame Übungszeiten.

Behandlungsvorschläge

Es ist zu Beginn sinnvoll, einzelne Übungen durchzuführen, ohne über Kombinationsmöglichkeiten oder Dauer nachzudenken. In dieser Phase machen Sie sich mit den Übungen vertraut und lernen die »Schwierigkeiten« kennen, denn anfangs werden Sie noch damit zu tun haben, sich auf die Ausführung der Übungen zu konzentrieren. Das gibt sich jedoch sicher recht schnell, wenn Sie ab und zu im Buch lesen oder auch mal nur die Übungen mit Ihrem Partner durchsprechen.

Im Allgemeinen sind feste Übungszeiten sowohl für Sie als auch für Ihren Partner hilfreich. Das sollte selbstverständlich nicht zu rigide gehandhabt werden. Trotzdem ist die Regelmäßigkeit der Schlüssel zum Erfolg.

Hier zum Schluss noch einige Möglichkeiten, wie Sie die Übungen kombinieren können. Ich schlage hier eine Einteilung vor, bei der Sie jeweils eine Stunde üben. Das mag sich erst einmal vielleicht sehr lange anhören, im Laufe der Zeit werden Sie jedoch erleben, dass die Zeit sehr erholsam ist, auch für Sie als »*Therapeut*«, denn sie bedeutet nicht nur Üben, sondern auch Nähe und Ruhe. Wenn Sie die Techniken, die ich hier für Sie aufgelistet habe, innerhalb einer Stunde durchführen wollen, werden Sie merken, dass die Zeit knapp wird und Sie deshalb auf die »komplette Befreiung« eines Bereichs verzichten müssen. Das Wichtige ist jedoch, dass das ganze Programm die lösende Kraft auch in sich trägt, nicht nur die einzelnen Übungen. Sobald Sie mit einem guten Gefühl die Übungen einer Gruppe in einer Stunde durchführen können, wechseln Sie bitte zur nächsten Gruppe.

Erste Gruppe
Horchposten, Rhythmustechniken und Lösen der Querstrukturen

- Nehmen Sie Kontakt mit allen Horchposten auf und fühlen Sie nach, wie der CranioSacrale Rhythmus und die Spannung des Gewebes an den Stellen ist.
- Führen Sie an verschiedenen Stellen die Techniken zur Stimulierung des CranioSacralen Rhythmus durch und schließen Sie mit einer Ruhepunkttechnik ab.
- Befreien Sie alle Querstrukturen von ihren momentanen Spannungen.
- Führen Sie eine Ruhepunkttechnik durch.
- Nehmen Sie Kontakt mit allen Horchposten auf und fühlen Sie nach, wie der CranioSacrale Rhythmus und die Spannung des Gewebes an den Stellen ist – was hat sich verändert?

Zweite Gruppe

Horchposten, Rhythmustechniken, Lösen der Querstrukturen und des Kreuzbeins

- Nehmen Sie Kontakt mit allen Horchposten auf und fühlen Sie nach, wie der Cranio-Sacrale Rhythmus und die Spannung des Gewebes an den Stellen ist – wie ist es heute?
- Führen Sie eine Technik zur Stimulierung des CranioSacralen Rhythmus oder eine Ruhepunkttechnik durch.
- Befreien Sie alle Querstrukturen von ihren momentanen Spannungen.
- Lösen Sie das Kreuzbein.
- Führen Sie eine Ruhepunkttechnik durch.
- Nehmen Sie Kontakt mit allen Horchposten auf und fühlen Sie nach, wie der Cranio-Sacrale Rhythmus und die Spannung des Gewebes an den Stellen ist – was hat sich verändert?

Dritte Gruppe

Horchposten, Rhythmustechniken, Lösen der Querstrukturen, des Kreuzbeins und der Rückenmarkshäute

- Nehmen Sie Kontakt mit allen Horchposten auf und fühlen Sie nach, wie der Cranio-Sacrale Rhythmus und die Spannung des Gewebes an den Stellen ist – wie ist es heute?
- Führen Sie eine Technik zur Stimulierung des CranioSacralen Rhythmus oder eine Ruhepunkttechnik durch.
- Befreien Sie alle Querstrukturen von ihren momentanen Spannungen.
- Lösen Sie das Kreuzbein.
- Lösen Sie die Rückenmarkshäute.
- Führen Sie eine Ruhepunkttechnik durch.
- Nehmen Sie Kontakt mit allen Horchposten auf und fühlen Sie nach, wie der Cranio-Sacrale Rhythmus und die Spannung des Gewebes an den Stellen ist – was hat sich verändert?

Vierte Gruppe

Horchposten, Rhythmustechniken, Lösen der Querstrukturen, des Kreuzbeins, der Rückenmarks- und Hirnhäute

- Nehmen Sie Kontakt mit allen Horchposten auf und fühlen Sie nach, wie der Cranio-Sacrale Rhythmus und die Spannung des Gewebes an den Stellen ist – wie ist es heute?

- Führen Sie eine Technik zur Stimulierung des CranioSacralen Rhythmus oder eine Ruhepunkttechnik durch.
- Befreien Sie alle Querstrukturen von ihren momentanen Spannungen.
- Lösen Sie das Kreuzbein.
- Lösen Sie die Rückenmarkshäute.
- Lösen Sie die Hirnhäute.
- Führen Sie eine Ruhepunkttechnik durch.
- Nehmen Sie Kontakt mit allen Horchposten auf und fühlen Sie nach, wie der Cranio-Sacrale Rhythmus und die Spannung des Gewebes an den Stellen ist – was hat sich verändert?

Fünfte Gruppe
Horchposten, Rhythmustechniken, Lösen der Querstrukturen, des Kreuzbeins, der Rücken- und Hirnhäute sowie der Gesichtsschädelknochen

- Nehmen Sie Kontakt mit allen Horchposten auf und fühlen Sie nach, wie der Cranio-Sacrale Rhythmus und die Spannung des Gewebes an den Stellen ist – wie ist es heute?
- Führen Sie eine Technik zur Stimulierung des CranioSacralen Rhythmus oder eine Ruhepunkttechnik durch.
- Befreien Sie alle Querstrukturen von ihren momentanen Spannungen.
- Lösen Sie das Kreuzbein.
- Lösen Sie die Rückenmarkshäute.
- Lösen Sie die Hirnhäute.
- Lösen Sie die Gesichtsschädelknochen.
- Führen Sie eine Ruhepunkttechnik durch.
- Nehmen Sie Kontakt mit allen Horchposten auf und fühlen Sie nach, wie der Cranio-Sacrale Rhythmus und die Spannung des Gewebes an den Stellen ist – was hat sich verändert?

Jetzt haben Sie einen klaren Überblick über die Bereiche, die bei Ihrem Partner noch nicht so gelöst sind. Sie können mit dem Programm der fünften Gruppe fortfahren oder sich bei den nächsten Treffen mehr auf einen noch nicht so gut gelösten Bereich konzentrieren, zum Beispiel durch mehrfaches Ausführen einer Technik. Wenn Sie oder Ihr Partner das Gefühl haben, dass ein einzelner Bereich viel mehr Zeit bräuchte, dann nehmen Sie sich dafür extra Zeit. Das ist durchaus empfehlenswert wie auch, das Programm öfter durchzuführen. Dies sind nur Vorschläge, bitte hören Sie auf Ihre Intuition und innere Stimme. Hat Ihr Arzt, Heilpraktiker oder Therapeut noch andere Ideen?

Übungen für Neugeborene, Säuglinge und Kleinkinder

Um die Übungen in diesem Kapitel sinnvoll durchführen zu können, muss man sich unbedingt vorher mit den Grundlagen und den vorbereitenden Übungen und Informationen vertraut gemacht haben. Es ist empfehlenswert, die Durchführung an einem Partner, wie im vorherigen Kapitel beschrieben, zu kennen, ist jedoch nicht notwendig. Sie finden in diesem Kapitel ähnliche Texte wie in den vorherigen. Falls Sie also schon die Selbst- und Partner-Übungen durchgeführt haben, wird es für Sie einfach sein, den Übungsbeschreibungen in diesem Kapitel zu folgen. Und wenn nicht – kein Problem, denn genau dafür habe ich die Texte ähnlich gestaltet!

Die in diesem Kapitel beschriebenen Übungen können von Erwachsenen an Neugeboren, Säuglingen und Kleinkindern durchgeführt werden. Um den Text zu vereinfachen, werde ich stets von »Ihrem Kind« sprechen, obwohl es nicht unbedingt Ihr eigenes sein muss, sondern auch ein Kind sein kann, das Sie betreuen, wenn die Erziehungsberechtigten den Übungen zugestimmt haben. Ich werde Sie, gleich welche Position Sie einnehmen, als »Eltern« bezeichnen.

Die Fotos in diesem Kapitel stammen teils aus Übungssituationen, teils sind sie mit einer Puppe nachgestellt. Dafür habe ich mich bewusst entschieden, denn mit Puppe konnten wir die Bilder sehr viel einfacher so gestalten, dass der größtmögliche Informationsgehalt für Sie entstehen konnte.

Wichtige Aspekte

Im Nachfolgenden werde ich einige wichtige Aspekte besprechen, die speziell für die Arbeit mit Neugeborenen, Säuglingen und Kleinkindern gelten. Im Kapitel »Vorbereitende Übungen und Informationen« finden Sie auf den Seiten 65ff. die Informationen über Spannung und Spannungslösung, die auch an dieser Stelle wichtig sein könnten – nehmen Sie sich die Zeit, um noch einmal nachzulesen. Am Anfang des Kapitels »Partner-Übungen« finden Sie auf den Seiten 161ff. einiges Wissenswerte zu der sogenannten »Übungsbeziehung«. Vieles davon trifft auch auf die Übungen mit Ihrem Kind zu, vor allem auch, dass die Übungen nicht dazu dienen, Krankheiten zu heilen oder medizinisch notwendige Therapien zu ersetzen. Vielmehr haben sie das Ziel, das Wohlbefinden, die allgemeine Gesundheit oder bereits eingeleitete Therapieverfahren zu unterstützen.

Emotionale Reaktionen

Wir kennen alle die beglückenden Momente, wenn Kinder ihr strahlendes Gesicht oder ihre Fröhlichkeit zeigen. Aber wie geht es uns, wenn Kinder, vor allem die sehr kleinen, weinen? Eines der Probleme im Umgang mit dem weinenden Kind ist, dass wir Erwachsenen das Gefühl dafür verlieren, dass ein Kind Unwohlseinsgefühle kaum anders äußern kann als durch Weinen. Ein weiteres Problem ist, dass wir nicht so sehr darin geübt sind, Unwohlseinsgefühle speziell unserer Kinder in Liebe auszuhalten, da zu bleiben und das Kind in seinem Leid zu begleiten. Das gilt nicht nur für den Umgang mit Neugeborenen, Säuglingen und Kleinkindern, auch bei Jugendlichen und Erwachsenen trifft dies zu, sicher dann, wenn sie nicht direkt ansprechbar sind, zum Beispiel im Falle eines Wachkomas. In all diesen Fällen können die Äußerungen des anderen nicht verbal nachgefragt und somit direkt geklärt werden. Sie sind, wenn Sie Ihr Gegenüber nicht verbal kontaktieren können, auf besondere Art und Weise gefordert, mit eigenen Gefühlen von Hilflosigkeit, Angst oder Schuld umzugehen. Fragen entstehen wie: »Was ist los?« oder »Was muss ich tun?« oder »Habe ich etwas falsch gemacht?« Wir erleben in unserer Praxis nicht selten, dass die eigenen Gefühle der Eltern den Kontakt zum Kind blockieren oder aufheben und die Eltern in Aktivitäten ausbrechen, statt innere Ruhe zu bewahren. Sie vermögen innerlich nicht nachzufühlen, was das Kind bräuchte, und damit kommt es zu einem »emotionalen Kontaktabbruch«. Er ist also die Folge einer immensen inneren Spannung und Unruhe bei den Eltern, weil das Weinen des Kindes bei ihnen die eigenen Gefühle plötzlich aktiviert und diese sie überfluten. Die wichtigsten Merkmale dabei scheinen immer wieder eigene Gefühle von Hilflosigkeit, Überforderung, Angst und Einsamkeit zu sein. Sie wirken lähmend, führen zur Handlungsunfähigkeit und sorgen für ein Empfinden des Ausgeliefertseins. Hieraus entwickeln sich Resignation, Übersprungshandlungen, erhöhte Aktivitäten und manchmal sogar aggressive Gefühle gegenüber den Personen im Umfeld, unter Umständen auch dem Kind gegenüber.

Wenn die innere Ruhe verloren geht, ist also eine gezielte und adäquate Betrachtung der Situation und eine ebenfalls angemessene Handlung häufig nicht mehr möglich. Gehen wir zum Abschnitt über die Spannungen und die Spannungslösung zurück. Sie haben dort gelesen, dass Sicherheit, Geborgenheit, Gehalten-Sein und Vertrauen zu den wesentlichen Gefühlen zählen. Wenn Sie sich kurz darin einfühlen, werden Sie wahrscheinlich deutlich spüren, dass dies mit einer großen inneren Ruhe zusammenhängt. Wie geht es Ihnen, wenn Sie innerlich aufgebracht sind und Ihr Gegenüber ruht in sich, hält Sie behutsam, ist aufmerksam, wachsam und empathisch? oder umgekehrt, Ihr Gegenüber ist verunsichert, ängstlich, genervt oder abweisend? Was Ihnen in so einer Situation guttut, tut auch Ihrem Kind gut. Nicht selten werden Kinder in kürzester Zeit ruhig, wenn unruhige Eltern zu innerer Ruhe gelangen. Sollte das bei Ihnen mal nicht der Fall sein, dann versuchen Sie dahin zu gelangen, denn Ihre innere Ruhe ist die Basis für all Ihre weiteren Handlungen und für die Verarbeitung der anscheinend momentan wichtigen inneren Prozesse Ihres Kindes.

Zur Ruhe finden ohne Ihr Kind

Ihre emotionale Verbindung mit dem Kind bietet Ihnen viele Möglichkeiten, beruhigend auf Ihr Kind einzuwirken. Sie sollten daher wissen, wie Sie diesen Zustand der eigenen inneren Ruhe immer mal wieder erreichen können. Machen Sie nach Möglichkeit in Zeiten, in denen Sie nicht unmittelbar mit der Betreuung Ihres Kindes beschäftigt sind, Übungen für sich, die Ihnen dabei helfen, zu dieser inneren Ruhe zu finden. Mir ist bewusst, dass Sie vielleicht das Gefühl haben, Ihnen fehle dazu die Zeit, doch es lohnt sich, und nicht nur für den Umgang mit Ihrem Kind.

Die vorbereitenden Übungen in diesem Buch sind für das Erreichen der inneren Ruhe eine gute Sache, vor allem die Atemübung auf den Seiten 70ff. Üben Sie sich darin. Auch wenn ich mich hier erneut wiederhole: Es ist von unschätzbarem Wert, wenn Sie in sich die Sicherheit spüren, dass Sie immer wieder zu dieser Ruhe finden können!

Desensibilisieren – zur Ruhe finden mit Ihrem Kind

Es hat sich in der Praxis als hilfreich erwiesen, die folgenden Schritte durchzuführen, damit Sie leichter zur Ruhe kommen können, wenn Ihr Kind sehr unruhig ist, diese Unruhe sich auf Sie überträgt oder bereits übertragen hat und Sie nicht die Möglichkeit haben, ohne Ihr Kind zu sich zu kommen.

1. Klären Sie mit gesundem Menschenverstand, ob die Unruhe Ihres Kindes eine physische Grundlage hat – Hunger oder Durst, Krankheit, Verletzung oder Schmerzen, Wärme oder Kälte, Nässe –, und klären Sie weiter, ob Sie deswegen etwas unternehmen müssen.
2. Wenn Sie nicht handeln müssen, dann haben Sie zumindest zwei Möglichkeiten: Setzen Sie sich bitte hin oder nehmen Sie Ihr Kind, wenn möglich, ins Tragetuch. Reduzieren Sie Ihre Aktivitäten, auch zum Kind hin. Hören Sie auf, es zu bewegen.
   a. Setzen Sie sich so hin, dass Sie gestützt und angelehnt sind. Machen Sie es sich so bequem, dass die äußeren Gegebenheiten Ihnen ein Entspannen ermöglichen. Halten Sie Ihr Kind auf dem Arm, wobei Sie eine Hand an seinen Hinterkopf legen. Bieten Sie eine liebevolle Grenze für mögliche Bewegungen Ihres Kindes, drücken Sie jedoch nicht, sondern halten Sie nur. Damit ist Ihr Kind sicher und kann wahrnehmen, dass Sie da sind. Lenken Sie Ihre Aufmerksamkeit weg von den starken Aktivitäten Ihres Kindes oder Ihrer Umgebung und richten Sie sie auf

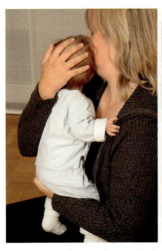
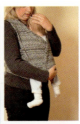
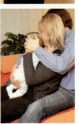

Zur Ruhe finden mit Ihrem Kind

Ihre Atmung. Es ist hilfreich, wenn Sie mit den Atemübungen, die als vorbereitende Übungen beschrieben sind, vertraut sind und sich auf diese Art und Weise entspannen können. Falls das klappt, spüren Sie die Entspannung und die damit verbundene innere Ruhe.

b. Wenn Sie Ihr Kind im Tragetuch haben, können Sie eine Hand auf den Hinterkopf Ihres Kindes legen, damit es liebevoll seine Grenze und Ihre Anwesenheit spüren kann. Mit der anderen Hand können Sie jetzt in Ruhe Ihren Alltagsaktivitäten nachgehen. Erklären Sie Ihrem Kind ruhig, was Sie gerade tun und wofür das nötig ist. Dann richten Sie Ihre Aufmerksamkeit auf sich und auf Ihre Arbeit.

3. Sollte Ihnen das nicht möglich sein, dann überlegen Sie, wer Ihnen dabei helfen kann, zur Ruhe zu kommen. Wer ist in der Lage, Sie so zu beruhigen, dass Sie Ihre innere Ruhe wiedererlangen? Es kommt nicht so sehr auf die Person an als vielmehr auf deren Fähigkeit, Sie zu beruhigen. Auch jemand, der erst einmal dafür sorgen kann, dass Ihr Kind beruhigt wird, kann helfen, denn dann haben Sie die Möglichkeit, sich um sich selbst zu kümmern.

a. Der direkteste Weg wäre, wenn Sie diese Person in Ihrer Nähe hätten und sie Sie mit Ihrem Kind halten könnte. Lehnen Sie sich dabei an und lassen Sie sich und Ihr Kind halten. Finden Sie jetzt zur inneren Ruhe, am einfachsten mit Konzentration auf den Atem.

b. Haben Sie niemanden in Ihrer Nähe, dann überlegen Sie, wer Ihnen sonst dabei helfen könnte, zur inneren Ruhe zurückzukehren. Gestehen Sie sich zu, dafür Hilfe zu brauchen und darum zu bitten – vielleicht ist das das Schwierigste überhaupt am ganzen Geschehen … Rufen Sie an oder fahren Sie mit Ihrem Kind zu der betreffenden Person. Machen Sie sich selbst klar, dass Sie dies brauchen.

Wichtiges zu den Übungen mit Ihrem Kind

Nachfolgend möchte ich die für die praktische Durchführung der Übungen wichtigsten Punkte besprechen:

1. Gehen Sie mit sich in Kontakt und werden Sie innerlich ruhig. Fangen Sie nicht an, bevor diese innere Ruhe nicht spürbar ist. Sollte sich dieser Kontakt abschwächen, dann unterbrechen Sie die jeweilige Übung für einen kleinen Moment und kehren Sie zu sich und Ihrer inneren Ruhe zurück.

2. Erklären Sie Ihrem Kind, was Sie machen. Informieren Sie es über jeden Schritt, den Sie tun, in ruhigem, empathischem Ton – passend zu Ihrer inneren Ruhe.

3. »Vertraue und verschmelze« – Ergänzungen: Vertrauen Sie sich, Ihren Händen, Ihrem Kind und dem Prozess, der sich bei jeder Übung entwickelt. Ihr Kind kann nicht beurteilen, ob Sie mit Ihren Händen ganz präzise an der absolut richtigen Stelle das exakt Richtige machen, es kann aber sehr wohl spüren, ob Sie es mit Aufmerksamkeit, Achtung, Geduld und Vertrauen machen. In der Praxis haben sich diese Aspekte als besonders wichtig erwiesen.

4. Sagen Sie Ihrem Kind, was Sie wahrnehmen. Bezeugen Sie ihm, was Sie fühlen, sehen, hören und riechen, wiederum in einem ruhigen, empathischen Ton. Wichtig ist hier, dass Sie jede Wertung oder Beurteilung aus Ihrer Mitteilung herausnehmen. Teilen Sie schlicht und einfach mit, was Sie bemerken. Sagen Sie zum Beispiel: »Dein Brustkorb wird gerade ganz weich.« »Du weinst gerade, ich bin bei dir!« »Deine Energie zieht mich gerade zu deinem Köpfchen.« Berücksichtigen Sie, dass Ihr Kind sich mit dem ganzen Körper ausdrückt und im Ausdruck nicht so »gehemmt« ist wie viele Erwachsene. Denken Sie daran: Eine emotionale Entladung Ihres Kindes kann selbstverständlich physische Gründe haben, die ein unmittelbares Handeln erfordert. Wenn das nicht der Fall ist, braucht das Kind viel mehr Ihre ruhige und sichere Anwesenheit als vermehrte Aktionen und unterhalten zu werden!

5. Gehen Sie sehr in Kontakt, geben Sie sehr wenig Druck, halten Sie die Übungszeit kurz, üben Sie aber dafür mehrmals am Tag.

Nun bleibt mir nichts anderes mehr, als Ihnen viel Spaß und eine gute gemeinsame Übungszeit zu wünschen!

Ertasten und Beurteilen des CranioSacralen Rhythmus und der Spannung

Es hat sich in der Praxis bewährt, am Anfang und Ende der Übungen zur Verbesserung der Funktion des CranioSacralen Systems eine Beurteilung des CranioSacralen Rhythmus und der Spannung am gesamten Körper durchzuführen. Das hat den Vorteil, dass Sie sich durch das Einfühlen auf Ihr Kind einstellen und die Veränderungen, die durch die Übungen stattgefunden haben, wahrnehmen können. Das ist wichtig, denn nicht jedes Kind ist gleich und bei einem Kind ist nicht jeder Moment gleich.

Kriterien des CranioSacralen Rhythmus

Ertasten und beurteilen Sie den CranioSacralen Rhythmus hinsichtlich folgender Kriterien:

- Können Sie den CranioSacralen Rhythmus fühlen – ist er vorhanden?
- Wie schnell ist der Rhythmus – was ist die Frequenz?
- Wie groß ist für Sie der Bewegungsausschlag – was ist die Amplitude?
- Wie kräftig ist der Rhythmus – wie hoch ist die innere Energie?
- Gibt es Unterschiede zwischen links und rechts – wie ist die Symmetrie?

Versuchen Sie die Fragen so gut wie möglich zu beantworten. Seien Sie nicht streng mit sich, wenn Sie dabei Schwierigkeiten haben. Ich kann Ihnen sagen, dass es mit der Zeit zu einem Kinderspiel wird. Wenn die Übungszeit gut war, werden Sie merken, dass die Amplitude, die innere Energie und die Symmetrie sich verbessert haben.

Kriterien der Spannung

Ertasten Sie das Gewebe auf folgende Kriterien hin:

- Können Sie mit dem Gewebe verschmelzen?
- Verschmilzt Ihr Kind an der Berührungsstelle mit Ihren Händen?
- Gibt es eine anziehende oder abstoßende Kraft, die auf Ihre Hände wirkt?

Versuchen Sie auch diese Fragen so gut wie möglich zu beantworten und haben Sie Geduld mit sich, wenn Sie dabei Schwierigkeiten haben. Gönnen Sie sich die Zeit, um das Gefühl zu entwickeln – es ist noch kein Meister vom Himmel gefallen. Eine erfolgreiche Übungszeit zeichnet sich dadurch aus, dass die Fähigkeit zum Verschmelzen zunimmt und die auf Sie wirkende Energie neutral wird.

Die Horchposten

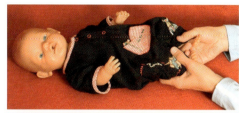

Es gibt sogenannte Horchposten, an denen Sie den CranioSacralen Rhythmus und die Spannung beurteilen können. Dafür liegt Ihr Kind auf Ihrem Schoß, auf dem Boden, auf einer Couch, auf dem Bett oder im Autositz, die Füßchen zeigen jeweils zu Ihnen.

Ertasten und beurteilen Sie an den nun folgenden Stellen.

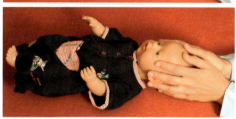

Zwei Beipiele für die »Horchposten«

- Füßchen: Nehmen Sie die Fersen in Ihre Hände
- Unterschenkel: Gleiten Sie mit beiden Händen nach oben bis zu den Unterschenkeln
- Oberschenkel: Gleiten Sie mit den Händen weiter nach oben bis zur Mitte der Oberschenkel
- Beckenschaufel: Legen Sie Ihre Hände auf die vorderen Darmbeinstachel der Beckenschaufeln
- untere Rippenbogen: Legen Sie die Hände seitlich vorn an den unteren Rippenbogen
- Unterarme: Legen Sie Ihre Hände auf die Unterarme Ihres Kindes
- Oberarme: Legen Sie Ihre Hände auf die Oberarme Ihres Kindes

Drehen Sie Ihr Kind mit dem Köpfchen zu sich.

- Schultern: Legen Sie Ihre Hände vorn auf die Schultern Ihres Kindes
- Köpfchen von der Seite: Legen Sie Ihre Hände seitlich ans Köpfchen Ihres Kindes
- Köpfchen von vorn und hinten: Legen Sie eine Hand an den Hinterkopf Ihres Kindes und Ihre andere Hand auf seine Stirn

Versuchen Sie sich ein inneres Bild vom CranioSacralen Rhythmus und von der Spannung am gesamten Körper Ihres Kindes zu machen. Im Laufe der Zeit werden Sie feststellen, dass dies einfacher und bald fast wie automatisch geht und Sie beim nächsten Mal die Unterschiede und damit die Veränderungen wahrnehmen können.

Die pragmatische Reihenfolge

Sie finden in diesem Kapitel drei große Übungsbereiche: erstens das Stimulieren des CranioSacralen Rhythmus, zweitens die Ruhepunkttechniken und drittens die Verbesserung der Flexibilität und Mobilität des Bindegewebes. Die ersten beiden Bereiche arbeiten direkt mit dem CranioSacralen Rhythmus. Es empfiehlt sich, diese Übungen vor denen zur Mobilitätsverbesserung durchzuführen. Sie haben dabei die Möglichkeit, sich auf den Rhythmus Ihres Kindes einzustellen. Dr. Upledger hat es sich zur Gewohnheit gemacht, keine Neugeborenen, Säuglinge und Kleinkinder zu behandeln, wenn der Rhythmus nicht fühlbar ist. Ich möchte auch Sie dazu ermutigen, diese Einschränkung zu beachten. Auch wenn Sie früher den Rhythmus bei Ihrem Kind gefühlt haben, aber gerade zum Zeitpunkt, da Sie üben wollen, nicht, dann üben Sie bitte nicht mit Ihrem Kind außer, Ihre Intuition sagt, was es zu tun gibt.

So gehen Sie vor:

- Wenn sowohl Ihr Kind als auch Sie sehr unruhig sind, dann machen Sie die oben beschriebene Desensibilisierungsübung.
- Wenn Ihr Kind sehr unruhig ist, Sie aber ruhig sind, dann nehmen Sie es auf den Arm oder legen beim liegenden Kind eine Hand ans Köpfchen und die andere Hand sehr leicht auf den Brustkorb. Schicken Sie dann Energie von der einen Hand zur anderen oder lassen Sie sie zwischen den Händen hin und her fließen.
- Wenn Ihr Kind etwas unruhig ist, Sie jedoch an einigen Horchposten den CranioSacralen Rhythmus und die Spannung beurteilen können und sich der Rhythmus nur an wenigen Körperstellen wahrnehmen lässt, dann stimulieren Sie den CranioSacralen Rhythmus an all diesen Stellen für jeweils ein oder zwei Minuten. Sie können auch an ein oder zwei Stellen eine Ruhepunkttechnik durchführen.
- Ist Ihr Kind eher ruhig, dann können Sie an allen Horchposten den CranioSacralen Rhythmus und die Spannung ermitteln, um danach über die Techniken zur Stimulierung des CranioSacralen Rhythmus oder eine Ruhepunkttechnik hinaus spezielle Techniken für das Gewebe Ihres Kindes durchzuführen. Sollte Ihr Kind dabei unruhig werden, dann wechseln Sie unter Umständen wieder zu einem der oberen drei Punkte.

Stimulieren des CranioSacralen Rhythmus

Bevor Sie mit den Übungen zur Stimulierung des CranioSacralen Rhythmus anfangen, hier noch einige allgemeine Informationen: Diese Übungen sind dafür da, um das CranioSacrale System Ihres Kindes in seiner Funktion zu unterstützen. Am leichtesten ist das, wenn Sie dabei den Bewegungen seines Systems direkt folgen und sie mit Körperbewegungen betonen. Falls Sie mit dem CranioSacralen Rhythmus nicht mehr so vertraut sind, lesen Sie bitte noch einmal die Seiten 25ff. im Grundlagen-Kapitel oder die Seiten 75ff. im Kapitel über die vorbereitenden Übungen.

Fangen Sie mit den Bewegungen der Füßchen oder der Händchen an, zum Schluss können Sie auch noch die Bewegungen des Rückens oder des Köpfchens unterstützen. Das Ziel ist, dass Ihr Kind sich wohlfühlt und sein CranioSacrales System in seiner Arbeit unterstützt wird.

Stimulieren über die Füßchen

- Ihr Kind liegt bequem mit dem Rücken auf Ihren Beinen, auf dem Bett oder auf einer Couch, seine Füßchen zeigen zu Ihnen.
- Nehmen Sie beide Füßchen in Ihre Hände und schmiegen Sie Ihre Handinnenflächen daran an. Das ist wichtig, da Sie auf diese Weise am einfachsten mit dem CranioSacralen Rhythmus in Kontakt kommen können.
- Entspannen Sie sich, lassen Sie Ihre Hände weich und locker werden und verschmelzen Sie mit dem Gewebe.
- Fühlen Sie sich in den CranioSacralen Rhythmus ein, wie Sie das bereits bei den vorbereitenden Übungen gelernt haben: bei der Entleerung in Innenrotation – wobei die Füßchen nach innen drehen und sich die großen Zehchen annähern – und bei der nachfolgenden Füllung wieder in Außenrotation – die Füßchen drehen wieder nach außen, die großen Zehchen entfernen sich voneinander. Wenn es für Sie am einfachsten ist, zuerst mit dem Atem- oder dem Herzrhythmus in Kontakt zu gehen und danach erst mit dem CranioSacralen Rhythmus, dann wählen Sie diese Reihenfolge.
- Nehmen Sie sich jetzt die Zeit, sich auf den Rhythmus einzustellen. Folgen Sie ihm innerlich einige Zyklen lang. Wie ist er in diesem Moment? Wie groß ist der

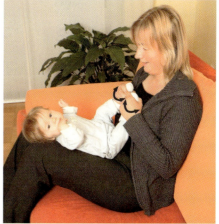

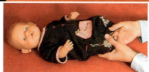

Stimulieren des CranioSacralen Rhythmus über die Füßchen

Bewegungsausschlag, wie kräftig ist der Rhythmus? Ist er links und rechts gleich oder vergleichbar?

- Stellen Sie sich jetzt vor, der kleinen Bewegung mit den Händen zu folgen, ähnlich wie Sie mit den Augen dem Pendel einer Wanduhr folgen können. Fangen Sie schon mal an, in Gedanken die Bewegungen des Systems über die Füßchen zu stimulieren.
- Sobald Sie sich eingestimmt haben, bewegen Sie die Füßchen Ihres Kindes mit. Die Bewegung kann sowohl klein als auch groß sein, je nachdem, wie es passt. Das Bewegungsausmaß hat keinen Einfluss auf den Erfolg!
- Führen Sie die Bewegung einige Minuten lang durch. Wichtig ist, dass Sie und Ihr Kind sich dabei wohlfühlen.
- Hören Sie mit dem Mitbewegen der Füßchen auf und beobachten Sie die nicht von Ihnen unterstützte rhythmische Bewegung nach außen und innen noch einige Zyklen lang. Hat der CranioSacrale Rhythmus der Füßchen sich verändert? Nun sind Sie mit der Technik fertig.

Stimulieren über die Händchen

- Ihr Kind liegt bequem mit dem Rücken auf Ihren Beinen, auf dem Bett oder auf einer Couch, seine Füßchen zeigen zu Ihnen.
- Nehmen Sie Kontakt mit den Händchen Ihres Kindes auf, wobei Ihre Daumen in seinen Handinnenflächen liegen. Schmiegen Sie Ihre Hände und Daumen an die Händchen an.

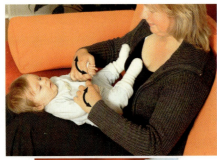

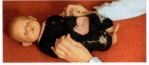

Stimulieren des CranioSacralen Rhythmus über die Händchen

- Entspannen Sie sich, lassen Sie Ihre Hände weich und locker werden und verschmelzen Sie mit dem Gewebe.
- Fühlen Sie sich in den CranioSacralen Rhythmus ein: bei der Entleerung in Innenrotation – wobei sich die Händchen mit den Handinnenflächen zum Fußboden hin drehen – und bei der nachfolgenden Füllung in Außenrotation – die Handinnenflächen bewegen sich zur Decke hin. Wenn es für Sie am einfachsten ist, zuerst mit dem Atem- oder dem Herzrhythmus in Kontakt zu gehen und danach erst mit dem CranioSacralen Rhythmus, dann wählen Sie diese Reihenfolge.

- Nehmen Sie sich jetzt die Zeit, sich auf den Rhythmus einzustellen. Folgen Sie ihm innerlich einige Zyklen lang. Wie ist er in diesem Moment? Wie groß ist der Bewegungsausschlag, wie kräftig ist der Rhythmus? Ist er links und rechts gleich oder vergleichbar?
- Stellen Sie sich jetzt vor, der kleinen Bewegung mit den Händen zu folgen, ähnlich wie Sie mit den Augen dem Pendel einer Wanduhr folgen können. Fangen Sie schon mal an, in Gedanken die Bewegungen des Systems über die Händchen zu stimulieren.
- Sobald Sie sich eingestimmt haben, bewegen Sie die Händchen mit kleinen oder größeren Bewegungen mit der Innen- und Außenrotation mit.
- Führen Sie die Bewegung einige Minuten lang durch. Wichtig ist, dass Sie und Ihr Kind sich dabei wohlfühlen.
- Hören Sie mit dem Mitbewegen der Händchen auf und beobachten Sie die nicht von Ihnen unterstützte rhythmische Bewegung nach außen und innen noch einige Zyklen lang. Hat der CranioSacrale Rhythmus der Händchen sich verändert? Nun sind Sie mit der Technik fertig.

Stimulieren über die Rückenmarkshäute

- Ihr Kind liegt bequem quer auf dem Rücken auf Ihren Beinen, auf dem Bett oder auf einer Couch. Sie können Ihr Kind auch auf dem Arm haben.
- Nehmen Sie Kontakt mit Hinterhaupt und Becken Ihres Kindes auf. Schmiegen Sie Ihre Hände an das Gewebe an.
- Entspannen Sie sich, lassen Sie Ihre Hände weich und locker werden und verschmelzen Sie mit dem Gewebe.
- Fühlen Sie sich in den CranioSacralen Rhythmus ein: Füllung sorgt für eine Bewegung beider Bereiche nach unten, zu den Füßen hin, Entleerung für eine Bewegung beider Bereiche nach oben, zum Scheitel zu. Wenn es für Sie am einfachsten ist, zuerst mit dem Atem- oder dem Herzrhythmus in Kontakt zu gehen und danach erst mit dem CranioSacralen Rhythmus, dann wählen Sie diese Reihenfolge.

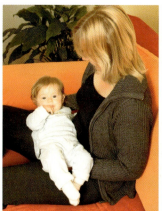
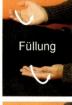
Füllung

Entleerung

Stimulieren des CranioSacralen Rhythmus über die Rückenmarkshäute

- Nehmen Sie sich jetzt die Zeit, sich auf den Rhythmus einzustellen. Folgen Sie ihm innerlich einige Zyklen lang. Wie ist er in diesem Moment? Wie groß ist der Bewegungsausschlag, wie kräftig ist der Rhythmus? Ist der Rhythmus von Hinterhaupt und Becken gleich oder vergleichbar?
- Stellen Sie sich jetzt vor, der kleinen Bewegung mit den Händen zu folgen, ähnlich wie Sie mit den Augen dem Pendel einer Wanduhr folgen können. Fangen Sie schon mal an, in Gedanken die Bewegungen des Systems über die Rückenmarkshäute zu stimulieren.
- Sobald Sie sich eingestimmt haben, bewegen Sie Hinterhaupt und Becken mit kleinen oder größeren Bewegungen nach unten und oben.
- Führen Sie die Bewegung einige Minuten lang durch. Wichtig ist, dass Sie und Ihr Kind sich dabei wohlfühlen.
- Hören Sie mit dem Mitbewegen auf und beobachten Sie die nicht von Ihnen unterstützte rhythmische Bewegung nach außen und innen noch einige Zyklen lang. Hat der CranioSacrale Rhythmus sich verändert? Nun sind Sie mit der Technik fertig.

Stimulieren über den Schädel – die »Schädelpumpe«

Diese Technik wird von Dr. Upledger als besonders wichtig für alle Beschwerden im Kopf-Nacken-Bereich und für alle Störungen, die mit einer Leistungsstörung des Gehirns zusammenhängen, erachtet.

- Ihr Kind liegt bequem auf dem Rücken auf Ihren Beinen, auf dem Bett oder auf einer Couch, sein Köpfchen zeigt zu Ihnen.

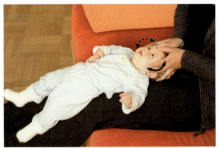

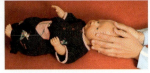

Durchführung der Schädelpumpe

- Nehmen Sie Kontakt mit den seitlichen Teilen des Köpfchens Ihres Kindes auf. Schmiegen Sie Ihre Handinnenflächen und Finger an das Köpfchen an und verschmelzen Sie mit dem Gewebe.
- Entspannen Sie sich, lassen Sie Ihre Hände weich und locker werden.
- Fühlen Sie sich in den CranioSacralen Rhythmus ein: bei der Entleerung in »Schrumpfung« – wobei das Köpfchen kleiner zu werden scheint – und bei der nachfolgenden Füllung in »Schwellung« – das Köpfchen scheint aufgeblasen zu werden. Wenn es für Sie am einfachsten

ist, zuerst mit dem Atem- oder dem Herzrhythmus in Kontakt zu gehen und danach erst mit dem CranioSacralen Rhythmus, dann wählen Sie diese Reihenfolge.

- Nehmen Sie sich jetzt die Zeit, sich auf den Rhythmus einzustellen. Folgen Sie ihm innerlich einige Zyklen lang. Wie ist er in diesem Moment? Wie groß ist der Bewegungsausschlag, wie kräftig ist der Rhythmus? Ist er links und rechts gleich oder vergleichbar?
- Stellen Sie sich jetzt vor, der kleinen Bewegung mit den Händen zu folgen, ähnlich wie Sie mit den Augen dem Pendel einer Wanduhr folgen können. Fangen Sie schon mal an, in Gedanken die Bewegungen des Systems zu stimulieren.
- Sobald Sie sich eingestimmt haben, bewegen Sie die seitlichen Teile des Köpfchens mit kleinen oder größeren Bewegungen mit der Füllung nach außen und der Entleerung nach innen. Die Füllungsbewegung nach außen können Sie durch die Vorstellung unterstützen, Ihre Hände seien mit den Schädelknochen fest verschmolzen oder würden über Saugnäpfe verfügen.
- Führen Sie die Bewegung einige Minuten lang durch. Wichtig ist, dass Sie und Ihr Kind sich dabei wohlfühlen.
- Hören Sie mit dem Mitbewegen mit der Schädelbewegung auf und beobachten Sie die nicht von Ihnen unterstützte rhythmische Bewegung noch einige Zyklen lang. Hat der CranioSacrale Rhythmus des Köpfchens sich verändert? Nun sind Sie mit der Technik fertig.

Zusammenfassung der Technik zur Stimulierung des CranioSacralen Rhythmus:
- Fühlen Sie sich in die CranioSacrale Bewegung Ihres Kindes hinein
- Stimulieren Sie in Gedanken die Bewegung
- Fangen Sie an, der Bewegung aktiv zu folgen und sie zu vergrößern
- Die Bewegung kann groß oder klein sein
- Führen Sie die Übung einige Minuten lang durch
- Hören Sie mit der Mitbewegung auf, beobachten Sie noch einige Zyklen lang und beurteilen Sie die Veränderung

Ruhepunkttechniken

Ruhepunkttechniken dienen dazu, den CranioSacralen Rhythmus langsam, aber stetig zum Stillstand und damit zu einem Ruhepunkt zu bringen. Hierdurch bekommt das CranioSacrale System die Möglichkeit, eine »Auszeit« zu nehmen. Sie können sich das so vorstellen, dass ein Ruhepunkt für das CranioSacrale System so gut ist wie für Sie ein erholsamer Mittagsschlaf. Das System erholt und regeneriert sich, bekommt frische Energien für die folgende Zeit und kann damit seine Arbeit einfacher und leichter ausführen. Wenn Sie jetzt denken: »Das hört sich ja genauso an wie bei den Übungen zur Stimulierung des CranioSacralen Rhythmus«, dann stimmt das irgendwie. Lassen Sie mich erneut zu einem Bild greifen: So wie der Ruhepunkt wie ein erholsamer Mittagsschlaf für das System ist, so ist die Stimulierung des CranioSacralen Rhythmus mit einem Spaziergang an der frischen Luft, im Wald oder am Strand vergleichbar. Sie merken, beides tut gut, beides ist erholsam.

Für Dr. Upledger ist die Ruhepunkttechnik sehr wichtig. Er benutzt sie gern am Anfang und am Ende einer Behandlung, weil sie sehr ausgleichend auf das Nerven- und Hormonsystem wirkt. Nervöse Menschen werden dabei ruhiger, in eher schlaffen Phasen wirkt sie vitalisierend. Er beschreibt ebenfalls die Anwendung bei Stress, Autismus und Fieber, um nur einige Spezialbereiche zu nennen.

Es gibt in der Übung für Ihr Kind nur eine Möglichkeit, zu einem Ruhepunkt zu gelangen. Sie müssen dafür den CranioSacralen Rhythmus fühlen können, denn der Ruhepunkt kann nur mithilfe des bewussten Ertastens und Bremsens des CranioSacralen Rhythmus erreicht werden.

Die Technik kann prinzipiell an jeder Körperstelle angewandt werden. Es ist jedoch nicht empfehlenswert, Ruhepunkttechniken am Schädel des Neugeborenen, des Säuglings oder Kleinkindes durchzuführen. Verwenden Sie am Köpfchen Techniken zur Stimulierung des CranioSacralen Rhythmus oder zur Behandlung der Hirnhäute. Sie finden nachfolgend die Stellen, die auch von Therapeuten am häufigsten benutzt werden, um Ruhepunkte zu setzen, und die ihre Effektivität für das gesamte System gezeigt haben. Ruhepunkttechniken werden von Therapeuten auch an lokalen Stellen eingesetzt, um Symptome wie zum Beispiel Schmerzen zu lindern oder Bewegungseinschränkungen zu reduzieren.

Ruhepunkt über die Füßchen

Diese Technik wird meist am Anfang der Übungszeit zur Beruhigung und allgemeinen Entspannung durchgeführt.
- Ihr Kind liegt bequem auf dem Rücken auf Ihren Beinen, auf dem Bett oder auf einer Couch, seine Füßchen zeigen zu Ihnen.
- Nehmen Sie die Füßchen Ihres Kindes in Ihre beiden Händen und schmiegen Sie sie

an. Das ist wichtig, da Sie auf diese Weise am einfachsten mit dem Cranio-Sacralen Rhythmus in Kontakt kommen können.

- Entspannen Sie sich, lassen Sie Ihre Hände weich und entspannt werden und verschmelzen Sie mit dem Gewebe. Fühlen Sie sich in den CranioSacralen Rhythmus ein. Wenn es für Sie am einfachsten ist, zuerst mit dem Atem- oder dem Herzrhythmus in Kontakt zu gehen und danach erst mit dem CranioSacralen Rhythmus, dann wählen Sie diese Reihenfolge.

- Der Rhythmus lässt die Füßchen nach innen und nach außen rotieren. Bei Füllung bewegen sie sich nach außen, die Zehchen entfernen sich voneinander, bei Entleerung bewegen sie sich nach innen, die Zehchen nähern sich an. Sobald Sie den Rhythmus spüren, folgen Sie ihm innerlich einige Zyklen lang. Wie ist er in diesem Moment? Wie groß ist der Bewegungsausschlag, wie kräftig ist der Rhythmus? Ist er links und rechts gleich oder vergleichbar? Stellen Sie sich jetzt vor, der kleinen Bewegung mit den Händen zu folgen, ähnlich wie Sie mit den Augen dem Pendel einer Wanduhr folgen können.

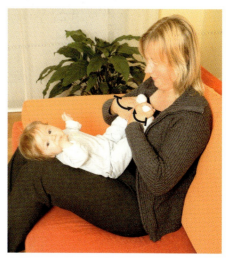
Ruhepunkttechnik über die Füßchen

- Nun können Sie mit der Technik anfangen. Wenn der CranioSacrale Rhythmus in Entleerung geht, bewegen sich die Füßchen nach innen, zur Körpermitte zu. Folgen Sie dieser Bewegung mit Ihren Händen, bis die Bewegung sich umdreht und die Füßchen sich wieder nach außen drehen würden.

- Jetzt folgen Sie der Bewegung nach außen nicht. Stellen Sie sich vor, für diese Bewegung wie eine Wand zu sein. Der Rhythmus wird leicht gegen Ihre Hand drücken.

- Bleiben Sie beharrlich, denn nach einigen Sekunden wird die Bewegung sich wieder umdrehen und nach innen gehen. Wenn Sie dies bemerken, folgen Sie ihr – der Entleerung – erneut nach innen.

- Jetzt geht das Ganze von vorn los. Sie folgen der Entleerungsbewegung nach innen, bis sie sich umdrehen würde, verharren dort, bilden eine Wand und warten, um dann der Bewegung nach innen weiter zu folgen. Damit geht der CranioSacrale Rhythmus immer weiter in die Entleerung hinein.

- Wiederholen Sie diesen Vorgang, bis Sie merken, dass die Bewegung nach außen nicht mehr passiert. Alle Bewegungen hören auf.

- Glückwunsch, Sie haben den Ruhepunkt erreicht. Jetzt brauchen Sie nur noch zu warten, bis der Rhythmus wieder anfängt. Halten Sie die Position Ihrer Hände, denn während dieser Ruhepunktphase regeneriert sich das CranioSacrale System.
- Wenn Sie die Füllungsbewegung des CranioSacralen Rhythmus wieder spüren, geben Sie nach. Beobachten Sie die Bewegung nach außen und innen noch einige Zyklen lang. Hat der Rhythmus sich verändert? Nun sind Sie mit der Technik fertig.

Ruhepunkt über das Kreuzbein

Diese Technik wird am unteren Ende des CranioSacralen Systems ausgeführt. Sie können sich vielleicht vorstellen, dass ein Ruhepunkt am Kreuzbein nicht nur für das gesamte Becken angenehm und ausgleichend ist, sondern dass die Wirkung sich über das gesamte CranioSacrale System Ihres Kindes ausbreiten kann.

- Ihr Kind liegt bequem auf dem Rücken auf Ihren Beinen, auf dem Bett oder auf einer Couch, seine Füßchen zeigen zu Ihnen. Sie können es aber auch quer legen.
- Legen Sie eine Hand unter das Becken, die Finger zeigen zum Köpfchen. *Schmiegen Sie Ihre Hand an das Kreuzbein an.* Das ist wichtig, da Sie auf diese Weise am einfachsten mit dem CranioSacralen Rhythmus in Kontakt kommen können.
- Entspannen Sie sich, lassen Sie Ihre Hand weich und entspannt werden und verschmelzen Sie mit dem Gewebe. Fühlen Sie sich in den CranioSacralen Rhythmus ein. Wenn es für Sie am einfachsten ist, zuerst mit dem Atem- oder dem Herzrhythmus in Kontakt zu gehen und danach erst mit dem CranioSacralen Rhythmus, dann wählen Sie diese Reihenfolge.
- Der Rhythmus lässt das Kreuzbein nach vorn und nach hinten kippen. Bei Füllung kippt das Kreuzbein nach hinten und Ihr Handballen bewegt sich zur Decke zu, bei Entleerung kippt das Kreuzbein nach vorn und Ihre Fingerspitzen bewegen sich zur Decke hin. Sobald Sie den Rhythmus spüren, folgen Sie ihm innerlich einige Zyklen lang. Wie ist der Rhythmus in diesem Moment? Wie groß ist der Bewegungsausschlag, wie kräftig ist der Rhythmus? Ist er links und rechts

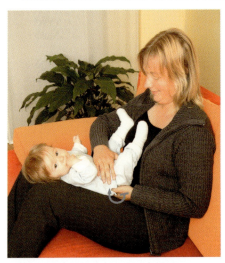

Ruhepunkttechnik über das Kreuzbein

gleich oder vergleichbar? Stellen Sie sich jetzt vor, der kleinen Bewegung mit den Händen zu folgen, ähnlich wie Sie mit den Augen dem Pendel einer Wanduhr folgen können.

- Nun können Sie mit der Technik anfangen. Wenn der CranioSacrale Rhythmus in Entleerung geht, kippt das Kreuzbein nach vorn und Ihre Fingerspitzen bewegen sich zur Decke hin. Sie folgen nun dieser Bewegung mit Ihrer Hand, bis sie sich umdreht und das Kreuzbein wieder nach hinten kippen würde – Ihr Handballen würde sich dabei zur Decke hin bewegen.
- An dieser Stelle folgen Sie der Bewegung des Kreuzbeins nicht mehr. Stellen Sie sich vor, für die Füllungsbewegung wie eine Wand zu sein. Der Rhythmus wird leicht gegen Ihre Finger drücken.
- Bleiben Sie beständig, denn nach einigen Sekunden wird die Kippbewegung sich wieder umdrehen und das Kreuzbein sich nach vorn bewegen – Ihre Finger bewegen sich dabei in Richtung Decke. Wenn Sie dies merken, folgen Sie erneut dieser Entleerungsbewegung.
- Jetzt geht das Ganze von vorn los. Sie folgen der Entleerungsbewegung nach vorn, bis die Bewegung sich umdrehen würde, verharren dort, bilden eine Wand und warten erneut, um dann der Bewegung nach vorn weiter zu folgen. Damit geht der CranioSacrale Rhythmus immer weiter in die Entleerung hinein.
- Wiederholen Sie diesen Vorgang, bis Sie merken, dass die Bewegung nach hinten (Daumenballen zur Decke) nicht mehr passiert. Alle Bewegungen hören auf – der Ruhepunkt ist erreicht.
- Warten Sie, bis der Rhythmus wieder anfängt. Bleiben Sie mit Ihrer Hand in der Position, in der der Ruhepunkt erreicht war.
- Wenn Sie die Füllungsbewegung des CranioSacralen Rhythmus wieder spüren, geben Sie ihm nach. Beobachten Sie die Kippbewegung nach hinten und vorn noch einige Zyklen lang. Hat der Rhythmus sich verändert? Nun sind Sie mit der Technik fertig.

Ruhepunkt über die Rückenmarkshäute

- Ihr Kind liegt bequem quer auf dem Rücken auf Ihren Beinen, auf dem Bett oder auf einer Couch. Sie können Ihr Kind aber auch auf dem Arm haben.
- Nehmen Sie Kontakt mit Hinterhaupt und Becken Ihres Kindes auf. Schmiegen Sie Ihre Hände an das jeweilige Gewebe an.
- Entspannen Sie sich, lassen Sie Ihre Hände weich und locker werden und verschmelzen Sie mit dem Gewebe. Fühlen Sie sich in den CranioSacralen Rhythmus ein: Wenn es für Sie am einfachsten ist, zuerst mit dem Atem- oder dem Herzrhyth-

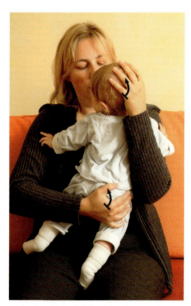

Ruhepunkttechnik über die Rückenmarkshäute

mus in Kontakt zu gehen und danach erst mit dem CranioSacralen Rhythmus, dann wählen Sie diese Reihenfolge.

- Der Rhythmus lässt die Rückenmarkshäute nach unten und nach oben gleiten. Bei Füllung entsteht eine Bewegung von Hinterkopf und Kreuzbein nach unten, zum Fußboden hin, bei Entleerung eine Bewegung nach oben, zur Decke hin. Sobald Sie den CranioSacralen Rhythmus spüren, folgen Sie ihm innerlich einige Zyklen lang. Wie ist er in diesem Moment? Wie groß ist der Bewegungsausschlag, wie kräftig ist der Rhythmus? Ist er von Hinterhaupt und Becken gleich oder vergleichbar? Stellen Sie sich jetzt vor, der kleinen Bewegung mit den Händen zu folgen, ähnlich wie Sie mit den Augen dem Pendel einer Wanduhr folgen können.

- Nun können Sie mit der Technik anfangen. Wenn der CranioSacrale Rhythmus in Entleerung geht, bewegen sich beide Bereiche nach oben hin. Sie folgen nun dieser Bewegung mit Ihren Händen, bis sie sich umdreht und beide Bereiche sich wieder nach unten bewegen würden.

- An dieser Stelle folgen Sie der Bewegung der beiden Bereiche nicht mehr. Stellen Sie sich vor, für die Füllungsbewegung wie eine Wand zu sein. Der Rhythmus wird leicht gegen die Finger Ihrer beiden Hände drücken.

- Bleiben Sie beharrlich, denn nach einigen Sekunden wird die Bewegung sich wieder umdrehen und beide Bereiche bewegen sich nach oben. Wenn Sie dies bemerken, folgen Sie erneut dieser Entleerungsbewegung.

- Jetzt geht das Ganze von vorn los. Sie folgen der Entleerungsbewegung nach oben, bis die Bewegung sich umdrehen würde, verharren dort, bilden eine Wand und warten erneut, um dann der Bewegung nach oben weiter zu folgen. Damit geht der CranioSacrale Rhythmus immer weiter in die Entleerung hinein.

- Wiederholen Sie diesen Vorgang, bis Sie merken, dass die Bewegung nach unten nicht mehr passiert. Alle Bewegungen hören auf – der Ruhepunkt ist erreicht.

- Warten Sie, bis der Rhythmus wieder anfängt. Bleiben Sie mit Ihren Händen in der Position, in der der Ruhepunkt erreicht war.

- Wenn Sie die Füllungsbewegung des CranioSacralen Rhythmus wieder spüren, geben Sie nach. Beobachten Sie die Bewegung der beiden Bereichen nach unten und nach oben noch einige Zyklen lang. Hat der Rhythmus sich verändert? Nun sind Sie mit der Technik fertig.

Zusammenfassung der Technik zur Auslösung eines Ruhepunktes:
- Legen Sie eine oder beide Hände am Körper Ihres Kindes an
- Entspannen Sie sich und verschmelzen Sie mit dem Gewebe
- Fühlen Sie sich in den CranioSacralen Rhythmus ein
- Folgen Sie dem Rhythmus einige Zyklen lang
- Folgen Sie dem Rhythmus in die Entleerungsbewegung hinein
- Behindern Sie die Füllungsbewegung dadurch, dass Sie eine »Wand« bilden
- Folgen Sie erneut der Entleerungsbewegung
- Behindern Sie erneut die Füllungsbewegung und folgen Sie dann der Entleerungsbewegung
- Wiederholen Sie den Vorgang, bis keine Füllungsbewegung mehr stattfindet
- Warten Sie, bis Sie die Füllungsbewegung wieder wahrnehmen, und geben Sie dann nach
- Beobachten Sie die CranioSacrale Bewegung einige Zyklen lang

Verbessern der Beweglichkeit und Flexibilität des Bindegewebes

Sie haben mit den bisherigen Übungen schon viel geschafft, denn das CranioSacrale System Ihres Kindes wurde von Ihnen direkt stimuliert. Damit haben Sie erreicht, dass die »Pumpe« des Systems einerseits kräftig angekurbelt und andererseits in eine entspanntere Ausgangslage gebracht wurde. Damit das System auf diesem Stand bleiben kann, ist es hilfreich, das umgebende Bindegewebe zu lösen. Sie können sich vielleicht vorstellen, dass die Pumpaktivität des Systems durch Spannungen in den Strukturen eingeschränkt werden kann, die als »Hülle« das System umgeben. Im Grundlagen-Kapitel haben Sie bereits einiges über das Bindegewebe und die Möglichkeit seiner Behandlung erfahren. Sie werden in diesem Kapitel Übungen lernen, die dazu dienen,
- eine Zunahme der Flexibilität der Hirn- und Rückenmarkshäute zu erreichen,
- eine Verbesserung der Beweglichkeit der Hinterhauptbasis und des Kreuzbeins zu erlangen,
- eine Zunahme der Flexibilität der drei unteren bindegewebigen Querstrukturen zu erreichen.

Die Techniken, die Sie zur Behandlung der bindegewebigen Strukturen anwenden, sind prinzipiell immer gleich – Sie setzen gleichmäßige Dehnungen mittels Druck- und Zugkräften ein. Die zu benutzende Technik wird jeweils bei der Übung beschrieben.

Es hat sich herausgestellt, dass es bei der Behandlung aller bindegewebigen Strukturen, die mit den Händen durchgeführt werden, hilft, von den jeweiligen Geweben oder Strukturen eine innere Vorstellung zu haben. Im Grundlagen-Kapitel habe ich die Strukturen und Gewebe für Sie beschrieben. Falls das nicht ausreichen sollte, könnten Sie sich ein einfaches Anatomiebuch besorgen oder sich eines von Ihrem Arzt, Heilpraktiker oder Therapeuten ausleihen.

Möglichkeit der Erfolgskontrolle mithilfe des CranioSacralen Rhythmus

Wenn Sie die Möglichkeit gefunden haben, den CranioSacralen Rhythmus zu spüren, können Sie jederzeit für sich selbst schauen, was die Übungen hinsichtlich der Freiheit des Rhythmus bewirkt haben. Wie Sie wissen, schränkt die Spannung der Strukturen, die sich um das CranioSacrale System herum befinden oder die ihm anhaften, die Möglichkeit des CranioSacralen Rhythmus ein, sich frei auszubreiten. Je freier und entspannter diese beschränkenden Strukturen werden, desto leichter hat es der Rhythmus, die Zellen des Gehirns und Rückenmarks und alle Körperzellen zu erreichen und damit die Zellernährung zu vereinfachen! Sie verfügen also über eine hervorragende Möglichkeit, den Erfolg Ihrer Übungen zu »messen«, wenn Sie nach einer Übung beurteilen, um wie viel die Freiheit für den Rhythmus in den behandelten Körperbereichen oder im CranioSacralen System zugenommen hat. Sie haben das bereits bei den sogenannten »Horchposten« kennengelernt.

Die Behandlungsreihenfolge für das Bindegewebe

Folgende Reihenfolge der Übungen zur Verbesserung der Beweglichkeit und Flexibilität des Bindegewebes Ihres Kindes hat sich in der täglichen Praxis bewährt:
1. Behandlung der Knochen des Hirnschädels und der Hirnhäute
2. Behandlung der Hinterhauptbasis
3. Behandlung der Rückenmarkshäute
4. Behandlung der Gelenke des Kreuzbeins
5. Behandlung der drei unteren bindegewebigen Querstrukturen

Die Schritte bauen aufeinander auf. Anders als bei Erwachsenen, Jugendlichen und Kindern, die bereits vollständig geformte Schädelnähte haben, liegen die Knochenplatten bei Neugeborenen und Säuglingen ohne Knochenzacken aneinander, bei Kleinkindern sind die ersten vorhanden. Da die gesamte Oberfläche der Schädelnähte im Vergleich zum Erwachsenen nur sehr gering ist, besteht hier die Möglichkeit, direkt an den Hirnhäuten zu arbeiten, ohne die Schädelnähte groß zu berücksichtigen. Die Hirnhäute stehen immer wieder unter einer hohen Spannung, was öfter durch eine längere belastende Kindslage in der Gebärmutter oder durch die Geburt bedingt ist. Das gilt ebenfalls für die Spannungen in den restlichen Teilen des CranioSacralen Systems,

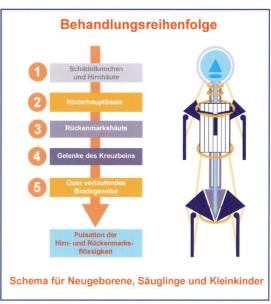

Behandlungsreihenfolge der »Kind-Übungen«

Hinterhauptbasis, Rückenmarkshäute und Kreuzbein. Nach Behandlung der Hirnhäute haben Sie die Möglichkeit, die Hinterhauptbasis zu befreien und danach die Rückenmarkshäute. Sie schließen die Behandlungen der Strukturen des CranioSacralen Systems mit der Behandlung des Kreuzbeins ab. Zum Abschluss können Sie dann noch die 3 unteren (von den insgesamt 5) Querstrukturen, Beckenboden, Zwerchfell und Schulter-Nacken-Hals-Strukturen, von ihren Spannungen befreien. Sie merken, dass die Reihenfolge im Vergleich zu Erwachsenen, Jugendlichen und Kindern weitestgehend umgekehrt ist.

Die Wichtigkeit eines Ruhepunktes

An dieser Stelle möchte ich noch einmal erwähnen, dass es wichtig sein kann, eine Ruhepunkttechnik am Anfang und am Ende der Übungszeit durchzuführen. Das Bindegewebe hat es gern, wenn es mit einer Ruhepunkttechnik gut vorbereitet und am Ende der Übungen damit wieder in seiner Gesamtheit ausgeglichen wird. Es hat sich bewährt, zu Beginn des Übens einen Ruhepunkt an den Füßchen oder am Kreuzbein durchzuführen und am Ende an den Rückenmarkshäuten oder am Kreuzbein.

Harte Widerstände – Ergänzungen

Sie werden unter Umständen feststellen, dass Sie an manchen Punkten nur sehr zäh vorankommen. So kann es sein, dass eine Querstruktur sich kaum lösen lässt, das Kreuz-

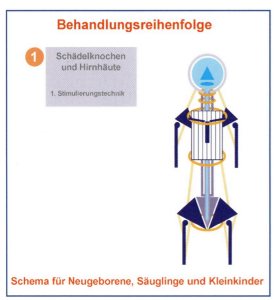

Behandlungsreihenfolge

1 Schädelknochen und Hirnhäute

1. Stimulierungstechnik

Schema für Neugeborene, Säuglinge und Kleinkinder

Kind-Übung für die Schädelknochen und Hirnhäute

bein fest bleibt oder die Rücken- oder Hirnhäute sich, auch nach längerer Zeit, wie unverformbar anfühlen. Dann ist es wirklich sinnvoll, entweder

- einen »Schritt nach vorn« zu tun: Bleiben Sie nicht an der Härte hängen, sondern machen Sie mit der nächsten Struktur weiter; oder
- einen »Schritt zurück« zu tun: Gehen Sie zurück zu einem vorherigen Behandlungspunkt – wenn zum Beispiel die Rückenmarkshäute sehr fest bleiben, dann behandeln Sie bitte noch einmal die Hinterhauptbasis oder die Hirnhäute.

Dehnungen der Hirnhäute

Sie können beim Kind am Kern des Geschehens anfangen – den Hirnhäuten. Sie wurden bereits auf den Seiten 27ff. und 43ff. ausführlich besprochen. Mit ihrer Behandlung entlasten Sie die gesamten Hirnschädelstrukturen. Dazu gehören:

- die Knochen des Hirnschädels an sich
- die Schädelnähte, die die Verbindungen zwischen den einzelnen Knochen darstellen
- die Knochenhäute, die an der Innenseite des Schädels zur harten Hirnhaut gehören
- alle Muskeln, die am Hirnschädel anhaften
- und natürlich sämtliche Hirnhäute

Durch die Entlastung dieser Strukturen entsteht im Hirnschädel mehr »Bewegungsspielraum« für das Gehirn und die Hirnnerven an sich. Das Nachgeben der Spannungen oder Verhärtungen in den Schädelnähten und den Hirnhäuten sorgt außerdem für eine Entlastung der vielen Löcher im Schädel, die als Durchtritt für Nerven und Blutgefäße fungieren. Diese bekommen somit auch mehr »Raum«. Wie Sie bereits wissen, bedeutet eine Raumvergrößerung eine Möglichkeit für den CranioSacralen Rhythmus, sich besser auszubreiten, was unmittelbar zu einer Verbesserung des rhythmischen »Melkens« aller Zellen beiträgt. Diese fühlen sich dann viel wohler, weil ihre Ernährung und Reinigung optimiert wird. Die Techniken, die Sie zur Behandlung der Knochen des Hirnschädels und der Hirnhäute Ihres Kindes anwenden, sind sogenannte Stimulierungstechniken.

Die Techniken sind der »Schädelpumpe« sehr ähnlich und sie werden von Dr. Upledger bei Neugeborenen, Säuglingen und Kindern als besonders wichtig für alle Beschwerden im Kopf-Nacken-Bereich und für alle Störungen, die mit einer Leistungsstörung des Gehirns zusammenhängen, erachtet.

Stimulierungstechnik für eingeschränkte Bereiche

- Ihr Kind liegt bequem auf dem Rücken auf Ihren Beinen, auf dem Bett oder auf einer Couch, sein Köpfchen zeigt zu Ihnen.
- Nehmen Sie Kontakt mit den seitlichen Teilen des Köpfchens Ihres Kindes auf oder legen Sie eine Hand an den Hinterkopf und die andere vorn auf die Stirn. Schmiegen Sie Ihre Handinnenflächen und Finger an das Köpfchen an und verschmelzen Sie mit dem Gewebe.
- Entspannen Sie sich, lassen Sie Ihre Hände weich und locker werden.
- Fühlen Sie sich in den CranioSacralen Rhythmus ein: bei der Entleerung in »Schrumpfung« – wobei das Köpfchen kleiner zu werden scheint – und bei der nachfolgenden Füllung in »Schwellung« – das Köpfchen scheint aufgeblasen zu werden. Wenn es für Sie am einfachsten ist, zuerst mit dem Atem- oder dem Herzrhythmus in Kontakt zu gehen und danach erst mit dem CranioSacralen Rhythmus, dann wählen Sie diese Reihenfolge.
- Sobald Sie den CranioSacralen Rhythmus fühlen, nehmen Sie sich die Zeit, sich auf den Rhythmus einzustellen. Folgen Sie ihm innerlich einige Zyklen lang. Wie ist er in diesem Moment? Wie groß ist der Bewegungsausschlag, wie kräftig ist der Rhythmus? Ist er links und rechts gleich oder vergleichbar?
- Wo befindet sich der größte und wo der kleinste Bewegungsausschlag nach außen? Diese Frage ist wichtig, denn die Antwort führt Sie gleich zu dem Bereich, in dem Sie die Übung jetzt durchführen werden. Die Stellen des Schädels, die Sie in diesem Moment berühren und deren Bewegung geringer ist als bei anderen Schädelbereichen, werden von Ihnen stimuliert. Wenn Sie ein inneres Bild von den Schädelknochen und den Hirnhäuten haben, dann aktivieren Sie es jetzt bitte. Es kann Ihnen dabei helfen, auf die Strukturen konzentriert zu bleiben.

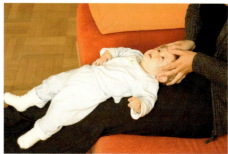

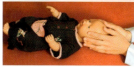

Stimulierungstechnik für eingeschränkte Bereiche der Hirnhäute

- Atmen Sie ruhig, konzentrieren Sie sich auf Ihre Hände und auf das Gewebe. Sie bestimmen nun den Zeitpunkt, da Sie mit der Übung beginnen werden.
- Formulieren Sie dazu zuerst Ihre Absicht. Sagen Sie leise oder laut dazu: »Mögen die Schädelstrukturen meines Kindes (oder nennen Sie den Namen) sich entspannen und mögen die Schädelbewegungen sich vergrößern.«
- Stellen Sie sich jetzt vor, der kleineren Bewegung mit den Fingern zu folgen, ähnlich wie Sie mit den Augen dem Pendel einer Wanduhr folgen können. Fangen Sie schon mal an, in Gedanken die Bewegungen des eingeschränkten Bereichs zu stimulieren.
- Sobald Sie sich eingestimmt haben, bewegen Sie die eingeschränkten Teile des Köpfchens mit kleinen oder größeren Bewegungen mit der Füllung nach außen. Dies können Sie durch die Vorstellung unterstützen, Ihre Hände seien mit den Schädelknochen fest verschmolzen oder würden über Saugnäpfe verfügen.
- Führen Sie die Bewegung einige Minuten lang durch. Wichtig ist, dass Sie und Ihr Kind sich dabei wohlfühlen.
- Sie werden sehr wahrscheinlich feststellen, dass es bei der Stimulierung kleine spürbare abweichende Bewegungen gibt, Drehungen, ein Kippen oder Gleitbewegungen. Lassen Sie sie mit beiden Händen und allen Fingern zu. Konzentrieren Sie sich weiter auf die Stimulierung der eingeschränkten Bewegung und auf Ihre Absicht.
- Nach einer gewissen Zeit wird das Gewebe des eingeschränkten Bereichs weicher und weiter und die Bewegung etwas größer. Möglicherweise haben Sie vorher deutliche Wärme oder ein Pulsieren unter Ihren Händen gespürt oder Sie verspüren nach dem Weiter- und Weicherwerden, dass Flüssigkeiten und Energie freier fließen. Jetzt ist diese Technik beendet.
- Hören Sie dann mit dem Mitbewegen mit der Schädelbewegung auf und beobachten Sie die nicht von Ihnen unterstützte rhythmische Bewegung noch einige Zyklen lang. Wie hat der CranioSacrale Rhythmus des Köpfchens sich verändert? Nun sind Sie mit der Technik fertig.

Umgang mit Widerstand:
- Sollte das Gewebe sehr hart bleiben und sollten Sie das Gefühl haben, dass es nur »Stahldrähte« gibt, an denen der eingeschränkte Bereich aufgehängt ist, dann lösen Sie erst einmal den Griff und fangen Sie dann von vorn an, Sie können Ihre Hände liegen lassen.
- Verschmelzen Sie, benennen Sie Ihre Absicht und fangen Sie ganz langsam und behutsam an, die eingeschränkte Bewegung zu stimulieren.
- Falls Sie trotzdem wieder auf die Härte stoßen, lenken Sie bitte Energie in den eingeschränkten Bereich hinein oder lassen Sie Energie zwischen den Fingern der beiden Hände hin- und herströmen.

- Sollte auch das nicht genügen, so bleiben Sie beharrlich und verstärken Sie gedanklich den Zug um 5 Gramm. Warten Sie nun ab und konzentrieren Sie sich weiterhin auf die Formulierung der Absicht. Das Gewebe wird sich lösen, wird weiter und weicher werden und die Bewegungen größer. Sie brauchen jetzt nur etwas mehr Geduld.

Sie haben jetzt die Hirnhäute Ihres Kindes für heute so gut wie möglich entspannt. Wenn Sie das Gefühl haben, es wäre gut, die Technik noch ein zweites Mal durchzuführen, dann ist jetzt dafür der richtige Zeitpunkt. Achten Sie im zweiten Durchgang mal darauf, wie verändert die Spannung und die Beweglichkeit durch den ersten Durchgang bereits sind. Außerdem haben Sie den Hirnschädel so weit befreit, dass Sie die Hinterhauptbasis behandeln können.

Die Hinterhauptbasis

Sie ist eine quer verlaufende bindegewebige Struktur und hat auch die Anhaftungen des oberen Endes der Rückenmarkshäute im großen Loch des Hinterhauptbeins. Zu Beginn der Entwicklung der Behandlungsmethode zählte die Hinterhauptbasis noch nicht zu den Querstrukturen, sondern hatte eine Sonderposition, die bei der Behandlung von Neugeborenen, Säuglingen und Kleinkindern zum Tragen kommt, denn Sie behandeln die Hinterhauptbasis sofort nach den Hirnhäuten und nicht zusammen mit den anderen Querstrukturen, die erst am Ende der Behandlungsreihe drankommen. Dr. Upledger beschreibt, wie dieser Bereich durch Einwirkung großer Kräfte bei der Geburt blockiert sein und damit zu vielen Symptomen, zum Beispiel motorischen Störungen oder Hyperaktivität, führen kann. Lösung dieses Bereichs sorgt für die Lösung von vier Bereichen:

- der Muskeln, die zwischen Hinterkopf und Halswirbelsäule verlaufen
- der oberen Kopfgelenke

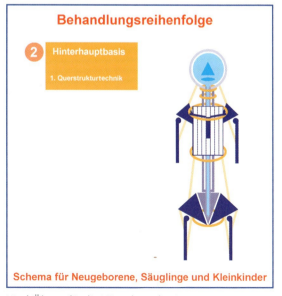

Kind-Übung für die Hinterhauptbasis

- des Hinterhauptknochens mit seinen Löchern
- des festen bindegewebigen Rings der Rückenmarkshäute im großen Loch des Hinterhauptknochens

Sie verwenden zur Lösung der Hinterhauptbasis die gleiche Querstrukturtechnik, wie Sie sie bei den Partner-Übungen benutzen. Sie lösen den ersten Halswirbel vorsichtig nach vorn, in Richtung der Augenhöhlen und dabei haben alle weiteren Strukturen die Chance, von ihren Spannungen befreit zu werden.

Querstrukturtechnik

Technik zur Behandlung der Hinterhauptbasis: Anwendung leichter Druckkräfte von hinten nach vorn mit dem Ziel, über das Lösen von Gewebespannungen oder Verhärtungen zu einer gleichmäßigen Verformbarkeit der Hinterhauptbasis mit den daran haftenden Strukturen zu gelangen.

- Ihr Kind liegt bequem auf dem Rücken auf Ihren Beinen, auf dem Bett oder auf einer Couch, sein Köpfchen zeigt zu Ihnen.
- Legen Sie Ihre Hände offen unter den Hinterkopf Ihres Kindes, Hände und Finger locker gebeugt, als würden Sie eine Kugel tragen; das Köpfchen liegt in Ihren Handinnenflächen. Beugen Sie nun Ihre Finger leicht an. Dabei erreichen die Fingerspitzen beider Hände den Bereich des Kopf-Nacken-Übergangs. Sie haben die richtige Stelle gefunden, wenn die Fingerspitzen im Muskelgewebe liegen, die Fingerbeeren Kontakt mit dem Hinterkopf haben und die Fingerspitzen in Richtung Augenhöhlen zeigen. Die Daumen dürfen drucklos am Schädel ruhen. Die Strukturen der Hinterhauptbasis befinden sich nun in Ihren Händen und auf Ihren Fingerspitzen. Wenn Sie ein inneres Bild von den Geweben haben, dann aktivieren Sie es jetzt bitte. Es kann Ihnen dabei helfen, auf die Strukturen der Hinterhauptbasis konzentriert zu bleiben.

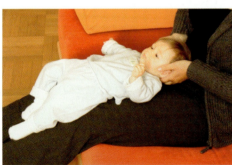
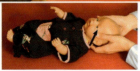

Behandlung der Hinterhauptbasis

- Entspannen Sie Ihre Hände. Verschmelzen Sie mit dem Gewebe. Ihre Hände und Finger werden langsam einsinken und Sie bekommen das Gefühl, dass Ihre Hände und Finger und das Gewebe Ihres Kindes eins werden.

- Atmen Sie ruhig, konzentrieren Sie sich auf Ihre Hände und auf das Gewebe. Sie bestimmen nun den Zeitpunkt, da Sie mit der Übung beginnen werden.
- Formulieren Sie dazu zuerst Ihre Absicht. Sagen Sie leise oder laut dazu: »Mögen die Strukturen der Hinterhauptbasis meines Kindes (oder nennen Sie den Namen) sich entspannen und mögen meine Hände und Fingerspitzen tief einsacken.« Mit den Fingerspitzen üben Sie jetzt einen leichten Druck in Richtung der Augenhöhlen aus. Erinnern Sie sich, es ist nur ein ganz geringer Druck. Sie werden das Gefühl bekommen, dass Ihre Fingerspitzen tiefer in die Gewebe einsacken und sich in Richtung der Augenhöhlen bewegen können.
- Sie werden sehr wahrscheinlich feststellen, dass diese Bewegung des Einsackens nicht geradlinig ist. Wenn Sie kleine Abweichungen wie Drehungen, ein Kippen oder Gleitbewegungen fühlen, dann lassen Sie sie mit beiden Händen und allen Fingern zu. Konzentrieren Sie sich weiter auf die zu den Augenhöhlen hin gerichtete Bewegung und auf Ihre Absicht.
- Nach einiger Zeit stellen Sie fest, dass die Strukturen der Hinterhauptbasis sich lösen. Sie werden spürbar weicher und weiter. Möglicherweise haben Sie vorher deutliche Wärme oder ein Pulsieren unter Ihren Händen gespürt oder Sie merken nach dem Weiter- und Weicherwerden, dass Flüssigkeiten und Energie freier fließen. Jetzt ist diese Technik beendet.
- Lösen Sie den Druck und lassen Sie Ihre Hände liegen. Genießen Sie die Freiheit, die der CranioSacrale Rhythmus jetzt gewonnen hat. Bleiben Sie noch einen Moment so, dann lösen Sie die Hände vom Köpfchen Ihres Kindes

Umgang mit Widerstand:
- Sollten Sie auf einen »Widerstand« stoßen, halten Sie bitte an. Versuchen Sie nicht, den Widerstand beiseitezudrücken. Das gelingt im Allgemeinen nicht.
- Lösen Sie erst einmal den Druck und fangen Sie dann von vorn an, Sie können Hände und Fingerspitzen jedoch liegen lassen.
- Verschmelzen Sie erneut, formulieren Sie Ihre Absicht und fangen Sie ganz langsam und behutsam an, mit allen Fingerspitzen einen leichten Druck in Richtung der Augenhöhlen auszuüben.
- Falls Sie trotzdem wieder auf die Härte stoßen, lenken Sie Energie in die Strukturen der Hinterhauptbasis hinein oder lassen Sie Energie zwischen den Fingerspitzen beider Hände fließen oder von den Fingerspitzen zu den Handinnenflächen strömen.
- Sollte auch das nicht genügen, so bleiben Sie beharrlich und fügen Sie gedanklich 5 Gramm Druck hinzu. Warten Sie nun ab und konzentrieren Sie sich weiter auf die Formulierung der Absicht. Das Gewebe wird sich lösen, wird weiter und weicher werden. Sie brauchen jetzt nur etwas mehr Geduld.

Dies ist übrigens eine hervorragende Technik, um auf sehr behutsame Art und Weise die oberen Kopfgelenke von Spannungen und Blockaden zu befreien, was insbesondere für Babys sehr wichtig sein kann.

Mit der Befreiung des Hirnschädels und der Hinterhauptbasis können Sie nun zu den Rückenmarkshäuten wechseln und dort mit der Lösung der Strukturen des CranioSacralen Systems fortfahren.

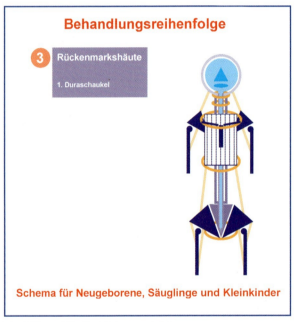

Behandlungsreihenfolge

3 Rückenmarkshäute

1. Duraschaukel

Schema für Neugeborene, Säuglinge und Kleinkinder

Kind-Übung für die Rückenmarkshäute

Dehnungen der Rückenmarkshäute

Sie erreichen eine Dehnung der Rückenmarkshäute am einfachsten dadurch, dass Sie mit dem Hinterhaupt- und Kreuzbein Bewegungen durchführen und dadurch die Rückenmarkshäute im Wirbelkanal verschieben. Sie wenden dafür, wie bereits bei den Partner-Übungen, die sogenannte Duraschaukel an, eine Technik, bei der Sie, die Rückenmarkshäute hin und her schaukeln werden.

Die Duraschaukel

Technik: Anwendung leichter Zugkräfte nach oben und unten in Richtung Köpfchen und Füßchen mit dem Ziel, über das Lösen von Gewebespannungen oder Verhärtungen zu einer freien, gleichmäßigen und harmonischen Gleitbewegung der Rückenmarkshäute im Wirbelkanal zu gelangen.

- Ihr Kind liegt bequem quer auf dem Rücken auf Ihren Beinen, auf dem Bett oder auf einer Couch, seine Füßchen zeigen nach links oder rechts, sein Köpfchen zur anderen Seite.
- Nehmen Sie Kontakt mit Hinterhauptknochen und Kreuzbein Ihres Kindes auf. Schmiegen Sie Ihre Hände an das Gewebe an. Wenn Sie ein inneres Bild von den Rückenmarkshäuten haben, dann aktivieren Sie es jetzt bitte. Es kann Ihnen dabei helfen, auf die Strukturen konzentriert zu bleiben.

- Entspannen Sie Ihre Hände. Verschmelzen Sie mit dem Gewebe. Ihre Hände werden langsam einsinken und Sie bekommen das Gefühl, dass sie und das Gewebe Ihres Kindes eins werden.
- Atmen Sie ruhig, konzentrieren Sie sich auf Ihre Hände und auf das Gewebe. Sie bestimmen nun den Zeitpunkt, da Sie mit der Übung beginnen werden.
- Formulieren Sie dazu zuerst Ihre Absicht. Sagen Sie leise oder laut dazu: »Mögen die Rückenmarkshäute meines Kindes (oder nennen Sie den Namen) sich lösen und sich frei auf- und abwärtsbewegen können.«
- Mit Ihrer unteren Hand üben Sie jetzt einen leichten Zug auf das Kreuzbein in Richtung Füßchen aus. Führen Sie gleichzeitig eine kleine Kippbewegung mit der gesamten Hand aus,

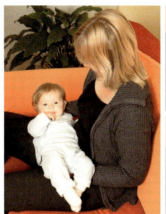
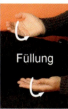
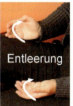
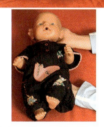

Behandlung der Rückenmarkshäute

wobei der Daumen sich bauchwärts bewegt. Die obere Hand bewegen Sie ebenfalls fußwärts. Diese Hand kippt dabei mit der Seite des kleinen Fingers halswärts. Erinnern Sie sich, die Bewegungen sind nur sehr gering. Wenn die Bewegung zäh oder hart wird, wechseln Sie die Richtung.
- Mit Ihrer oberen Hand üben Sie jetzt einen leichten Zug auf das Hinterhauptbein nach oben hin aus. Führen Sie gleichzeitig eine kleine Kippbewegung mit der gesamten Hand aus, wobei der Daumen sich gesichtswärts bewegt. Die untere Hand bewegen Sie ebenfalls kopfwärts. Diese Hand kippt dabei mit der Seite des kleinen Fingers bauchwärts. Erinnern Sie sich, die Bewegungen sind nur sehr gering. Wenn die Bewegung zäh oder hart wird, wechseln Sie erneut die Richtung.
- Sie werden durch die Wiederholungen das Gefühl bekommen, dass die Rückenmarkshäute sich lösen und Hinterkopf und Kreuzbein sich frei in Richtung Füßchen und Köpfchen bewegen können.
- Sie werden sehr wahrscheinlich feststellen, dass die Bewegungen nach oben und unten nicht ganz geradlinig verlaufen. Wenn Sie kleine abweichende Kipp-, Dreh- oder Gleitbewegungen wahrnehmen, dann lassen Sie sie bitte mit Ihren beiden

Händen zu. Konzentrieren Sie sich jedoch stets auf die jeweilige Bewegung nach oben oder unten und auf Ihre Absicht.

- Nach einer gewissen Zeit werden Sie bemerken, dass die Bewegungen leichter und nachgiebiger werden. Bis dahin haben das Kreuz- und das Hinterhauptbein und die Rückenmarkshäute sich womöglich angefühlt, als seien feste Bänder oder Gummibänder vorhanden. Es kann sein, dass Sie kurz vor der Lösung schon eine deutliche Wärme oder ein energetisches Pulsieren an Ihren Händen festgestellt haben, oder Sie merken jetzt, nach dem Weiter- und Weicherwerden, dass Flüssigkeiten oder Energie besser fließen können. Damit ist die Technik beendet.
- Lösen Sie den Zug und lassen Sie Ihre Hände liegen. Genießen Sie die Freiheit, die der CranioSacrale Rhythmus jetzt gewonnen hat. Bleiben Sie noch einen Moment so, bevor Sie Ihre Hände entfernen.

Sie können diese Technik auf verschiedene Arten durchführen:

1. Nehmen Sie den CranioSacralen Rhythmus als Vorgabe für die Dehnung der Rückenmarkshäute mittels rhythmischer Bewegung von Hinterhauptknochen und Kreuzbein: Bei Füllung gehen Sie mit nach unten, bei Entleerung mit nach oben. Geben Sie jeweils am Ende der Bewegung mit beiden Händen einen kleinen Überdruck. Verfahren Sie weiter so, bis Sie merken, dass die Bewegungen leichter und die Bewegungsausmaße größer geworden sind.
2. Nehmen Sie die Spannung der Gewebe als Vorgabe für die Dehnung der Rückenmarkshäute mittels rhythmischer Bewegung von Hinterhauptknochen und Kreuzbein: Starten Sie entweder nach unten oder nach oben und nehmen Sie die Rückenmarkshäute über beide Knochen mit, bis eine zähe oder feste Spannung erreicht ist. Wechseln Sie dann die Bewegungsrichtung und wiederholen Sie die Prozedur, bis die Zähigkeit oder Festigkeit in beiden Richtungen nachgegeben hat.
3. Nehmen Sie die Spannung der Gewebe als Vorgabe für die einmalige Dehnung der Rückenmarkshäute: Bewegen Sie sie einige Male in Füllungs- und Entleerungsrichtung und beurteilen Sie die Spannung am Ende der beiden Bewegungen. Bewegen Sie die Rückenmarkshäute über Hinterhauptknochen und Kreuzbein in die Richtung, die am zähesten oder festesten ist. Gehen Sie bis zur Spannungsgrenze und erhöhen Sie den Zug um 5 Gramm. Warten Sie ab, bis die Lösung erfolgt, und führen Sie das Gleiche in die andere Richtung durch. Prüfen Sie danach erneut und wiederholen Sie das Ganze eventuell.

Umgang mit Widerstand:

- Sollten Sie auf einen wiederholten »Widerstand« stoßen, halten Sie bitte an. Versuchen Sie nicht, ihn beiseitezuschieben. Das gelingt im Allgemeinen nicht.

- Lösen Sie erst einmal den Zug und fangen Sie dann von vorn an, Sie können die Hände jedoch liegen lassen. Verschmelzen Sie erneut, formulieren Sie Ihre Absicht und fangen Sie ganz langsam und behutsam an, die Hände nach oben und unten zu bewegen.
- Falls Sie trotzdem wieder auf die Härte stoßen, lenken Sie bitte Energie in die Rückenmarkshäute hinein oder lassen Sie Energie zwischen Ihren Händen hin und her strömen.
- Sollte auch das nicht genügen, so bleiben Sie beharrlich und fügen Sie gedanklich jeweils 5 Gramm Zug in die eingeschränkte Richtung hinzu. Warten Sie dort ab und konzentrieren Sie sich weiterhin auf die Formulierung der Absicht. Das Gewebe wird sich nach mehreren Wiederholungen lösen, wird weiter und weicher werden. Sie können auch mit dem Hin- und Herbewegen aufhören und am Ende der eingeschränkten Bewegung verharren, bis die Rückenmarkshäute nachgeben. Wie auch immer Sie mit der Härte umgehen möchten, Sie brauchen jetzt etwas mehr Geduld.

Nach diesen Lösungstechniken haben Sie die Hirnhäute, das Hinterhauptbein und die Rückenmarkshäute entspannt. Damit sind Sie bestens vorbereitet, um das Kreuzbein zu behandeln.

Die Behandlung der gelenkigen Kreuzbeinverbindungen

Die Kreuzbein-Steißbein-Einheit ist das untere knöcherne Ende des CranioSacralen Systems. Anhaftungen der Rückenmarkshäute befinden sich am 2. Kreuzbeinwirbel und an der Oberseite des Steißbeins. Sie haben bereits über die Behandlung der Rückenmarkshäute eine gewisse Entspannung in dem Bereich bewirkt, das Kreuzbein ist jedoch noch nicht spezifisch betrachtet worden. Dafür behandeln Sie jetzt die gelenkigen Verbindungen des Knochens. Nach oben hin besteht Kontakt mit dem

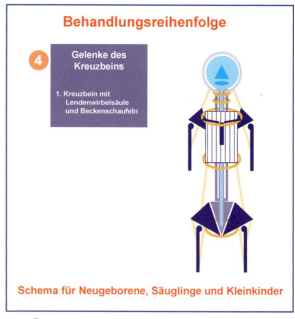

Behandlungsreihenfolge

4 Gelenke des Kreuzbeins

1. Kreuzbein mit Lendenwirbelsäule und Beckenschaufeln

Schema für Neugeborene, Säuglinge und Kleinkinder

Kind-Übung für das Kreuzbein

letzten Lendenwirbel und zu den Seiten hin mit den beiden Beckenschaufeln. Sie benutzen zur Lösung beider Bereiche leichte Zugkräfte am Kreuzbein in Richtung Füßchen. Im Gegensatz zu den Übungen, die Sie bei den Partner-Übungen durchführen und bei denen Sie beide Gelenkbereiche getrennt behandeln, können Sie bei Neugeborenen, Säuglingen und Kleinkindern eine Technik anwenden. Nur wenn Sie mit dieser Technik an einen sehr harten Widerstand in den Lenden-Kreuzbein-Gelenken stoßen, wäre die spezielle Technik dafür angebracht. Sie benutzten somit »nur« die Technik für die Becken-Kreuzbein-Gelenke und lösen damit sämtliche Verbindungen.

Die Verbindungen zwischen Kreuzbein, Lendenwirbelsäule und Beckenschaufeln

Technik zur Behandlung der Verbindungen zwischen Kreuzbein und Beckenschaufeln: Anwendung leichter Zugkräfte auf das Kreuzbein nach unten in Richtung Füßchen und leichter Druckkräfte auf beide Darmbeinstachel nach innen mit dem Ziel, über das Lösen von Gewebespannungen oder Verhärtungen zu einer weiteren freien, gleichmäßigen und harmonischen Gleitbewegung des Kreuzbeins nach unten zu gelangen.

- Ihr Kind liegt bequem auf dem Rücken auf Ihren Beinen, auf dem Bett oder auf einer Couch, seine Füßchen zeigen zu Ihnen. Es kann auch quer liegen.
- Legen Sie eine Hand auf den Bauch, Daumen und kleiner Finger oder Daumen und Mittelfinger der Hand legen Sie auf die beiden vorderen Darmbeinstachel der Beckenschaufeln. Sie sind als »Knochenhubbel« an der vorderen Außenseite des Beckens leicht fühlbar. Diese Hand dient dazu, die beiden Kreuzbein-Darmbein-Gelenke etwas zu öffnen, damit das Kreuzbein von Ihrer anderen Hand einfacher nach unten zu bewegen ist. Außerdem nimmt sie Lösungs- und Entspannungsphänomene sowie den CranioSacralen Rhythmus wahr und hilft dabei, eventuell auftretende abweichende Bewegungen zuzulassen. Wenn Sie ein inneres Bild von den Gelenken zwischen Kreuzbein, Lendenwirbelsäule und Beckenschaufeln haben, dann aktivieren Sie es jetzt bitte. Es kann Ihnen dabei helfen, auf die Strukturen konzentriert zu bleiben.
- Entspannen Sie nun beide Hände. Verschmelzen Sie mit dem Kreuzbein und mit den Beckenschaufeln. Ihre Hände werden langsam einsinken und Sie bekommen das Gefühl, dass sie und das Becken Ihres Kindes eins werden.
- Atmen Sie ruhig, konzentrieren Sie sich auf Ihre Hände und auf das Gewebe. Sie bestimmen nun den Zeitpunkt, da Sie mit der Übung beginnen werden.
- Formulieren Sie dazu zuerst Ihre Absicht. Sagen Sie leise oder laut dazu: »Mögen die Becken-Lenden-Kreuzbein-Gelenke meines Kindes (oder nennen Sie den Namen) sich lösen und möge das Kreuzbein frei fußwärts fließen können.« Mit den Fingern Ihrer Beckenschaufel-Hand üben Sie jetzt einen leichten Druck auf die Darmbein-

stachel nach innen, zur Körpermitte hin, zur Öffnung der Becken-Kreuzbein-Gelenke aus. Dann üben Sie mit Ihrer Kreuzbein-Hand einen leichten Zug in Richtung Füßchen aus. Erinnern Sie sich, es ist nur ein ganz geringer Zug. Sie werden das Gefühl bekommen, dass das Kreuzbein sich löst und sich frei in Richtung Füßchen bewegen kann.

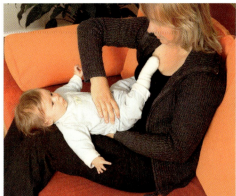

- Sie werden sehr wahrscheinlich feststellen, dass diese Bewegung nicht geradlinig verläuft. Wenn Sie kleine Abweichungen wie Drehungen, ein Kippen oder Gleitbewegungen fühlen, dann lassen Sie sie zu. Konzentrieren Sie sich weiter auf die fußwärts gerichtete Bewegung und auf Ihre Absicht.

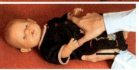

Behandlung des Kreuzbeins

- Nach einer gewissen Zeit werden Sie bemerken, dass das Kreuzbein sich weicher und weiter anfühlt und die Bewegung fußwärts leichter und nachgiebiger wird. Bis dahin hat sich das Kreuzbein womöglich angefühlt, als sei es an festen Bändern oder an Gummibändern aufgehängt. Es kann sein, dass Sie kurz vor der Lösung schon eine deutliche Wärme oder ein energetisches Pulsieren an Ihrer Hand festgestellt haben, oder Sie bemerken jetzt, nach dem Weiter- und Weicherwerden, dass Flüssigkeiten oder Energie besser fließen können. Damit ist die Technik beendet.
- Lösen Sie den Zug und lassen Sie Ihre Hände liegen. Genießen Sie die Freiheit, die der CranioSacrale Rhythmus jetzt gewonnen hat. Bleiben Sie noch einen Moment so, bevor Sie zu den Querstrukturen wechseln.

Umgang mit Widerstand:
- Sollten Sie auf einen »Widerstand« stoßen, halten Sie bitte an. Versuchen Sie nicht, ihn beiseitezuschieben. Das gelingt im Allgemeinen nicht.
- Lösen Sie erst einmal den Zug und fangen Sie dann von vorn an, Sie können die Hände jedoch liegen lassen.
- Verschmelzen Sie erneut, formulieren Sie Ihre Absicht und fangen Sie ganz langsam und behutsam an, mit der Beckenschaufel-Hand einen leichten Druck zur Körpermitte hin und mit der Kreuzbein-Hand einen leichten Zug in Richtung der Füßchen auszuüben.

- Falls Sie trotzdem wieder auf die Härte stoßen, lenken Sie bitte Energie in das Kreuzbein hinein oder lassen Sie Energie zwischen Ihren beiden Händen hin- und herströmen.
- Sollte auch das nicht genügen, so bleiben Sie beharrlich und verstärken Sie gedanklich den Zug um 5 Gramm. Warten Sie nun ab und konzentrieren Sie sich weiterhin auf die Formulierung der Absicht. Das Gewebe wird sich lösen, wird weiter und weicher werden. Sie brauchen jetzt nur etwas mehr Geduld.
- Bemerken Sie, dass es »Stahldrähte« zwischen Kreuzbein und Lendenwirbelsäule gibt, dann legen Sie die Beckenschaufel-Hand unter die Lendenwirbelsäule und stabilisieren diese, damit der Zug über das Kreuzbein direkter auf die festen Strukturen ausgeübt werden kann.

Sie sind an dem Punkt angelangt, wo Sie (fast) alle Strukturen des CranioSacralen Systems behandelt haben. Jetzt fehlen nur noch die drei unteren quer verlaufenden bindegewebigen Strukturen.

Die Behandlung des quer verlaufenden Bindegewebes

Im Bindegewebe gibt es quer verlaufende Strukturen, die eine »quetschende Kraft« auf Bindegewebsschläuche ausüben können. Im Bereich des CranioSacralen Systems sind das:
- der Beckenboden
- das Zwerchfell
- die Schulter-Nacken-Hals-Strukturen

Dr. Upledger hat bei der Behandlung der quer verlaufenden bindegewebigen Strukturen die Erfahrung gemacht, dass das Einhalten der Reihenfolge von unten nach oben vorteilhaft ist. Das gesamte Bindegewebe um das bereits gelöste CranioSacrale System herum wird hierdurch langsam, aber stetig vom Becken zum Köpfchen hin weicher. Setzen Sie zur Behandlung die gleichen Querstrukturtechniken ein, die auch schon bei den Partner-Übungen beschrieben sind.

Im Kapitel »Vorbereitende Informationen und Übungen« sind auf den Seiten 83ff. die wichtigen Informationen für die Übungen unter der Überschrift »Verbessern der Beweglichkeit und Flexibilität von Bindegewebe, Muskeln und Gelenken« festgehalten. Es könnte hilfreich sein, den Text noch einmal zu lesen, bevor Sie mit den Übungen anfangen.

Erste Querstruktur: der Beckenboden
Technik zur Behandlung des Beckenbodens: Anwendung leichter Druckkräfte von vorn nach hinten mit dem Ziel, über das Lösen von Gewebespannungen oder Verhärtungen zu einer gleichmäßigen Verformbarkeit des Beckenbodens zu gelangen.

- Ihr Kind liegt bequem auf dem Rücken auf Ihren Beinen, auf dem Bett oder auf einer Couch, seine Füßchen zeigen zu Ihnen. Es kann auch quer liegen.
- Platzieren Sie eine Hand unter dem Becken Ihres Kindes. Sie dient als Richtungsgeber und nimmt Lösungs- und Entspannungsphänomene sowie den CranioSacralen Rhythmus wahr und hilft dabei, eventuell auftretende abweichende Bewegungen zuzulassen.

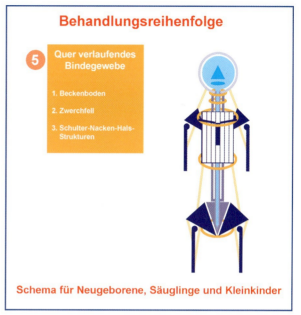

Kind-Übungen für das quer verlaufende Bindegewebe

- Legen Sie nun Ihre andere Hand auf den Unterbauch Ihres Kindes, und zwar so, dass sie zum Teil im Bereich des Schambeins liegt. Der Beckenboden befindet sich zwischen Ihren Händen. Wenn Sie ein inneres Bild vom Beckenboden haben, dann aktivieren Sie es jetzt bitte. Es kann Ihnen dabei helfen, auf das Gewebe des Beckenbodens konzentriert zu bleiben.
- Entspannen Sie Ihre Hände. Verschmelzen Sie mit dem Gewebe. Ihre Hände werden langsam einsinken und Sie bekommen das Gefühl, dass sie und das Gewebe Ihres Kindes eins werden.
- Atmen Sie ruhig, konzentrieren Sie sich auf Ihre Hände und auf das Gewebe. Sie bestimmen nun den Zeitpunkt, da Sie mit der Übung beginnen werden.
- Formulieren Sie dazu zuerst Ihre Absicht. Sagen Sie leise oder laut dazu: »Möge der Beckenboden meines Kindes (oder nennen Sie den Namen) sich entspannen und mögen meine Hände tief einsacken.«
- Mit Ihrer Bauch-Hand üben Sie jetzt einen leichten Druck auf das Beckengewebe in Richtung der Becken-Hand aus. Erinnern Sie sich, es ist nur ein ganz geringer Druck. Sie werden das Gefühl bekommen, dass Ihre Bauch-Hand tiefer in das Beckengewebe einsacken und sich in Richtung der Becken-Hand bewegen kann.

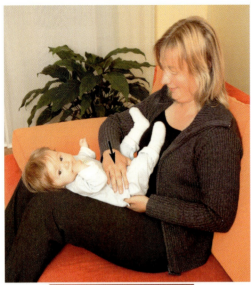

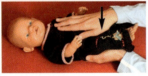

Behandlung des Beckenbodens

- Sie werden sehr wahrscheinlich feststellen, dass diese Bewegung des Einsackens nicht geradlinig ist. Wenn Sie kleine Abweichungen wie Drehungen, ein Kippen oder Gleitbewegungen fühlen, dann lassen Sie sie mit beiden Händen zu. Konzentrieren Sie sich weiter auf die zur Becken-Hand hin gerichtete Bewegung der Bauch-Hand und auf Ihre Absicht.
- Nach einiger Zeit stellen Sie fest, dass das Beckenbodengewebe sich löst. Es wird spürbar weicher und weiter. Möglicherweise haben Sie vorher deutliche Wärme oder ein energetisches Pulsieren unter Ihren Händen gespürt oder Sie merken nach dem Weiter- und Weicherwerden, dass Flüssigkeiten und Energie freier fließen. Jetzt ist diese Technik beendet.
- Lösen Sie den Druck und lassen Sie Ihre Hände liegen. Genießen Sie die Freiheit, die der CranioSacrale Rhythmus jetzt gewonnen hat. Bleiben Sie noch einen Moment so, bevor Sie zur nächsten Querstruktur wechseln.

Umgang mit Widerstand:
- Sollten Sie auf einen »Widerstand« stoßen, halten Sie bitte an. Versuchen Sie nicht, ihn beiseitezudrücken. Das gelingt im Allgemeinen nicht.
- Lösen Sie erst einmal den Druck und fangen Sie dann von vorn an, Sie können die Hände jedoch liegen lassen.
- Verschmelzen Sie erneut, formulieren Sie Ihre Absicht und fangen Sie ganz langsam und behutsam an, mit der Bauch-Hand einen leichten Druck in Richtung der Becken-Hand auszuüben.
- Falls Sie trotzdem wieder auf die Härte stoßen, lenken Sie bitte Energie in den Beckenboden hinein oder lassen Sie Energie von der Bauch- zur Becken-Hand strömen.
- Sollte auch das nicht genügen, so bleiben Sie beharrlich und fügen Sie gedanklich 5 Gramm Druck hinzu. Warten Sie nun ab und konzentrieren Sie sich weiterhin auf

die Formulierung der Absicht. Das Gewebe wird sich lösen, wird weiter und weicher werden. Sie brauchen jetzt nur etwas mehr Geduld.

Zweite Querstruktur: das Zwerchfell

Technik zur Behandlung des Zwerchfells: Anwendung leichter Druckkräfte von vorn nach hinten mit dem Ziel, über das Lösen von Gewebespannungen oder Verhärtungen zu einer gleichmäßigen Verformbarkeit des Zwerchfells zu gelangen.

- Ihr Kind liegt bequem auf dem Rücken auf Ihren Beinen, auf dem Bett oder auf einer Couch, seine Füßchen zeigen zu Ihnen. Es kann auch quer liegen.

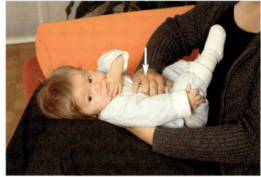

- Legen Sie eine Hand im Übergangsbereich zwischen Brust- und Lendenwirbelsäule unter die Wirbelsäule. Sie können sich am Bauchnabel oder am seitlichen unteren Rippenbogen orientieren. Sie haben die richtige Stelle gefunden, wenn der Großteil Ihrer Hand weiter oben liegt als der Bauchnabel oder der seitliche untere Rippenbogen Ihres Kindes. Diese Rücken-Hand dient als Richtunggeber und

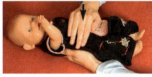

Behandlung des Zwerchfells

nimmt außerdem Lösungs- und Entspannungsphänomene sowie den CranioSacralen Rhythmus wahr und hilft dabei, eventuell auftretende abweichende Bewegungen zuzulassen.

- Legen Sie nun Ihre andere Hand so auf den Oberbauch Ihres Kindes, dass sie zum Teil leicht auf dem vorderen Rippenbogen und in Höhe des Solarplexus auf dem unteren Teil des Brustbeins liegt. Das Zwerchfell befindet sich nun zwischen Ihren Händen. Wenn Sie ein inneres Bild vom Zwerchfell haben, dann aktivieren Sie es jetzt bitte. Es kann Ihnen dabei helfen, auf das Gewebe des Zwerchfells konzentriert zu bleiben.
- Entspannen Sie Ihre Hände. Verschmelzen Sie mit dem Gewebe. Ihre Hände werden langsam einsinken und Sie bekommen das Gefühl, dass sie und das Gewebe Ihres Kindes eins werden.
- Atmen Sie ruhig, konzentrieren Sie sich auf Ihre Hände und auf das Gewebe. Sie bestimmen nun den Zeitpunkt, da Sie mit der Übung beginnen werden.

- Formulieren Sie dazu zuerst Ihre Absicht. Sagen Sie leise oder laut dazu: »Möge das Zwerchfell meines Kindes (oder nennen Sie den Namen) sich entspannen und mögen meine Hände tief einsacken.«
- Mit Ihrer Bauch-Hand üben Sie jetzt einen leichten Druck auf das Zwerchfell in Richtung der Rücken-Hand aus. Erinnern Sie sich, es ist nur ein ganz geringer Druck. Sie werden das Gefühl bekommen, dass Ihre Bauch-Hand tiefer in das Zwerchfell einsacken und sich in Richtung der Rücken-Hand bewegen kann.
- Sie werden sehr wahrscheinlich feststellen, dass diese Bewegung des Einsackens nicht geradlinig ist. Wenn Sie kleine Abweichungen wie Drehungen, ein Kippen oder Gleitbewegungen fühlen, dann lassen Sie sie mit beiden Händen zu. Konzentrieren Sie sich weiter auf die zur Rücken-Hand hin gerichtete Bewegung und auf Ihre Absicht.
- Nach einiger Zeit stellen Sie fest, dass das Zwerchfellgewebe sich löst. Es wird spürbar weicher und weiter. Möglicherweise haben Sie vorher deutliche Wärme oder ein energetisches Pulsieren unter Ihren Händen gespürt oder Sie merken nach dem Weiter- und Weicherwerden, dass Flüssigkeiten und Energie freier fließen. Jetzt ist diese Technik beendet.
- Lösen Sie den Druck und lassen Sie Ihre Hände liegen. Genießen Sie die Freiheit, die der CranioSacrale Rhythmus jetzt gewonnen hat. Bleiben Sie noch einen Moment so, bevor Sie zur letzten Querstruktur wechseln.

Umgang mit Widerstand:
- Sollten Sie auf einen »Widerstand« stoßen, halten Sie bitte an. Versuchen Sie nicht, ihn beiseitezudrücken. Das gelingt im Allgemeinen nicht.
- Lösen Sie erst einmal den Druck und fangen Sie dann von vorn an, Sie können die Hände jedoch liegen lassen.
- Verschmelzen Sie erneut, formulieren Sie Ihre Absicht und fangen Sie ganz langsam und behutsam an, mit der Bauch-Hand einen leichten Druck in Richtung der Rücken-Hand auszuüben.
- Falls Sie trotzdem wieder auf die Härte stoßen, lenken Sie bitte Energie in das Zwerchfell hinein oder lassen Sie Energie von der Bauch- zur Rücken-Hand strömen.
- Sollte auch das nicht genügen, so bleiben Sie beharrlich und fügen Sie gedanklich 5 Gramm Druck hinzu. Warten Sie nun ab und konzentrieren Sie sich weiterhin auf die Formulierung der Absicht. Das Gewebe wird sich lösen, wird weiter und weicher werden. Sie brauchen jetzt nur etwas mehr Geduld.

Dritte Querstruktur: die Schulter-Nacken-Hals-Strukturen

Technik zur Behandlung der Schulter-Nacken-Hals-Strukturen: Anwendung leichter Druckkräfte von vorn nach hinten mit dem Ziel, über das Lösen von Gewebespannungen oder Verhärtungen zu einer gleichmäßigen Verformbarkeit der Schulter-Nacken-Hals-Strukturen zu gelangen.

- Ihr Kind liegt bequem auf dem Rücken auf Ihren Beinen, auf dem Bett oder auf einer Couch, seine Füßchen zeigen zu Ihnen. Es kann auch quer liegen.
- Legen Sie eine Hand unter den Übergangsbereich zwischen Hals- und Brustwirbelsäule. Sie haben die richtige Stelle gefunden, wenn Ihr Daumen im Bereich der Nackenbeuge liegt. Diese Nacken-Hand dient als Richtungsgeber, nimmt Lösungs- und Entspannungsphänomene sowie den CranioSacralen Rhythmus wahr und hilft dabei, eventuell auftretende abweichende Bewegungen zuzulassen.
- Legen Sie nun Ihre andere Hand so auf den oberen Teil des Brustkorbs Ihres Kindes, dass sie zum Teil auf den beiden Schlüsselbeinen liegt, die Handfläche auf dem Brustbein. Die Schulter-Nacken-Hals-Strukturen befinden sich nun zwischen Ihren Händen. Wenn Sie ein inneres Bild von den Geweben haben, dann aktivieren Sie es jetzt bitte. Es kann Ihnen dabei helfen, auf die Schulter-Nacken-Hals-Strukturen konzentriert zu bleiben.
- Entspannen Sie Ihre Hände. Verschmelzen Sie mit dem Gewebe. Ihre Hände werden langsam einsinken und Sie bekommen das Gefühl, dass sie und das Gewebe Ihres Kindes eins werden.
- Atmen Sie ruhig, konzentrieren Sie sich auf Ihre Hände und auf das Gewebe. Sie bestimmen nun den Zeitpunkt, da Sie mit der Übung beginnen werden.
- Formulieren Sie dazu zuerst Ihre Absicht. Sagen Sie leise oder laut dazu: »Mögen die Schulter-Nacken-Hals-Strukturen meines Kindes (oder nennen Sie den Namen) sich entspannen und mögen meine Hände tief einsacken.« Mit Ihrer Brust-Hand üben Sie jetzt einen leichten Druck auf die Schulter-Nacken-Hals-Strukturen in Richtung der Nacken-Hand aus. Erinnern Sie sich, es ist nur ein ganz geringer Druck. Sie werden das Gefühl

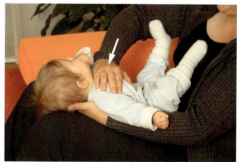

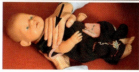

Behandlung der Schulter-Nacken-Hals-Strukturen

bekommen, dass Ihre Brust-Hand tiefer in die Gewebe einsacken und sie in Richtung der Nacken-Hand bewegen kann.

- Sie werden sehr wahrscheinlich feststellen, dass diese Bewegung des Einsackens nicht geradlinig ist. Wenn Sie kleine Abweichungen wie Drehungen, ein Kippen oder Gleitbewegungen fühlen, dann lassen Sie sie mit beiden Händen zu. Konzentrieren Sie sich weiter auf die zur Nacken-Hand hin gerichtete Bewegung und auf Ihre Absicht.
- Nach einiger Zeit stellen Sie fest, dass die Schulter-Nacken-Hals-Strukturen sich lösen. Sie werden spürbar weicher und weiter. Möglicherweise haben Sie vorher eine deutliche Wärme oder ein energetisches Pulsieren unter Ihren Händen gespürt oder Sie merken nach dem Weiter- und Weicherwerden, dass Flüssigkeiten und Energie freier fließen. Jetzt ist diese Technik beendet.
- Lösen Sie den Druck und lassen Sie Ihre Hände liegen. Genießen Sie die Freiheit, die der CranioSacrale Rhythmus jetzt gewonnen hat. Bleiben Sie noch einen Moment so, bevor Sie die Behandlung der Querstrukturen abschließen.

Umgang mit Widerstand:
- Sollten Sie auf einen »Widerstand« stoßen, halten Sie bitte an. Versuchen Sie nicht, ihn beiseitezudrücken. Das gelingt im Allgemeinen nicht.
- Lösen Sie erst einmal den Druck und fangen Sie dann von vorn an, Sie können die Hände jedoch liegen lassen.
- Verschmelzen Sie erneut, formulieren Sie Ihre Absicht und fangen Sie ganz langsam und behutsam an, mit der Brust-Hand einen leichten Druck in Richtung der Nacken-Hand auszuüben.
- Falls Sie trotzdem wieder auf die Härte stoßen, lenken Sie bitte Energie in die Schulter-Nacken-Hals-Strukturen hinein oder lassen Sie Energie von der Brust- zur Nacken-Hand strömen.
- Sollte auch das nicht genügen, so bleiben Sie beharrlich und fügen Sie gedanklich 5 Gramm Druck hinzu. Warten Sie nun ab und konzentrieren Sie sich weiterhin auf die Formulierung der Absicht. Das Gewebe wird sich lösen, wird weiter und weicher werden. Sie brauchen jetzt nur etwas mehr Geduld.

Zusammenfassung der Technik zur Behandlung der Querstrukturen:
- Ihr Kind liegt bequem auf dem Rücken auf Ihren Beinen, auf dem Bett oder auf einer Couch, seine Füßchen zeigen zu Ihnen. Es kann auch quer liegen.
- Sie benutzen beide Hände
- Sie verschmelzen mit dem Gewebe, das Sie gerade berühren, hilfreich dabei ist die

bildhafte Vorstellung vom Gewebe (als Unterstützung können Abbildungen aus einem Anatomiebuch dienen)
- Formulieren Sie Ihre Absicht: »Möge die Querstruktur sich entspannen und mögen meine Hände tief darin einsacken«
- Üben Sie einen leichten Druck auf das Gewebe aus
- Folgen Sie mit der Hand der Absichtsbewegung und lassen Sie die spürbaren Ausweichbewegungen mit beiden Händen zu
- Warten Sie auf die Entspannung des Gewebes
- Wiederholen Sie unter Umständen die Technik, wenden Sie das Lenken von Energie durch das Gewebe an oder bleiben Sie geduldig und beharrlich an einem Widerstand und geben Sie eventuell 5 Gramm Druck mehr
- Genießen Sie die Freiheit, die der CranioSacrale Rhythmus gewonnen hat

Das waren alle Übungen, die Sie für die Befreiung oder Lösung des CranioSacralen Systems Ihres Kindes durchführen können. Ich hoffe, es hat Ihnen beiden gutgetan und Sie motivieren können. Ich wünsche Ihnen schöne weitere gemeinsame Übungszeiten.

Behandlungsvorschläge

Es ist zu Beginn sinnvoll, einzelne Übungen durchzuführen, ohne über Kombinationsmöglichkeiten oder Dauer nachzudenken. In dieser Phase machen Sie sich mit den Übungen vertraut und lernen die »Schwierigkeiten« kennen, denn anfangs werden Sie noch damit zu tun haben, sich auf die Ausführung der Übungen zu konzentrieren. Das gibt sich jedoch sicher recht schnell, wenn Sie ab und zu mal im Buch lesen oder auch mal nur die Übungen mit jemand anderem durchsprechen. Im Allgemeinen sind feste Übungszeiten sowohl für Sie als auch für Ihr Kind hilfreich. Das sollte selbstverständlich nicht zu rigide sein. Trotzdem ist die Regelmäßigkeit der Schlüssel zum Erfolg.

Hier zum Schluss noch einige Vorschläge, wie Sie die Übungen kombinieren können. Wie bereits erwähnt, sollte die Übungszeit eher kurz sein, dafür können Sie häufiger am Tag üben. Ich schlage hier eine Einteilung mit drei Übungseinheiten vor. Das mag sich für den Anfang vielleicht sehr viel anhören, doch im Laufe der Zeit werden Sie erleben, dass die Zeit nicht nur mit Üben, sondern auch sehr mit Nähe gefüllt ist.

Wenn Sie die Techniken, die ich hier für Sie aufgelistet habe, in ungefähr einer Viertelstunde durchführen, werden Sie merken, dass die Zeit knapp wird und Sie deshalb auf die »komplette Befreiung« eines Bereichs verzichten müssen. Sehr wichtig ist jedoch, dass das Programm die lösende Kraft auch in sich trägt, nicht nur die einzelnen Übungen. Sobald Sie mit einem guten Gefühl die Übungen einer Gruppe in einer Viertelstunde durchführen können, wechseln Sie bitte zur nächsten Gruppe.

Erste Gruppe
Horchposten und Energielenken

Erste Einheit
- Nehmen Sie Kontakt mit allen Horchposten auf und fühlen Sie nach, wie der Cranio-Sacrale Rhythmus und die Spannung des Gewebes an den Stellen ist.

Zweite Einheit
- Berühren Sie Ihr Kind an verschiedenen Stellen mit beiden Händen und lenken Sie dann Energie von einer Hand zur anderen oder lassen Sie Energie zwischen den Händen hin- und herfließen.

Dritte Einheit
- Nehmen Sie Kontakt mit allen Horchposten auf und fühlen Sie nach, wie der Cranio-Sacrale Rhythmus und die Spannung des Gewebes an den Stellen ist – was hat sich verändert?

Zweite Gruppe
Horchposten und Rhythmustechniken

Erste Einheit
- Nehmen Sie Kontakt mit allen Horchposten auf und fühlen Sie nach, wie der Cranio-Sacrale Rhythmus und die Spannung des Gewebes an den Stellen ist – wie ist es heute?

Zweite Einheit
- Führen Sie an verschiedenen Stellen die Techniken zur Stimulierung des Cranio-Sacralen Rhythmus durch und schließen Sie mit einer Ruhepunkttechnik ab.

Dritte Einheit
- Nehmen Sie Kontakt mit allen Horchposten auf und fühlen Sie nach, wie der Cranio-Sacrale Rhythmus und die Spannung des Gewebes an den Stellen ist – was hat sich verändert?

Dritte Gruppe
Horchposten, Rhythmustechniken, Lösen der Hirnhäute

Erste Einheit
- Nehmen Sie Kontakt mit allen Horchposten auf und fühlen Sie nach, wie der Cranio-Sacrale Rhythmus und die Spannung des Gewebes an den Stellen ist – wie ist es heute?
- Führen Sie eine Technik zur Stimulierung des CranioSacralen Systems oder eine Ruhepunkttechnik durch.

Zweite Einheit
- Wenden Sie einen der Schädelgriffe an oder beide.

Dritte Einheit
- Führen Sie eine Technik zur Stimulierung des CranioSacralen Systems oder eine Ruhepunkttechnik durch.
- Nehmen Sie Kontakt mit allen Horchposten auf und fühlen Sie nach, wie der Cranio-Sacrale Rhythmus und die Spannung des Gewebes an den Stellen ist – was hat sich verändert?

Vierte Gruppe
Horchposten, Rhythmustechniken, Lösen der Hirnhäute und Hinterhauptbasis

Erste Einheit
- Nehmen Sie Kontakt mit allen Horchposten auf und fühlen Sie nach, wie der Cranio-Sacrale Rhythmus und die Spannung des Gewebes an den Stellen ist – wie ist es heute?
- Führen Sie eine Technik zur Stimulierung des CranioSacralen Systems oder eine Ruhepunkttechnik durch.

Zweite Einheit
- Wenden Sie einen der Schädelgriffe zur Lösung der Hirnhäute an.
- Lösen Sie die Hinterhauptbasis.

Dritte Einheit
- Führen Sie eine Ruhepunkttechnik durch.
- Nehmen Sie Kontakt mit allen Horchposten auf und fühlen Sie nach, wie der Cranio-Sacrale Rhythmus und die Spannung des Gewebes an den Stellen ist – was hat sich verändert?

Fünfte Gruppe
Horchposten, Rhythmustechniken, Lösen der Hirnhäute, Hinterhauptbasis und Rücken-markshäute

Erste Einheit
- Nehmen Sie Kontakt mit allen Horchposten auf und fühlen Sie nach, wie der Cranio-Sacrale Rhythmus und die Spannung des Gewebes an den Stellen ist – wie ist es heute?
- Führen Sie eine Technik zur Stimulierung des CranioSacralen Systems oder eine Ruhepunkttechnik durch.
- Wenden Sie einen der Schädelgriffe zur Lösung der Hirnhäute an.

Zweite Einheit
- Lösen Sie die Hinterhauptbasis.
- Lösen Sie die Rückenmarkshäute.

Dritte Einheit
- Führen Sie eine Ruhepunkttechnik durch.
- Nehmen Sie Kontakt mit allen Horchposten auf und fühlen Sie nach, wie der Cranio-Sacrale Rhythmus und die Spannung des Gewebes an den Stellen ist – was hat sich verändert?

Sechste Gruppe
Horchposten, Rhythmustechniken, Lösen der Hirnhäute, Hinterhauptbasis, Rücken-markshäute und des Kreuzbeins

Erste Einheit
- Nehmen Sie Kontakt mit allen Horchposten auf und fühlen Sie nach, wie der Cranio-Sacrale Rhythmus und die Spannung des Gewebes an den Stellen ist – wie ist es heute?
- Führen Sie eine Technik zur Stimulierung des CranioSacralen Systems oder eine Ruhepunkttechnik durch.
- Wenden Sie einen der Schädelgriffe zur Lösung der Hirnhäute an.

Zweite Einheit
- Lösen Sie die Hinterhauptbasis.
- Lösen Sie die Rückenmarkshäute.
- Lösen Sie die Kreuzbeinverbindungen.

Dritte Einheit
- Führen Sie eine Ruhepunkttechnik durch.
- Nehmen Sie Kontakt mit allen Horchposten auf und fühlen Sie nach, wie der Cranio-Sacrale Rhythmus und die Spannung des Gewebes an den Stellen ist – was hat sich verändert?

Siebte Gruppe
Horchposten, Rhythmustechniken, Lösen der Hirnhäute, Hinterhauptbasis, Rücken-markshäute und des Kreuzbeins, Behandlung der Querstrukturen

Erste Einheit
- Nehmen Sie Kontakt mit allen Horchposten auf und fühlen Sie nach, wie der Cranio-Sacrale Rhythmus und die Spannung des Gewebes an den Stellen ist – wie ist es heute?
- Führen Sie eine Technik zur Stimulierung des CranioSacralen Systems oder eine Ruhepunkttechnik durch.
- Wenden Sie einen der Schädelgriffe zur Lösung der Hirnhäute an.

Zweite Einheit
- Lösen Sie die Hinterhauptbasis.
- Lösen Sie die Rückenmarkshäute.
- Lösen Sie die Kreuzbeinverbindungen.

Dritte Einheit
- Behandeln Sie die drei Querstrukturen.
- Führen Sie eine Ruhepunkttechnik durch.
- Nehmen Sie Kontakt mit allen Horchposten auf und fühlen Sie nach, wie der Cranio-Sacrale Rhythmus und die Spannung des Gewebes an den Stellen ist – was hat sich verändert?

Jetzt haben Sie einen klaren Überblick über die Bereiche, die bei Ihrem Kind noch nicht so gelöst sind. Sie können mit dem Programm der siebten Gruppe fortfahren oder in einzelnen Einheiten sich mehr auf einen noch nicht so gut gelösten Bereich konzentrieren, zum Beispiel durch mehrfaches Ausführen einer Technik. Wenn Sie das Gefühl haben, dass ein einzelner Bereich viel mehr Zeit bräuchte, dann nehmen Sie sich dafür extra Zeit ein. Das ist durchaus empfehlenswert wie auch, das Programm hintereinander durchzuführen. Wie gesagt, es sind nur Vorschläge, ich bitte Sie darum, auf Ihre Intuition und innere Stimme zu hören. Fragen Sie auch Ihren begleitenden Arzt, Heilpraktiker oder Therapeuten. Möglicherweise hat er aus seiner therapeutischen Sicht noch gute Ideen.

Anhang

Über den Autor

Geb. 1960, niederländischer Physiotherapeut, Heilpraktiker, Osteopath und zertifizierter Upleger CranioSacral Therapeut; geschäftsführender Gesellschafter und internationaler Lehrer des *Upledger Institut Deutschland*; Gründungs- und Ehrenmitglied des *Verbandes der Upledger CranioSacral TherapeutInnen Deutschland e. V.*; Gründungsmitglied und ehemaliges Vorstandsmitglied der *European Upledger Advisory Council.*

Gert Groot Landeweer absolvierte von 1979 bis 1983 ein Hochschulstudium in Physiotherapie in Enschede in den Niederlanden. Bereits während dieser Zeit fing er an, sich für ganzheitliche Therapieformen zu interessieren. Fasziniert von den Möglichkeiten manueller Techniken, die er in seiner Studienzeit durch Fortbildungen in verschiedenen Bereichen der Manuellen Therapie kennenlernte, begann er unmittelbar nach seinem Studium die Weiterbildung zum Osteopathen. Er beendete sie 1988. In diesen fünf Jahren wurde ihm bewusst, wie viel Neues im Bereich der Händearbeit erlernbar war, allerdings fehlte ihm der tatsächlich holistische Aspekt. Zusammen mit einigen Kollegen studierte er bereits während dieser Weiterbildungszeit die Bücher von Dr. Upledger. Der entscheidende Wendepunkt in seiner beruflichen Laufbahn kam, als er Dr. Upledger begegnete: Fasziniert von dem Menschen und dem Therapeuten John Upledger, besuchte er in den kommenden Jahren weitere Fortbildungen sowie Lehererausbildungen am *Upledger Institut* in Florida. In dieser Zeit von 1988 bis 1991 nahm er ebenfalls an einer Weiterbildung in »Transaktionsanalyse« nach Dr. Eric Berne teil.

Seit 1990 organisiert Gert Groot Landeweer Fortbildungen in der CranioSacralen Therapie. Zuerst unterrichtete er zusammen mit amerikanischen Lehrern, später begann er, weitere Lehrer in dieser Methode auszubilden. Die offizielle Anerkennung zu Gründung des *Upledger Institut Deutschland* bekam er 1993 vom damaligen *Upledger Institute Europe*. 1998 war er Mitbegründer des *Verbandes der Upledger CranioSacral TherapeutInnen Deutschland e. V.*; im Jahr 2000 erhielt er die Ehrenmitgliedschaft.

Gert Groot Landeweer lebt mit Frau und Kindern in der Nähe von Freiburg im Breisgau, wo er als niedergelassener Heilpraktiker Patienten behandelt, forscht und lehrt.

Danksagung

Dieses Buch wäre ohne Hilfe vieler anderer Menschen nicht geschrieben worden. Dr. John Edwin Upledger möchte ich für seine unablässigen Bemühungen, die CranioSacrale Therapie voranzutreiben, danken. Ich verdanke ihm alles, was ich über die Therapie lernen durfte. Sein Vertrauen in meine Arbeit ehrt mich. Meine Frau Friederike war wohl die am meisten stimulierende Kraft für dieses Buch. »Du musst das Buch schreiben«, waren ihre schlichten Worte, als wir vor Jahren darüber sprachen, sie hat nicht aufgehört, mich darin zu bestärken. Ihre Liebe ist das größte Geschenk meines Lebens. Meinem Freund und Kollegen René Assink verdanke ich viele Anregungen, die er mir immer wieder gibt, wenn wir, mal wieder, viele Stunden miteinander sprechen, diskutieren und arbeiten. Seine Freundschaft bereichert mich. Mein Freund und Kollege Don Ash (USA) hat mich inspiriert, die Wichtigkeit der Atmung im Buch zu betonen. Seine Warmherzigkeit ist ein Segen. Frau Désirée Frey hat die wunderschönen Fotos von allen Behandlungstechniken geschossen und bearbeitet. Es hat Spaß gemacht, mit ihrer kompetenten Lockerheit das Wesentliche festhalten zu können. Frau Antje Hirschmann, Frau Kaiser-Noll, Paula Noll und meiner Frau danke ich für die vielen Stunden vor der Kamera. Die Mitarbeiterinnen und Mitarbeiter des Heinrich Hugendubel Verlags haben es verstanden, mit liebevollem Druck die Arbeit voranzutreiben und dieses Werk aus der Rohmasse zu bilden. Der Lektorin Frau Dr. Schweickhardt ist es mit Herz gelungen, aus meinen ursprünglichen Worten einen wunderbar lesbaren Text zu machen. Ich habe die Zusammenarbeit mit allen als sehr angenehm erfahren.

Des Weiteren möchte ich mich noch bei den Menschen bedanken, die mich aktiv oder passiv unterstützt haben oder die mich in meinen Stimmungen haben ertragen müssen. Insbesondere sind hiermit alle Lehrerinnen und Lehrer sowie alle Lehrassistentinnen und -assistenten unseres Instituts, all meine Kursteilnehmer und vor allem all meine Patienten, alle Assistentinnen und Assistenten in meiner Praxis, meine Freunde Dr. Klaus Hirsekorn und Dr. Harald Markus sowie viele weitere Freunde und Bekannte gemeint.

Literatur

Upledger, J.E, Vredevoogd, J.D.: Lehrbuch der CranioSacralen Therapie I, Haug Verlag, Stuttgart 2003

Upledger, J.E.: Lehrbuch der CranioSacralen Therapie II – Beyond the Dura, Haug Verlag, Stuttgart 2002

Upledger, J.E.: SomatoEmotionale Praxis der CranioSacralen Therapie – SomatoEmotional Release, Haug Verlag, Stuttgart 2000

Upledger; J.E.: Die Entwicklung des menschlichen Gehirns und ZNS – A Brain is Born, Haug Verlag, Stuttgart 2003

Upledger, J.E.: Im Dialog mit der Zelle – Cell Talk, Haug Verlag, Stuttgart 2005

Upledger, J.E.: Auf den inneren Arzt hören – Eine Einführung in die CranioSacral Therapie, Hugendubel Verlag, Kreuzlingen 2004

Adressen

Gert Groot Landeweer
Alte Bundesstraße 70
79194 Gundelfingen
Fon: (+49) 0761-3837424
Fax: (+49) 0761-2088102
E-Mail: GertGL@t-online.de

UID – Upledger Institut Deutschland
Gutenbergstraße 1, Eingang C
23611 Bad Schwartau
Fon: (+49) 0451-47995-0
Fax: (+49) 0451-47995-15
E-Mail: institut@upledger.de
www.upledger.de

Verband der Upledger CranioSacral
TherapeutInnen Deutschland - UCD e.V.
Gutenbergstraße 1, Eingang C
23611 Bad Schwartau
Fon: (+49) 0451-4003844
Fax: (+49) 0451-4079868
E-Mail: verband@upledger.de
www.upledger.de

Upledger Institut Österreich
Sparbersbachgasse 63
A-8010 Graz
Fon: (+43) 316-840050-1
Fax: (+43) 316-840050-3
E-Mail: institut@upledger.at
www.upledger.at

Upledger Institut Schweiz
Casella postale 2045
CH-6648 Minusio
Fon (+41) 91 780 59 50
Fax (+41) 91 780 59 51
E-Mail: info@upledger.ch
www.upledger.ch

The Upledger Institute, Inc.
11211 Prosperity Farms Road,
Suite D-325
Palm Beach Gardens, FL 33410
Fon: (+1) 561-622-4334
Fax: (+1) 561-622-4771
UI HealthPlex: (+1) 561-622-4706
E-Mail: upledger@upledger.com
www.upledger.com

SOMSO Modelle
www.somso.de

Désirée Frey
Fotografin
www.desiree-frey.de

Für weitere Informationen nehmen Sie bitte mit dem Autor Kontakt auf.

Bildnachweis

Die Abbildungen auf den Seiten 23, 39, 46 und 50 bestehen ganz oder zum Teil aus Bildern, die uns freundlicherweise von der Firma SOMSO zur Verfügung gestellt wurden.

© copyright by Marcus Sommer, SOMSO Modelle, Coburg, www.somso.de

Die Abbildungen auf den Seiten 15, 19, 24, 28, 44, 59 und 84 bestehen ganz oder zum Teil aus Zeichnungen/Bildern, die uns freundlicherweise von The Upledger Institute, Inc. zur Verfügung gestellt wurden.

© copyright by The Upledger Institute, Inc., www.upledger.com

Alle weiteren Abbildungen sind Eigentum von Gert Groot Landeweer und dem Upledger Institut Deutschland.

Alle Übungen wurden fotografiert und bearbeitet von Frau Désirée Frey, www.desiree-frey.de

Stichwortregister